LETTRES

SUR LA SYPHILIS

OUVRAGES DE M. PH. RICORD.

Traité pratique des Maladies vénériennes, ou Recherches critiques et expérimentales sur l'inoculation appliquée à l'étude de ces maladies, suivies d'un résumé thérapeutique et d'un formulaire spécial. Paris, 1838. In-8.

Clinique iconographique de l'hôpital des Vénériens, recueil d'observations sur les maladies qui ont été traitées dans cet hôpital. Paris, 1842-1851. 1 vol. grand in-4, accompagné de 66 planches lithographiées et coloriées et du portrait de M. Ph. Ricord... 133 fr.

Mémoire sur quelques faits observés à l'hôpital des Vénériens, lu en séance de l'Académie de médecine, le 6 mars 1832 (*Mémoires de l'Académie de médecine*. Paris, 1833, tome II, page 159 et suiv.)

Traité de la Maladie vénérienne, par J. Hunter ; traduit de l'anglais par G. Richelot, avec de nombreuses annotations par le docteur Ph. Ricord, ex-chirurgien de l'hospice des Vénériens. *Troisième édition*, corrigée et augmentée de nouvelles notes. Paris, 1859. In-8 de 800 pages, avec 9 planches....... 9 fr.

Parmi les nombreuses additions de M. Ricord, nous citerons seulement les suivantes ; elles traitent de :

L'inoculation de la syphilis. — Différence d'identité entre la blennorrhagie et le chancre. — Des affections des testicules à la suite de la blennorrhagie. — De la blennorrhagie chez la femme. — Du traitement de la gonorrhée et de l'épididymite. — Des écoulements à l'état chronique. — Des rétrécissements de l'urèthre comme effet de la gonorrhee. — De la cautérisation. — Des bougies. — Des fausses routes de l'urèthre. — Des fistules urinaires.— De l'ulcère syphilitique primitif et du chancre. — Traitement du chancre, de son mode de pansement. — Du phimosis. — Des ulcères phagédeniques. — Des végétations syphilitiques. — Du bubon et de son traitement. — Sur les affections venériennes de la gorge. — De la syphlis constitutionnelle. — Sur les accidents tertiaires et secondaires de la syphilis.— Des éruptions syphilitiques, de leurs formes, de leurs variétés et de leur traitement. — De la prophylaxie de la syphilis.

De la syphilisation et de la contagion des accidents secondaires de la Syphilis, communications à l'Académie de médecine par MM. Ricord, Bégin, Malgaigne, Velpeau, Depaul, Gibert, Lagneau, Larrey, Michel Lévy, Gerdy, Roux, avec les communications de MM. Auzias Turenne et C. Sperino, à l'Académie des sciences de Paris et à l'Académie de médecine de Turin. Paris, 1853. In-8 de 384 pages .... 5 fr.

LETTRES
SUR LA SYPHILIS

ADRESSÉES

A M. LE RÉDACTEUR EN CHEF DE L'UNION MÉDICALE

SUIVIES DES DISCOURS A L'ACADÉMIE IMPÉRIALE DE MÉDECINE

SUR LA SYPHILISATION

ET LA TRANSMISSION DES ACCIDENTS SECONDAIRES

PAR

Ph. RICORD

Ex-Chirurgien de l'hôpital du Midi,
Chirurgien-Consultant du Dispensaire de Salubrité publique,
Nececin ordinaire de la Maison de S. A. I. Mgr le Prince Napoléon,
Membre de l'Academie impériale de Médecine,
de la Société de Chirurgie de Paris,
Commandeur de l'ordre imperial de la Légion d'honneur.

AVEC UNE INTRODUCTION

PAR

AMÉDÉE LATOUR,

Rédacteur en chef de l'*Union Médicale*, Secretaire du Comité consultatif
d'Hygiene publique.

TROISIÈME ÉDITION, REVUE ET CORRIGÉE.

PARIS

J. B. BAILLIÈRE ET FILS

LIBRAIRES DE L'ACADÉMIE IMPÉRIALE DE MÉDECINE

Rue Hautefeuille, 19.

LONDRES		NEW-YORK

HIPP BAILLIÈRE, 219, REGENT-STREET | BAILLIÈRE BROTHERS, 440, BROADWAY.

MADRID, C. BAILLY-BAILLIÈRE, PLAZA DEL PRINCIPE ALFONSO, 16

1863

Droits de reproduction et de traduction réservés.

AVIS DES ÉDITEURS

Ces *Lettres* ont été bien accueillies dans le monde puisqu'en sus de la publicité qu'elles ont reçue dans l'*Union médicale*, elles ont eu deux éditions françaises et ont été traduites en Allemagne, en Angleterre, en Italie, etc.

Nous allons publier une troisième édition dans laquelle nous avons scrupuleusement respecté le texte des précédentes, pensant que ces *Lettres* par le retentissement qu'elles ont obtenu, par les discussions qu'elles ont soulevées, marquent une époque dans l'histoire des doctrines syphilographiques. La génération médicale qui pendant tant d'années s'est pressée aux leçons de l'Hôpital du Midi et tous ceux qui n'ont pu être les auditeurs de ce brillant enseignement trouveront ici les principes sur lesquels repose aujourd'hui l'étude des maladies véné riennes.

Nous avons l'espérance que le public voudra bien se montrer aussi bienveillant pour cette édition que pour les précédentes.

Mars 1863.

J. B. B. ET F.

INTRODUCTION

A M. Ph. RICORD

Mon cher ami,

Cette nouvelle édition de vos *Lettres sur la syphilis* peut, à bon droit, être considérée comme la troisième. La première, en effet, a été publiée dans l'Union médicale, et a été si recherchée, que les deux volumes (1850 et 1851) qui la renferment manquent à nos collections. La seconde, quoique tirée à un grand nombre d'exemplaires, est complétement épuisée depuis longtemps, et c'est pour céder aux instances réitérées du public, que vous avez consenti à publier cette nouvelle et troisième édition. C'est un des plus beaux succès de notre époque. Ce succès, je l'avais prévu, je l'avais même annoncé à celui de vos contradicteurs dont les articles publiés aussi dans l'Union médicale ont eu l'insigne honneur de vous faire prendre la plume. Je dis honneur, et le mot est légitime. On ne répond pas, en effet, à toutes sortes d'adversaires, et nos imprimeurs savent s'il est facile et commode d'obtenir de vous de *la copie.*

Ce petit volume est la réponse vive, spirituelle et animée aux principales objections qui ont été faites à votre doctrine, et qui, avant de se traduire devant les académies et les sociétés savantes, n'avaient encore manifesté leurs prétentions que par la voie de la presse. Afin de rendre cette réponse complète, vous avez joint à vos *lettres* les discours prononcés par vous à l'Académie de médecine pendant la mémorable discussion sur la Syphilisation et la transmissibilité des accidents secondaires (1). Ainsi, sous une autre forme que dans vos précédentes publications, dégagée des lenteurs et de la gravité du style didactique, votre doctrine est là néanmoins à peu près toute entière, et s'y montre sous des aspects plus saisissants et plus nets.

Cependant, mon cher et savant ami, malgré ce grand succès littéraire, malgré vos triomphes oratoires, soit à la tribune de l'Académie de médecine, soit plus récemment à celle de la Société de chirurgie, vous aurez la prudence et le bon sens de croire que vous n'avez ni terrassé ni rendu muets vos adversaires. Une expérience de plus de vingt années, et à défaut de cette expérience l'histoire des sciences vous aura appris que les oppositions doctrinales et systématiques ont la vie très-dure, qu'accablées un instant sous le nombre et la valeur des preuves,

(1) *Bulletin de l'Académie de médecine*, 1852, t. XVII, p. 943, 1050 et 1206; 1852-1853, t XVIII, p. 62 et 130.

elles se relèvent bientôt pour recommencer la guerre avec la même ardeur, pour reprendre les mêmes arguments déjà réfutés, pour remettre en lumière les mêmes faits déjà appréciés, pour jeter les mêmes doutes déjà éclaircis, pour nier enfin ce qui a été déjà affirmé, ou affirmer ce qui a été déjà nié.

Vous n'échappez pas à cette loi et vous la subissez — heureux effet de votre excellente nature — de très-bonne grâce, de trop bonne grâce peut-être, mon cher ami, et puisque vous m'y autorisez, je vais vous dire, en peu de mots, les impressions que ces luttes incessantes ont laissées dans mon esprit.

Vous le savez, à côté, et l'on pourrait dire de la propre substance des réformateurs et des propagateurs d'idées, vivent deux sortes de personnes : leurs partisans et leurs contradicteurs.

Les premiers parcourent, en général, deux périodes bien tranchées. Dans la première, ce sont des amis zélés, chauds, ardents, trop ardents quelquefois et poussant leur prosélytisme jusqu'à l'imprudence, compromettant la cause par des exagérations ridicules et obscurcissant la vérité par un enthousiasme intolérant. Mais bientôt arrive la seconde période ; ils se lassent de ce rôle à la suite du maître, ils aspirent à devenir maîtres à leur tour, et, comme une renonciation complète de la doctrine leur serait impossible, ils font seulement scission sur quelques points secondaires ; ils font choix dans la doctrine d'un petit coin dans lequel ils se blottissent, dans lequel ils se casematent, sur lequel ils élèvent un petit fort qu'ils entourent de petits canons et d'où, à l'occasion, ils tirent de petits coups sur la doctrine et sur le maître qui les ont engendrés, nourris, élevés et sans lesquels ils ne seraient jamais sortis de leur obscurité. Cela s'appelle, mon cher ami, dans ce langage conventionnel et fictif sous lequel se cachent les plus tristes défaillances du cœur humain, de l'indépendance et du courage. On se sépare à regret d'un maître qu'on chérit, c'est les larmes aux yeux qu'on abandonne sur ce point une doctrine qui leur sera toujours chère, mais ils ont tout à coup été illuminés comme saint Paul sur le chemin de Damas ; la vérité, l'auguste vérité leur commande cette séparation. Il le fallait !

Vous me direz, mon cher ami, mais tout bas, si je viens de tracer là un tableau de fantaisie.

Les contradicteurs, eux, sont plus francs, plus carrés, il faut le dire, plus sincères. Ils font de l'opposition quand même, cela est vrai, mais parce qu'ils ont compris que sans cette opposition ils n'auraient ni figure, ni individualité. Ils ont senti de bonne heure que le domaine pathologique de la doctrine était assez vaste et assez riche pour nourrir en même temps l'affirmation et la négation. Aussi, partout où la doctrine dit oui, ils disent invariablement non. A chaque pas en avant que fait la doctrine, ils se mettent en travers. Aux faits positifs qu'elle produit par centaines, par milliers, ils opposent avec un empressement joyeux et enfantin un, deux, trois faits négatifs, à la recherche desquels ils ont employé toute une armée d'exceptionnistes. Que si la doctrine prouve, montre et démontre par une rigoureuse et savante analyse, que ces prétendus faits négatifs ne paraissent tels que par défaut d'observation, de diagnostic ou de renseignements, peine perdue, mon cher ami ; ces faits ont reçu droit de cité scientifique, on les maintient, on les propage par la voie des journaux et des livres, on les opposera sans cesse à la doctrine, et la doctrine épuisera ses forces à les réfuter sans cesse.

Dites-moi, mon cher ami, mais dans le tuyau de l'oreille, si je viens de faire là un portrait de convention.

Et parmi les contradicteurs que de nuances, que de variétés !

L'un, honorable et respectable débris de la vieille doctrine que la nouvelle doctrine a renversée, regrette, regrets légitimes, les vagues mais faciles théories dans lesquelles fut élevée sa jeunesse médicale. Il est pénible et dur de faire abandon des idées, des opinions et des pratiques auxquelles on doit réputation, honneurs, fortune. On réagit alors contre le progrès qui n'apparaît que comme une innovation dangereuse. On ne veut pas de maître devenir élève, et quand on a cru longtemps avoir fixé la science, on considère comme une témérité blâmable d'enseigner une science nouvelle.

L'autre a voué son amour et son culte à tout ce qui est ancien. La doctrine nouvelle lui répugne par cela seul qu'elle est nouvelle. Il n'a de goût que pour les opinions et les pratiques couvertes de la poussière des ans et de la rouille des siècles. Depuis Fernel on n'a rien écrit qui vaille. Comment accepterait-il les résultats de l'observation moderne, du diagnostic moderne, de l'expérimentation moderne, lui qui voit l'esprit humain en décadence depuis le seizième siècle? Quel dommage que l'état pathologique sur lequel la doctrine est fondée, soit en réalité moderne ! Sans cela, n'en doutez pas, Hippocrate eût tout vu, tout su, tout dit, tout enseigné. Mais heureusement les médecins de la fin du quinzième siècle et ceux du seizième ont écrit, et leurs œuvres subsistent pour confondre la doctrine nouvelle.

Pour celui-ci, un grave motif d'opposition à la doctrine, c'est que par l'extension qu'elle a prise, les études qu'elle réclame, le temps d'observation et d'expérimentation qu'elle nécessite, elle constitue comme une branche à part de la pathologie et que, dans les opinions de ce contradicteur, la pathologie est un tout immense qu'il y a péril à diviser. Cela est très-beau en théorie, mais la pratique et ses exigences ont fait crouler la théorie. Demandez d'ailleurs à ce contradicteur lui-même pourquoi il a scindé cette belle encyclopédie médicale et pourquoi de la pathologie et de la clinique il ne professe et il ne pratique que la pathologie et la clinique dites externes. Mais, dans ce dernier royaume sur lequel très-légitimement il règne, il ne veut pas de princes suzerains, et pour montrer que pas n'est besoin de spécialités, il faut bien prouver que la spécialité n'a produit qu'une doctrine contestable et souvent erronée.

Demandez à celui-là, les motifs qui l'ont poussé dans les rangs des contradicteurs de la doctrine ; vous l'embarrasserez fort, car il n'en a pas ; il contredit par besoin, par instinct, par tempérament. La doctrine affirme, et toute affirmation lui est antipathique ; parlez-lui du doute, c'est son affaire ; du vague, il est pour lui plein de charmes ; de l'incertain et des à peu près, ils sont pour lui remplis de mystérieuses sympathies. La lumière scientifique l'effraie comme l'oiseau de nuit est effrayé par la lumière du soleil.

Et maintenant ajoutez à ces variétés la cohorte des envieux, de ceux que tout succès inquiète et irrite, que toute célébrité offusque, que toute popularité désespère ; la foule des indifférents, des ignorants et des poltrons, et voyez, cher ami, si les propagateurs d'idées et les vulgarisateurs de doctrines n'ont pas autre chose et mieux à faire qu'à suivre sans cesse leurs contradicteurs dans leurs incessantes attaques. La vie, les longs et fertiles jours de l'existence s'écoulent, les ressorts de l'intelligence se détendent et se brisent dans ces luttes toujours les mêmes, toujours provoquées à bon escient ; parce qu'on sait que dans une académie, toutes les variétés des contradicteurs que je viens d'énumérer, donneront simultanément et à la fois, que les poltrons se tairont, que les indifférents opineront du bonnet, que la doctrine sortira ainsi de ces stériles débats toujours un peu amoindrie et surtout comme abandonnée de ses adhérents et comme isolée dans ses convictions et dans sa foi.

Les académies, les sociétés savantes ! lieux séduisants, mon cher ami, par le retentissement que nous donnons à leurs débats, nous journalistes qui n'y comptons cependant que de bien rares amis, mais lieux dangereux et perfides et dans lesquels on ne devrait s'aventurer qu'avec le secours d'un pilote habile et expérimenté. Que d'écueils ! que de récifs !

Ici, on ne discute guère, on ne discute même pas, surtout les choses de médecine. La tribune y est bien accessible à tout le monde, trop accessible même ; on y laisse bien tout dire, tout présenter, tout soutenir ; mais de jugement, d'appréciation, de rapport, il n'y faut pas songer ; aussi les travailleurs sérieux, craignant cette promiscuité avec des hommes qui ne le sont guère, communiquent leurs recherches moins en vue de l'Académie qu'en vue de la commission des récompenses, moins pour obtenir un rapport que dans l'espérance de participer aux largesses d'un bienfaiteur célèbre. Et que de choses à dire sur cette distribution annuelle de cette sorte de budget de la science ! Vous pouvez vous citer, mon cher ami, comme un exemple de la fixité et de la pérennité des principes qui guident cette académie en matière de récompenses. N'en avez-vous pas obtenu une pour vos premiers travaux en syphilographie ? Plus récemment, un de vos principaux contradicteurs n'en a-t-il pas obtenu une autre pour avoir dit précisément le contraire de ce que vous professez? Bizarre contradiction qui me fait dire que, si vous aviez raison alors, cette Académie a eu tort de récompenser votre adversaire, ou que si votre adversaire a raison aujourd'hui, elle a eu tort de vous couronner alors.

Là, on discute beaucoup, trop assurément si l'on fait une équitable supputation du bien général qui résulte de ces longues disquisitions. — Mais au moins peut-on s'y défendre, dites-vous, quand on y est attaqué. — S'y défendre! oui, le mot est juste, on s'y défend comme un criminel devant ses juges, et ici les juges sont presque toujours prévenus, les accusateurs nombreux, passionnés, les témoins intimidés et les amis muets. Ne l'avez-vous pas vu dans les discussions où vous avez voulu intervenir? Par un seul discours, il vous fallait répondre à plusieurs attaques, faire face à dix orateurs plus ou moins autorisés, vous seul contre tous; car parmi tous ces académiciens dont vos travaux ont éclairé la théorie et dirigent la pratique, parmi tous ces praticiens qui cent fois ont eu besoin de vos lumières et qui ont pu apprécier l'utilité de votre intervention, pas un seul n'aura le courage de rendre hommage à la vérité. Ces luttes sont pour eux un spectacle et rien de plus; ils y viennent admirer la grâce, la force, l'agilité des athlètes, et comme muettes sont toutes les autres tribunes, on vient à la rue des Saints-Pères se dédommager du silence du Luxembourg ou du palais Bourbon. Ce que gagne la doctrine dans ces discussions, vainement je le cherche, ce qu'elle y perd je le vois trop clairement; et si huit jours après la clôture, la discussion se rallumait vous vous trouveriez encore en présence des mêmes objections, des mêmes faits et des mêmes raisonnements que vous croyiez avoir huit jours plus tôt victorieusement combattus.

Ailleurs, c'est pis encore. Une belle église s'était fondée sous un magnifique vocable; cette église, je le crains, s'est transformée en une petite chapelle où chacun vient prier pour son saint, c'est-à-dire pour lui-même, c'est-à-dire encore faire hebdomadairement sa petite exhibition de malades, de procédés et même d'instruments. Là, mon cher ami, la doctrine se trouve en présence de toutes les variétés de ses contradicteurs; ses contemporains d'abord, dont les uns, presque tous ceux qui ont touché à la même spécialité, sont ses ennemis naturels, car la contradiction a sa logique; les autres qui ne peuvent pas voir avec enthousiasme et reconnaissance sa domination souveraine dans le domaine de la pratique, et qui semblent avoir inscrit sur leur drapeau cette devise : *Je maintiendrai ;* les hommes plus jeunes qui portent ces mots écrits sur leur écu : *Je parviendrai ;* et qui pour se faire de l'espace ont besoin de démolir et de détruire. Que va faire la doctrine dans cette galère?

La Presse, ajouterez-vous, prêtera son concours à la science et à la vérité. Sur ce point, mon cher ami, je suis obligé de me réserver; journaliste, je ne peux ni ne dois parler des journalistes. J'aime trop la presse pour dire, mais aussi j'aime trop la vérité pour taire ses faiblesses. Elle en a eu de grandes à l'égard de la doctrine, surtout dans ces derniers temps et de la part de journaux d'où elle ne devait pas les attendre. C'est leur affaire et non la mienne. Vous avez eu le bon esprit de ne pas répondre à quelques récents articles où l'agression s'est montrée aussi mal fondée que peu véridique. Je ne peux que vous féliciter de cette abstention. Plus l'attaque est injuste, plus il faut la dédaigner, plus elle est passionnée, plus il faut rester calme. Il a été dit de haut et je peux bien répéter que, « en définitive, c'est l'opinion publique qui remporte la dernière victoire. » Or, l'opinion publique est pour vous, et la pression, la dérivation que par la voie de la presse on veut opérer sur elle n'aboutiront pas. Que discuteriez-vous, d'ailleurs, par la voie de la presse que vous n'ayez déjà discuté, élucidé et fait parvenir jusqu'aux confins du monde savant? ne savez-vous pas que la critique de certaines opinions et de certains hommes est devenue impossible, que ces opinions et ces hommes savent intimider la presse par le terrible droit de réponse et abriter leurs sottes vanités sous le manteau d'un huissier. Ne vous exposez pas, n'exposez pas vos amis, à tomber sur un de ces hommes dont la science est inviolable par droit de papier timbré.

Eh bien! mon cher ami, et voici la signification de ce trop long discours, cette abstention que vous trouvez convenable et nécessaire vis-à-vis de la presse, permettez-moi de vous la conseiller pour tout autre mode de discussion. Le temps de la polémique est passé pour vous. N'espérez plus convaincre par elle des gens qui ont trop d'intérêt à ne pas être convaincus. Vous le savez, de leurs arguments et de leurs faits au nombre de trois ou de quatre, ils se servent avec une grande habileté de mise en scène ; eux-mêmes, peu nombreux en définitive, savent se produire et se multiplier au point de faire illusion à ceux qui ne sont pas dans le secret de leur petite stratégie. C'est l'armée de Franconi passant et repassant des coulisses sur le théâtre, et réciproquement. Cela explique bien des attaques et un grand nombre d'articles de journaux. Mais tout cela n'est ni sérieux ni grave, et quoique j'aie lu l'autre jour que vous étiez à peu près mort, ou que comme Broussais vous étiez destiné à survivre à votre doctrine, je suis forcé de reconnaître, et je ne le fais pas sans plaisir, mon cher ami, que c'est là moins un fait qu'un désir, une espérance plus qu'une réalité.

Inconséquents, imprévoyants que nous serions s'il en était autrement ! Que dans ce vaste domaine de la science médicale, vos adversaires, au lieu d'user leurs facultés dans une négation stérile, abordent donc, qui un champ, qui un autre ; le préparent, l'ensemencent et y moissonnent comme vous l'avez fait dans le champ de la syphilographie. Pour moi, et je suis heureux de pouvoir le déclarer sans flatterie, sans intérêt, par amour pur et sincère de la science et de la vérité, je ne me sens qu'admiration et reconnaissance pour le laborieux et patient observateur, pour l'ingénieux expérimentateur, pour le théoricien sagace, pour le savant thérapeutiste qui a doté la science médicale de la doctrine nouvelle sur la syphilis. Je l'ai étudiée sans enthousiasme, j'écoute sans préventions les objections qui lui sont faites, et je ne me sens ébranlé dans aucune des convictions que j'y ai puisées. Elle satisfait ma raison et l'expérience pratique lui vient en aide. Trouverai-je souvent en pathologie des conditions semblables? La science est-elle donc si riche de principes et de faits d'observation aussi bien établis que vos principes et vos faits pour qu'on doive se montrer si empressé d'accueillir tout ce qui semble les contredire? Et parce que dans une science aussi complexe que la médecine, même sur un seul point, il n'aura pas été donné à un seul homme de tout voir, de tout expliquer, de tout élucider; parce que, sur quelques détails, la doctrine paraîtra moins assurée que sur l'ensemble, parce que toutes les pièces de l'édifice ne recevront pas la même abondance de lumière, il faut éteindre cet homme, nier la doctrine et renverser l'édifice !

Jamais cette philosophie ingrate, négative et inféconde n'entrera dans mon esprit. C'est surtout pour protester contre elle que j'ai profité de la liberté que vous m'avez donnée d'ajouter ces quelques pages à votre livre. Je suis honteux pour mon époque et pour mon pays des mauvais sentiments qui s'agitent autour de votre doctrine, et librement je le dis.

Je les croyais passés sans retour ces tristes temps où il fallait que l'étranger apprît à la France le degré de gloire que tels hommes et tels travaux jetaient sur la patrie. Que n'êtes-vous mort, mon cher ami, et vous aussi Cl. Bernard, et vous aussi Jobert de Lamballe, et tant d'autres aussi dont quelques contemporains contestent et discutent la valeur ! De votre tombe sortirait pure et incontestée l'auréole de gloire promise à vos éclatants travaux, et tel qui se fait aujourd'hui votre contradicteur ajouterait vite à son nom celui de votre élève.

Mon cher ami, vous avez assez fait, par voie de discussion, pour la dissémination de vos idées ; quittez les régions agitées de la dispute et rentrez dans l'atmosphère calme et sereine de la science pure. Dieu a voulu que tout, dans ce monde, fût le sujet d'objections et de contradictions : *Tradidit mundum disputationibus eorum.* La contradiction, d'ailleurs, a, dans son temps, ses avantages. C'est le vent d'orage qui jette au loin le pollen fécondant des plantes et qui transporte, en les disséminant, les graines et les germes. Renoncez, puisque, dans ce pays, toute législation impérative blesse et offusque, renoncez à imposer des *lois* à la pathologie ; contentez-vous de rechercher et d'instituer des *faits généraux* contre lesquels ne puissent s'élever de rares exceptions, afin que, par leur rareté même, ces exceptions confirment la généralité du fait. Dans le recueillement d'une observation nouvelle, architecte prudent, vérifiez encore une fois la solidité de votre édifice, examinez cliniquement et une à une toutes les objections qui vous sont faites ; si le plus léger doute traverse votre esprit, inscrivez sur l'étiquette: *à revoir,* et de cette étude nouvelle sortira, si vous le voulez, le grand ouvrage que vous devez à la science et à l'humanité, à l'édification duquel il faut que vous consacriez, et non plus à de vaines disputes, le temps, les forces et l'intelligence que vous avez encore à dépenser.

Et, pour le reste, laissez dire, laissez faire et souvenez-vous sans cesse de ces belles paroles d'un savant illustre : « A côté d'une connaissance solide « et scientifique des phénomènes, il s'est conser- « vé un système de prétendus résultats d'observa- « tions, d'autant plus difficile à ébranler qu'il ne « tient compte d'aucun des faits qui le renversent. « Cet empirisme, triste héritage des faits anté- « rieurs, maintient invariablement ses axiomes. Il « est arrogant comme tout ce qui est borné, tandis « que la physique, fondée sur la science, doute « parce qu'elle cherche à approfondir, sépare ce « qui est certain de ce qui est simplement pro- « bable, et perfectionne sans cesse les théories, en « étendant le cercle des observations. » (De Humboldt, *Cosmos*, t. Ier, p. 18).

Soyez le physicien de la syphilis, mon cher ami ; mais, pour cela, observez, observez encore, ne discutez plus.

Votre ami,

AMÉDÉE LATOUR.

Paris, novembre 18.5.

LETTRES

SUR

LA SYPHILIS

PREMIÈRE LETTRE.

Motif de ces lettres. — Réflexions préliminaires sur les anciens. — Ce que l'on doit leur demander, ce qu'on peut en attendre. — Opinion sur les modernes et les contemporains. — Où en était la syphilographie après Broussais, Cullerier, Richond des Brus, Desruelles, Devergie, Jourdan. — Ce qu'il fallait faire. — L'observation et l'expérimentation. — Mode à suivre pour l'expérimentation. — Expérimentation de l'homme aux animaux, de l'homme malade à l'homme sain, de l'homme malade sur lui-même.

MON CHER CONFRÈRE ET AMI,

La doctrine nouvelle sur la syphilis éprouve le sort de toute découverte scientifique. Depuis bientôt vingt ans, par mon enseignement et par mes ouvrages je cherche à la faire pénétrer dans l'esprit de mes contemporains ; je vois qu'elle n'est pas cependant également comprise par tout le monde ; certains adversaires lui font encore des objections que cent fois j'ai réfutées ; et, chose plus curieuse, cer-

tains autres reprennent des objections soulevées par
moi-même, et s'imaginent, un peu naïvement peut-
être, me battre avec des arguments par moi-même
introduits dans cette discussion.

De cela, je ne suis ni étonné ni indigné. J'y
trouve, au contraire, une excitation nouvelle pour
continuer mon œuvre ; et, loin de me plaindre de
mes adversaires, je les remercierais plutôt de ne pas
laisser s'allanguir mon zèle en le tenant en éveil.

Aussi viens-je vous demander la permission de
remettre en lumière, par le concours de votre journal si répandu, les véritables doctrines de l'hôpital
du Midi. C'est vous dire que c'est moins une réponse
individuelle qu'une exposition générale que j'ai l'intention de faire. Sur mes pas, je rencontrerai les
objections et je tâcherai d'y répondre ; je me préoc-
cuperai aussi, et autant que je le dois faire, d'une
publication récente due à la plume d'un de vos collaborateurs, qui, pour trouver des *élèves*, n'avait
pas besoin d'aller les chercher modestement *en province* (1). Je m'occuperai aussi des objections qui
m'ont été présentées par divers collègues dans les
discussions à l'Académie de Médecine, discussions
que votre journal a si fidèlement reproduites, et qui
ont été pour vous le sujet d'appréciations aussi im-
partiales que courtoises.

Je vous présenterai, mon cher ami, une réflexion
préliminaire inspirée par cette publication à laquelle

____

(1) Allusion aux *Lettres à un élève de province sur l'inoculation*
publiées par M. Vidal, de Cassis, dans l'*Union médicale*.

je faisais tout à l'heure allusion. De ce qu'il n'est pas donné à un observateur de voir l'ensemble des faits de toute une partie de la pathologie, et de coordonner un système général, il n'en faut pas conclure que cet observateur n'a rien fait, rien vu, rien établi ; que ses études et ses recherches doivent être regardées comme non avenues, et qu'il faut faire table rase de son enseignement. Cette façon de philosopher en médecine, peut-être un peu trop commune aujourd'hui, est commode et expéditive, mais elle n'est ni vraie ni juste. En syphilographie surtout, ce procédé conduirait à des erreurs déplorables. Une étude sérieuse de l'histoire de notre art commande plus de modération dans le langage, plus de justice dans l'appréciation. Pour mon compte, je me plais à reconnaître et à proclamer que, bien loin que tout soit à dédaigner dans la littérature syphilographique, on y rencontre, pour qui sait les y voir, de belles et curieuses observations, de bons préceptes et des points fondamentaux des doctrines, auxquels le temps et les travaux modernes n'ont rien changé, et que d'aucuns trouvent bon d'exhumer, tout en discréditant la source. Certainement dans les longues discussions sur le mercure, sur le gayac, sur la salsepareille, etc., on ne voit le plus souvent chez les anciens comme chez les modernes que l'ignorance, l'esprit de spéculation et le charlatanisme éhonté ; mais, là même encore, on trouve parfois de véritables tendances scientifiques, l'empreinte d'esprits judicieux et de précieuses remarques qu'il ne faudrait pas dédaigner. Ces travaux, d'ailleurs, n'auraient-ils d'autre intérêt que celui de réfléchir les idées et les opinions des temps passés, qu'ils ne mériteraient pas le dédain, selon moi injuste, que l'on a voulu jeter sur eux.

Aussi est-ce avec un vif intérêt que j'ai lu les *Recherches historiques sur la doctrine moderne des maladies vénériennes*, récemment publiées dans l'*Union médicale*, par M. Ed. Langlebert, et dans lesquelles il a rendu si complète justice à Thierry, qui, dès 1532, établissait la division entre les maladies vénériennes *virulentes* et les maladies *non virulentes* ou catarrhales, à Alexander Benedictus, à Jean de Vigo et surtout au grand Fernel, qui, le premier, posa ce grand principe, aujourd'hui confirmé par l'expérience de plusieurs siècles, que partout où on applique le pus virulent, pourvu que les conditions de son application soient convenables, il y a d'abord infection locale.

Ne méprisons donc pas les anciens. En syphilographie surtout, quand on sait lire ce que nos prédécesseurs nous ont laissé, on y aperçoit, même au milieu de leurs plus épaisses ténèbres, quelques lueurs qui nous guident vers d'éclatantes vérités, et, quant à moi, c'est avec bonheur que je dépose à leurs pieds, dès ces premières pages, le pieux tribut de ma reconnaissance.

Je ferai la même profession de foi quant aux observateurs modernes. La critique, je le sais et je crois l'avoir prouvé, trouve de fréquentes occasions de s'exercer sur leurs travaux. Mais est-ce à dire qu'il faille n'en tenir aucun compte? Loin de moi cette injurieuse pensée. Je tiens en grande estime, au contraire, les travaux de Bell, de J. Hunter, de Swediaur; le temps est venu de rendre complète justice aux Cullerier, à M. Lagneau, dont la réputation fut légitimement populaire; à tous ces intelligents et laborieux ouvriers de notre science, qui, par de consciencieuses études, nous ont péniblement ouvert la voie dans laquelle nous pouvons marcher plus librement.

Voudrais-je être injuste envers mes contemporains? A Dieu ne plaise, cher ami! Quelles que soient les dissidences qui me séparent de quelques-uns, ou l'homogénéité de doctrines qui me rallie les autres, c'est avec plaisir et spontanément que je rends le plus sincère hommage aux travaux de MM. Gibert, Baumès, Desruelles, Devergie, A. Cazenave, Cullerier neveu et Rattier, Bottex, Payan, A. A. M. Reynaud, Pr. Yvaren, Puche, Cullerier fils, J. Venot, Lafont Gouzi, Davasse, Maisonneuve et Montanier Leudet; nos disciples bien-aimés, Diday, Melchior Robert, Bassereau, en France; de Wallace, Carmichael, Babington, et mes élèves Acton, de Méric et Deville, en Angleterre; de Thiry, Hérion, en Belgique; aux publications de la laborieuse et scientifique Allemagne et en particulier à MM. Liman, traducteur de la première édition de ces *Lettres*, Hermann, Müller (de Leipzig), Acker, Simon (de Berlin), Sigmund (de Vienne) et Mulder (d'Utrecht); aux œuvres

de l'ingénieuse et sagace Italie, à laquelle M. Sperino n'est point parvenu à faire faire la fausse route
dont M. Wilhem Boeck menace la Suède et la Nor-
wége ; à MM. Damaria (de Naples) et Andrea Verga
(de Pavie), traducteurs de mes ouvrages ; et enfin
aux louables efforts de l'industrieuse et progressive
Amérique, qui a si gracieusement accueilli les diverses traductions de mes œuvres par MM. Lattimore
(de Philadelphie), Freeman, J. Bumstead (de New-
York), Sydney Doane (de New-York), Thomas Belton
et Paul Goddard (de Philadelphie).

Je n'éprouve donc, soit envers le passé, soit
envers le présent, aucun sentiment d'injustice
ou de dédain. Vous m'excuserez de le déclarer
très-explicitement avant d'entrer en matière. Je
tenais à dire que je ne partage en aucune façon
l'opinion de ces critiques exigeants et difficiles pour
qui la littérature syphilographique ancienne ou moderne n'est qu'un fatras indigne d'attention. Je crois,
au contraire, que cette branche de la pathologie est
aussi fertile qu'aucune autre en travaux utiles et en
recherches précieuses.

Cependant, les travaux des anciens et des modernes
n'avaient pu préserver cette partie de notre science
de la révolution générale imprimée à la médecine
par la doctrine physiologique. L'école de Broussais,
en faisant table rase du passé, avait tout remis en
question. Y avait-il un virus syphilitique ? La vérole
existait-elle ? Vous savez comment le physiologisme
avait résolu ces questions. La confusion la plus ex-

trême régnait dans la science et se traduisait dans les publications du temps. Le doute était partout, la certitude nulle part.

C'est à cette époque que, devenu chirurgien par concours du bureau central des hôpitaux, le hasard des mutations me fit entrer à l'hôpital du Midi. J'y rencontrai un homme honnête et loyal, praticien sérieux et sévère, Cullerier, qui, lui aussi, abandonnant des traditions de famille, pour ainsi dire, se prenait à douter de sa propre observation et paraissait ne plus croire à ce qu'il avait vu.

Partout le doute avait remplacé la croyance ; on doutait de la cause de la syphilis, on doutait de ses effets, on doutait par conséquent de sa thérapeutique.

Et remarquez-le, ce qu'on appelait la doctrine nouvelle se présentait entouré d'un grand appareil scientifique. Richond des Brus avait écrit un livre énorme tout rempli de faits ; Desruelles appuyait les nouvelles idées sur des statistiques qui passaient pour rigoureuses ; tous s'efforçaient à l'envi de combattre la spécialité de la maladie et la spécificité du remède.

L'histoire était largement mise à contribution par un des écrivains les plus érudits de notre siècle, par Jourdan, qui, dans un des ouvrages les plus remarquables de notre époque (1), s'était plu à prendre les observateurs corps à corps, et à les mettre en contradiction avec eux-mêmes. Triomphe facile si le critique, dans une austère et impartiale analyse, ne sait

____

(1 *Traité complet des ma'adies vénériennes.* Paris, 1826.

pas établir une différence tranchée entre les idées propres de l'auteur, celles qui résultent de ses recherches et de son observation, et celles qu'il puise dans le milieu scientifique de son temps. Les unes sont des matériaux utiles et qu'il faut conserver ; les autres constituent les préjugés de l'époque et n'ont qu'une valeur historique. Jourdan n'a pas fait ce départ : il lui suffisait, pour combattre la spécialité de la syphilis, d'indiquer la confusion des opinions contradictoires de nos devanciers ; il l'a fait avec un luxe d'érudition qui aurait pu être rehaussé d'une critique plus saine.

Tel était donc l'état des esprits et de la science lorsque j'entrai à l'hôpital du Midi. Il y avait à reconstituer un édifice détruit pour quelques personnes; il y avait au moins à le consolider pour quelques autres.

Ce qu'il fallait surtout, c'était reprendre l'étude de la cause de la syphilis.

Y avait-il une cause spéciale, un virus? Ou bien les accidents vénériens naissaient-ils d'une cause commune, sans spécificité?

Pour cette recherche et cette étude, deux moyens d'investigation s'offraient à moi.

Le premier était l'observation clinique pure et simple, comme l'avaient pratiquée nos devanciers, et qui leur permettait d'admettre des faits tels que celui de Devergie aîné, calqués du reste sur ceux déjà connus de Blegny et Vigaroux, et qui nous dit que trois officiers ayant eu des rapports avec la même jeune fille atteinte d'un *écoulement* se trouvèrent infectés tous les trois, l'un d'une urétrite, le second d'un chancre et le troisième de *poireaux!* Comme ceux qui l'avaient précédé, Devergie n'avait point examiné cette fille au *speculum*, pour s'assurer de l'état des tissus, au delà de l'anneau vulvaire, et n'était, par conséquent, pas plus en droit qu'eux de rapporter à une cause unique les effets si différents qu'il avait observés.

Évidemment, ce mode d'investigation était usé et ne pouvait conduire qu'à la stérilité ou à la confusion des résultats.

Le second mode satisfaisait davantage ma raison; il était d'ailleurs plus en rapport avec les exigences de la science moderne ; il me paraissait ouvrir une voie sûre à l'étude et devoir conduire à des résultats incontestables, je veux parler de l'EXPÉRIMENTATION.

Je me posai les conditions suivantes :

Puiser la cause de la syphilis à une source connue ;

La déposer sur une région visible, facile à observer ;

Noter les effets.

Vous le voyez, l'expérimentation seule pouvait remplir ces conditions.

Mais déjà l'expérimentation avait été interrogée, et par elle on était arrivé à des conclusions contradictoires. Quand J. Hunter disait oui, Caron, Brus, Jourdan, Devergie et Desruelles disaient non. A quoi pouvaient tenir des affirmations si opposées après l'emploi de la même méthode d'investigation ?

Je ne le savais pas encore, je l'ai appris depuis. Ce que ma raison me disait alors, c'est qu'une expérimentation bien faite et rigoureuse devait conduire à des résultats précis, et les dissidences des expérimentateurs ne me rebutèrent pas.

Ces recherches étaient difficiles et délicates. Il fallait de la conviction, et, j'ose le dire, du courage pour les entreprendre ; il fallait être sûr de bien apprécier les circonstances dans lesquelles on allait agir ; il fallait s'appuyer sur les expérimentations antécédentes ; il fallait surtout s'appuyer sur la pureté des intentions et sur le témoignage de la conscience.

Je ne me contentai pas, en effet, du grand nom de Hunter, des expérimentateurs cités par Bell, de l'ouvrage de J. F. Hernandez, couronné par l'Académie de Besançon (1), de l'autorité de Percy et de quelques autres grands noms aussi recommandables ; je voulus étudier la question en elle-même, me placer dans les conditions d'un véritable inventeur afin d'assumer sur moi seul toute la responsabilité des résultats.

Comment fallait-il procéder à cette expérimentation ?

On pouvait tenter d'inoculer la syphilis de l'homme aux animaux. Mais déjà Hunter et Turnbull avaient vainement essayé ces expériences, que j'avais toutes répétées et toujours avec les même résul-

____

(1) *Essai analytique sur la non-identité des virus gonorrhoïque et syphilitique*, Toulon, 1832.

tats négatifs. Il est vrai que, depuis, un expérimentateur qui a attaché son nom à de bien plus graves essais a réussi à *transplanter* le pus du chancre de l'homme aux animaux, et c'est un point sur lequel j'aurai à revenir dans le cours de ces lettres ; mais la seule chose que je tienne à constater dans ce moment, c'est qu'à l'époque où je commençai mon expérimentation, rien n'autorisait à admettre, tout portait à rejeter la possibilité de la transmission de la syphilis de l'homme aux animaux. Vous verrez plus tard ce qu'il faut penser de quelques expériences récentes et dont on a fait grand bruit.

Il fallait donc chercher un autre mode d'expérimentation.

Comment fallait-il procéder à cette expérimentation ?

On pouvait inoculer d'un malade à un individu sain ;

On pouvait expérimenter sur le malade lui-même.

Le premier mode d'expérimentation, c'est-à-dire l'inoculation d'un malade à un individu sain, m'a paru devoir être toujours repoussé par le médecin. Je ne crois pas qu'on ait le droit de faire des expériences semblables. Non-seulement le médecin ne peut pas faire servir son autorité naturelle pour exciter qui que ce soit à subir des expérimentations de cette nature ; mais je crois encore que le médecin doit résister aux désirs des individus qui, séduits par un généreux dévouement, veulent volontairement s'exposer aux chances de l'expérimentation. Je

ne jette aucun blâme sur ceux qui ont agi différemment. Je répète seulement que, pour mon compte,
je n'ai pas voulu procéder ainsi. Restait l'expérimentation sur le malade lui-même.

Cette expérimentation pouvait-elle présenter des
inconvénients et des dangers pour le malade ?

Cette expérimentation, dans le cas d'innocuité,
pouvait-elle conduire à des résultats concluants ?

Voici ce qu'apprenaient à cet égard l'histoire, l'observation et l'expérience.

Il était généralement admis qu'une première contagion n'en empêchait pas une seconde, et le vieux dicton de *vérole sur vérole* avait encore toute sa puissance.
On sait aujourd'hui ce qu'il faut entendre par là.

Quant aux inconvénients et aux dangers, nous
voyons tous les jours qu'il est rare que les accidents
primitifs soient isolés, qu'ils se multiplient avec une
grande facilité, et que, sérieusement, la gravité de
la maladie n'est pas en rapport avec le nombre de
ces accidents, *dans de certaines limites.*

Donc, pour éclairer une aussi grave question d'étiologie et de pratique, l'art pouvait, sans inconvénient,
faire ce que la nature fait le plus habituellement.

Une question beaucoup plus grave se présentait
ici : les accidents profonds et consécutifs d'infection
à redouter devaient-ils être en raison du nombre des
lésions primitives ?

L'observation rigoureuse, l'observation clinique
de tous les temps, a prouvé et prouve tous les jours
que la vérole constitutionnelle n'est pas en raison

du nombre des accidents primitifs *existant dans le même temps, développés à la même époque.*

Un accident de plus n'ajoutait donc aucune chance d'infection de plus, en *sachant diriger l'expérimentation.*

Restait la question de surface, à savoir si une ulcération étendue expose plus à l'infection générale qu'une ulcération de médiocre surface. Eh bien, encore ici, l'observation avait démontré que la surface plus ou moins étendue de l'ulcération primitive n'a aucune influence sur la production des accidents consécutifs. Un tout petit chancre expose tout aussi bien à l'infection générale qu'un chancre très-étendu, et réciproquement une vaste ulcération n'expose ni plus ni moins qu'une petite.

Restait enfin la question du siége de l'ulcération, du lieu d'élection des piqûres expérimentales. On avait bien dit, et Boerhaave entre autres, que les accidents vénériens contractés par d'autres voies que les voies génitales présentaient un plus haut degré de gravité; mais l'observation clinique avait déjà prouvé, et elle m'a démontré depuis, que cette opinion était erronée.

Je sais bien que sur ce point on a fait grand bruit des maladies contractées par des médecins, des sages-femmes, à la suite d'explorations, de piqûres, etc. Il y a de très-bonnes raisons, mais que je ne veux pas indiquer ici, pour que ces accidents aient eu un grand retentissement. Ce que je puis dire, sans blesser aucune convenance, c'est que les gens de l'art à qui de pareils accidents arrivent n'ont aucun motif pour les cacher, tandis que les syphilitiques ordinaires en ont toujours d'excellents pour les taire.

Je restai donc convaincu que le siége de l'ulcération non-seulement ne pouvait avoir aucune influence défavorable sur la production des accidents consécutifs, mais même qu'il pouvait diminuer ou annihiler certaines chances fâcheuses, par exemple la production des bubons. Ainsi l'observation avait déjà prouvé que les chancres primitifs de la cuisse n'étaient presque jamais suivis d'adénite ; et, en effet, dans mes nombreuses expériences je n'ai jamais vu survenir d'adénite après les piqûres d'inoculation sur la cuisse.

Donc, mon cher ami, par l'histoire, par l'observation clinique de tous les temps, par les expérimentateurs qui m'avaient précédé, par le témoignage de ma conscience sévèrement interrogée, j'arrivais à cette encourageante conclusion, qu'en expérimentant sur le malade lui-même :

Je ne lui donnais pas en réalité une maladie de plus ;

Je n'augmentais pas la gravité des accidents dont il était déjà atteint ;

Je ne l'exposais pas davantage aux chances d'infection consécutive.

Ces premières et capitales conditions étant trouvées, il fallait rechercher celles qui offriraient à la science et à l'art toutes les garanties désirables.

Cette exposition fera le sujet de ma seconde lettre.

DEUXIÈME LETTRE.

Recherche de la source de la cause de la syphilis. — Opinion de Petronius, d'Alexander Benedictus. — Faits singuliers de Babington. — Stérilité de toutes ces idées. — Le speculum et ses avantages — Inoculation appliquée à la blennorrhagie. — Ses conséquences.

Mon cher confrère et ami,

Je n'écris pas un ouvrage didactique ; j'en aurais bien le désir ; mais, vous le savez, je n'en ai pas à cette heure le pouvoir. Je vous adresse des *Lettres* familièrement écrites, et pour lesquelles je réclame tous les bénéfices de la forme épistolaire, c'est-à-dire la liberté du genre et la spontanéité de la pensée. Aussi, ce que je n'aurais pas dit dans ma précédente lettre, je le dirai sans façon dans celle qui suivra, sans un trop religieux respect du plan, de la méthode et des autres artifices de composition, ailleurs si utiles.

Ainsi, pour que ma première lettre fût complète dans la rapide indication des essais tentés dans la voie de l'expérimentation, j'aurais dû parler plus longuement des tentatives d'inoculation de la syphilis de l'homme aux animaux. Soit pour se soustraire aux inconvénients qui pouvaient résulter de l'inoculation pratiquée sur l'homme lui-même, soit pour résoudre le curieux problème de la transmission de la syphilis aux espèces animales, Hunter et Turnbull avaient déjà tenté, comme je vous l'ai dit, mais vainement, cette inoculation de l'homme aux animaux. J'avais répété toutes ces expériences, et j'étais arrivé aux mêmes résultats négatifs. Cependant, dans ces derniers temps, M. Auzias Turenne a repris ces expériences, les a variées; il a employé d'autres procédés que ceux qui étaient connus, et il a cru être arrivé à la démonstration expérimentale de la transmissibilité de la syphilis de l'homme à certaines espèces animales. J'ai dû, dès lors, reprendre ces expériences, et je me suis convaincu de nouveau que la syphilis n'était pas décidément communicable aux animaux, et que les faits invoqués par M. Auzias étaient illusoires. M. Cullerier, à l'hôpital de Lourcine, a étudié ce sujet avec beaucoup de soin, et est arrivé aux mêmes conclusions que moi. Mon collègue, Vidal (de Cassis), a expérimenté à son tour, et ses résultats, je crois, ne diffèrent pas des miens.

L'observation directe, l'expérimentation sur le malade lui-même, étaient donc les seules ressources auxquelles je pusse avoir recours ; à elles seules aussi je résolus de m'adresser.

Il fallait d'abord chercher une source sûre à laquelle je pusse aller puiser la cause vers la recherche de laquelle je voulais diriger toutes mes investigations. Il ne s'agissait plus de se fier aux récits des malades ; il fallait aussi éviter les objections justement opposées aux expériences de Hunter, d'Harisson, aux faits rapportés par Bell, aux expérimentations de Hernandez, et, pour cela, je cherchai d'abord à bien constater l'état des tissus auxquels j'allais emprunter la cause réputée spécifique.

Il ne pouvait plus me suffire, en effet, que, comme le disait autrefois Petronius, une femme fût réputée *gâtée ;* il ne s'agissait plus de prendre au hasard une sécrétion morbide venant des organes génitaux de la femme et d'en faire, selon l'expression pittoresque d'Alexander Benedictus, *une teinture vénérienne* répandant une couleur uniforme sur tous les accidents qui pourraient en résulter. Non, les tendances scientifiques des esprits de mon temps et les exigences de ma propre raison me commandaient l'emploi d'une méthode plus probante et de procédés plus rigoureux.

Je ne veux pas m'appesantir sur la facilité avec laquelle on concluait des effets à la cause. Mais qui pourrait n'être pas surpris que, dans une question comme celle des maladies vénériennes, où l'ignorance et *la fraude*, selon les expressions de Hunter, sont des causes si fréquentes d'erreur ; que, dans une maladie, qui, après tout, et presque toujours, est une preuve flagrante d'immoralité, les observateurs, même les plus judicieux, s'en rapportent si souvent au dire des malades et invoquent sans cesse la considération morale du témoignage ?

Le témoignage ! mais, en pareille matière, est-il rien de plus décevant ? et surtout à l'égard des femmes !... Que je vous en cite deux petits exemples où vous verrez un observateur des plus rigoureux pris au piége du témoignage féminin.

Babington veut détruire cette loi posée par Hunter, que, lorsqu'il n'y a ni pus ni sécrétion puriforme, la maladie ne peut être communiquée ; de sorte que l'infection n'est point possible avant l'apparition d'une gonorrhée, ou après la cicatrisation d'un chancre. « Cette conclusion n'est pas sans dangers, s'écrie Babington, comme on peut le voir par les faits suivants, qui sont loin d'être rares.

« Une femme mariée fut prise des symptômes ordinaires de la gonorrhée, ce qui la surprit beaucoup, car son mari était exempt de toute maladie. Toutefois le mari, ayant été questionné, avoua qu'il avait eu commerce avec une femme suspecte, huit jours environ avant que sa femme se sentît malade ; mais il affirma positivement qu'il n'avait eu aucun écoulement ni aucune sensation morbide, et certainement alors il n'offrait aucun signe de maladie. Au bout de quatre jours, c'est-à-dire à peu près une quinzaine de jours après le commerce impur, et une semaine après l'époque où il avait dû communiquer la maladie à sa femme, il se manifesta chez lui un écoulement gonorrhéique.

« Un voyageur s'exposa aux chances d'une infection syphilitique, et arriva chez lui au bout de trois jours. Quatre jours, environ, après son arrivée, sa femme fut atteinte de gonorrhée ; ce ne fut que dix jours après l'infection qu'il s'aperçut, pour la première fois, d'un écoulement, et qu'il fut pris des autres symptômes de gonorrhée (1). »

Si, en présence de faits semblables, Babington eût cherché, non pas à obtenir des aveux complets (il est des aveux que les femmes ne font jamais, même, comme je n'ai eu que trop d'occasions de le voir, sous l'imminence des plus graves dangers), mais à s'assurer par une inspection sérieuse du véritable état des choses, il aurait certainement vu que, dans ces cas, la cause infectante n'était pas dans les organes génitaux de ces candides maris.

Il n'était donc plus possible de penser à fonder une vérité pathologique quelconque, en fait de syphilis, sur la moralité du témoignage des malades ; je n'avais plus confiance aux doctrines et aux faits basés sur des récits de cette nature.

Il fallait s'éloigner des mystères de l'alcóve pour mettre au grand jour de l'expérimentation la cause que je voulais trouver.

Cette cause, où devais-je d'abord la chercher ?

A sa source même, c'est-à-dire dans les organes génitaux de la femme, dans leurs parties externes, comme dans leurs replis les plus profonds.

L'occasion était pour moi propice. L'hôpital du Midi recevait alors dans ses salles les malheureuses créatures que le dispensaire y envoyait.

Ici, vous me permettrez de rappeler, mon cher ami, qu'avant mon entrée à l'hôpital du Midi la ma-

(1) John Hunter, *Œuvres complètes*, Paris, 1843, t. II, p. 167 ; notes de Babington, traduction de M. Richelot.

nière d'examiner une femme consistait à la faire asseoir sur le bord d'une chaise, à écarter les organes génitaux externes, et si on ne trouvait là aucune lésion de tissu, toute sécrétion morbide venant de plus haut était banalement rapportée à un écoulement blennorrhagique : à l'anneau vulvaire mes prédécesseurs semblaient avoir placé les colonnes d'Hercule du chancre.

Je ne pouvais ni ne devais me contenter de cet examen superficiel et incomplet. Nous n'étions pas éloignés de l'époque où Récamier avait si heureusement exhumé le *speculum* de l'armamentarium chirurgical. On sait les belles applications que ce praticien célèbre en fit au diagnostic des maladies de l'utérus. Mais cet instrument précieux n'avait pas encore servi au diagnostic des maladies syphilitiques ; son emploi, dans ces cas, paraissait même devoir être rejeté. Je ne tins pas compte de cette opinion très-répandue. Je généralisai, au contraire, l'emploi du speculum sur toutes les femmes du service.

Je ne sais si la postérité partagera l'opinion de l'un de mes critiques qui réduit à peu, à bien peu de chose, ce qu'il m'a été donné de faire en syphilographie. Cependant, mon cher ami, quand je me souviens des obscurités profondes qui enveloppaient le diagnostic des maladies syphilitiques avant l'application du speculum ; quand je compare les embarras des praticiens de cette époque pour fixer leur opinion à la facilité vraiment merveilleuse des praticiens

actuels pour poser un diagnostic irrécusable ; quand
se représente à ma pensée le souvenir de tous les
services que le speculum a déjà rendus à cette partie
de la pratique, je crois qu'alors même que là se bor-
nerait ma participation au progrès, je crois, dis-je,
que cette opinion pourra paraître un peu sévère.

L'emploi du speculum me permit d'examiner avec
le plus grand soin toutes les surfaces vénériennement
affectées, et de constater avec précision l'état des
tissus qui fournissaient les sécrétions.

Ces conditions établies, je dus étudier tous les accidents réputés vénériens, et comparativement d'autres sécrétions morbides.

Les expériences de Hunter et de Bell étaient ou-
bliées et les vérités qu'elles renferment s'étaient,
pour ainsi dire, obscurcies au milieu des idées erronées et dangereuses qui régnaient dans la science.
Je repris mes expériences en 1832 (1) et j'y soumis
chacun des points de la doctrine syphilitique. Les
résultats de l'inoculation des différentes sécrétions
fournies par les accidents de la vérole, joints à l'observation clinique, me permirent d'établir une distinction très-tranchée entre la blennorrhagie et le
chancre. Plus tard, la découverte du chancre urétral
me donna l'explication des accidents syphilitiques
que l'on avait attribués aux accidents urétraux. Je
démontrai que le virus syphilitique agit toujours
localement en premier lieu, que son action peut se

____

(1) *Mémoires de l'Académie de médecine*, t. II.

borner là, et que, lorsque des accidents généraux se manifestent, c'est toujours consécutivement à un chancre. Je fis, néanmoins, une exception pour la syphilis héréditaire. Je divisai les symptômes syphilitiques en primitifs, successifs, secondaires, de transition et tertiaires ; j'assignai à chaque série d'accidents la médication qui lui convient ; je prouvai que le chancre guérit, le plus souvent, sans être suivi de syphilis constitutionnelle ; je démontrai enfin que, de tous les accidents, le primitif est seul inoculable.

Vous comprenez, mon cher ami, que je dois supposer parfaitement connu de mes lecteurs l'état de la question concernant la blennorrhagie à l'époque où j'entrepris mes expériences. Encore une fois, je n'écris pas ici des volumes avec historique complet, mais une simple et rapide exposition des faits qui me sont propres.

Je cherchai d'abord à résoudre par l'expérimentation ce problème déjà diversement résolu par l'observation que vous savez :

La blennorrhagie reconnaît-elle une cause spécifique ?

Hunter avait appris que le pus du chancre inoculé produit le chancre. Si la blennorrhagie reconnaît une cause spécifique, me disais-je, le muco-pus qu'elle sécrète, venant à être inoculé, produira sans doute des phénomènes semblables à ceux que produit l'inoculation du pus chancreux.

Mais, pour bien préciser le résultat, pour l'isoler

de toute complication et le soustraire à toute cause d'erreur, je dus d'abord inoculer le muco-pus provenant de blennorrhagies parfaitement simples; je dus puiser ce muco-pus sur des tissus complétement exempts de toute ulcération, et vous voyez combien le speculum me fut précieux; sans lui, ces expériences n'étaient pas possibles.

Or, ces premières expériences faites en grand nombre, longtemps continuées avec persévérance, me conduisirent à ce premier résultat fondamental que je formule ici en proposition :

Proposition : Toutes les fois que le muco-pus a été emprunté à une muqueuse non ulcérée, les résultats de l'inoculation ont été négatifs.

Tous les expérimentateurs qui m'ont suivi dans cette voie sont arrivés à la même conclusion, et cela quelle qu'ait été la période de la blennorrhagie où l'expérimentation a été faite.

Aussi est-ce avec une grande surprise que j'ai lu dans l'*Union médicale* le passage suivant, où Vidal (1) reproche à l'inoculation d'être restée le plus souvent impuissante à l'endroit de la blennorrhagie : « En « effet, dit mon collègue, un élève interne distingué, « M. Bigot, a tenté, sous les yeux de M. Puche, mé- « decin de l'hôpital du Midi, soixante-huit inocula- « tions avec du muco-pus urétral, et ces soixante-huit « inoculations ont été sans aucune espèce de résul- « tat! » Je m'étonne de l'étonnement de Vidal; ces

(1) *Lettres sur les inoculations syphilitiques.* Paris, 1849, p. 13.

soixante-huit inoculations négatives sont entièrement conformes aux faits que j'avais précédemment avancés ; elles confirment et corroborent mon opinion sur la rareté de la blennorrhagie *syphilitique;* et lorsque mon contradicteur vous demande : « Croyez-« vous que, sur ces soixante-huit blennorrhagies, « aucune n'était avec virus, aucune ne portait le « germe d'une vérole ? » répondez-lui hardiment : Non, et précisément parce que l'inoculation a été négative.

Un dialecticien aussi habile, un logicien aussi sévère que Vidal ne pourra pas s'empêcher de reconnaître que les résultats de l'expérimentation, sur quelque sujet qu'elle s'exerce, sont toujours ou positifs, ou négatifs ; mais que, scientifiquement, les résultats négatifs n'ont pas moins de valeur que les résultats positifs. L'inoculation du vaccin ne donne lieu à aucun phénomène sur des sujets qui ont déjà eu la variole; est-ce que ce résultat négatif est sans importance et sans conséquence ?

Mais, dans l'espèce, nous verrons bientôt combien ces résultats négatifs de l'expérimentation ont pris de valeur et de force par les résultats positifs de l'inoculation. Je signale en passant une première objection qui trouvera plus tard sa réfutation complète. Des syphilographes ont pensé avec Hunter que la blennorrhagie était une forme de la syphilis propre aux membranes muqueuses. Je me borne, pour le moment, à faire remarquer que les expériences précédemment indiquées ruinent de fond en comble celte opinion ; nous verrons plus tard que le pus virulent du chancre porté sur une muqueuse y produit parfaitement le chancre.

Des expériences indiquées je tirai cette conclusion :

Conclusion : La blennorrhagie dont le muco-pus inoculé ne donne lieu à aucun résultat ne reconnaît pas pour cause le virus syphilitique.

Cette conclusion, vous le savez, a soulevé de nombreuses et graves objections. J'en aborderai l'exposition et la réfutation dans ma troisième lettre.

TROISIÈME LETTRE.

La blennorrhagie tient-elle à un virus particulier ? — Preuves de l'absence d'un virus blennorrhagique. — La femme peut donner la blennorrhagie sans l'avoir. — Théorie de l'acclimatement.

CHER CONFRÈRE ET AMI,

La conclusion qui termine ma dernière lettre : — *La blennorrhagie dont le muco-pus inoculé ne donne lieu à aucun résultat ne reconnaît pas pour cause le virus syphilitique,* — cette conclusion, déduite de faits irréfragables, replace l'histoire de la blennorrhagie au même point où elle nous a été transmise par le *Lévitique.* Vieille comme l'homme, plus vieille que lui, car les animaux, créés avant lui, sont sujets à la blennorrhagie et ne le sont pas à la vérole, cette maladie, à son état de simplicité, n'a rien de commun avec l'infection syphilitique.

En dépit de ceux qui, depuis Paracelse, Bethencourt et Fallope, ont voulu faire de la blennorrhagie, non symptomatique du chancre, une maladie nouvelle, identique à la syphilis, les recherches que j'ai faites, corroborant les descriptions si précises d'Alexander Benedictus et de Cataneus, ont donné aux doctrines de Balfour, de Tode et de Duncan la valeur et la solidité que Bell leur aurait données lui-même.

s'il eût pu, comme nous le pouvons aujourd'hui, expliquer les faits prétendus exceptionnels.

Mais la blennorrhagie, de la manière que je l'entends, absolument étrangère à la syphilis dans ses causes, dans sa forme, dans ses conséquences, tient-elle à un virus particulier ?

Il ne me répugnerait pas d'admettre une cause spéciale, pouvant spécifiquement et constamment produire la blennorrhagie et ses conséquences. Rien n'est plus propre, en effet, à déterminer une blennorrhagie que le muco-pus fourni par certaines muqueuses enflammées.

M. Thiry (de Bruxelles), homme savant, sérieux et intelligent, qui a fait une longue étude des maladies vénériennes, admet plusieurs espèces de blennorrhagies : la blennorrhagie simple, la blennorrhagie symptomatique du chancre urétral, la blennorrhagie syphilitique appartenant à la syphilis constitutionnelle, et une blennorrhagie virulente, ayant, comme le pensaient Tode et Bell, son virus à elle. Ce virus spécial, il l'appelle virus granuleux.

Cette théorie exposée d'une manière séduisante (1), sans être précisément contraire à mes idées, ne me paraît pas satisfaisante.

Quels sont donc les caractères assignés par M. le professeur Thiry à la blennorrhagie granuleuse ? C'est d'être fatalement contagieuse par l'application directe du muco-pus qu'elle produit.

____

(1) *Presse médicale de Bruxelles.*

Il serait bon de savoir sur combien d'expériences cette proposition a été établie. J'ai lu avec un soin extrême, en 1850, et j'ai revu depuis tout ce qui a été publié sur cette doctrine. M. Thiry a pris du pus d'une ophthalmie granuleuse, et son application dans l'urètre a produit une urétrite. D'après ce fait, confirmé par quelques autres expériences, M. Thiry dit qu'autant il y a de personnes soumises à l'inoculation, autant il y a de gens infectés. Mais après une expérimentation aussi limitée, est-il bien permis de conclure d'une manière aussi absolue ?

Continuons : une seule granulation suffit pour la production de la blennorrhagie granuleuse. Cherchez donc à la trouver dans le vagin ! D'ailleurs, la blennorrhagie simple n'est-elle pas le résultat d'un contact, d'un commerce plus ou moins impur ? Quelle différence dans ce cas entre le contact et une contagion ? M. Thiry a-t-il pu vérifier les sources de toutes les blennorrhagies granuleuses qu'il a observées ? Non, mille fois non, ce n'est pas plus possible à Bruxelles qu'à Paris.

Selon M. Thiry, la cause à peine appliquée, il y a production immédiate du muco-pus *en dehors* de l'inflammation.

Il admet, cependant, deux manières d'être du virus granuleux : le virus à l'état de pureté, d'intensité, produisant alors *de l'inflammation* et masquant momentanément la granulation ; puis le virus à l'état de chronicité, toujours contagieux, produisant la granulation d'emblée ; dans tous les cas, agissant

fatalement, donnant lieu à une sécrétion de muco-
pus, surtout de pus, *tandis qu'il n'y a pas de pus dans
les autres blennorrhagies !*

Les muqueuses ne peuvent donc plus sécréter de
pus sans granulations, quel que soit le degré de leur
inflammation, l'altération de leur tissu ? Est-ce que
la sécrétion des blennorrhagies ordinaires, du catarrhe utérin, de la balano-posthite (sur laquelle
M. Thiry glisse), est formée seulement de mucus ?
N'est-ce pas toujours un mélange de mucus et de
pus, avec prédominance de l'un ou de l'autre de ces
éléments, selon l'intensité du mal, l'altération plus
ou moins grande du tissu malade ?

Quelle que soit, dit M. Thiry, la muqueuse sur
laquelle le muco-pus granuleux est appliqué, il produit une altération de tissu qui n'a d'analogue ni
dans l'état physiologique ni dans l'état pathologique.
Ce n'est ni une papille ni un follicule ; il se produit
là quelque chose de nouveau : *la granulation !*

Ces granulations admises dans l'urètre sans avoir
été vues produisent, selon M. Thiry, ces sensations
de nodosités que j'explique, moi, par l'inflammation
des follicules urétraux.

Comme accidents concomitants ou consécutifs, la
blennorrhagie granuleuse produirait plus fatalement
le phimosis, le paraphimosis, la balano-posthite, l'a-
dénite, l'épididymite, enfin des rétrécissements spéciaux plus difficiles à guérir que les autres. Comme
accident de contagion, elle donnerait lieu à l'ophthalmie blennorrhagique.

3.

Mais jusque-là où est la différence ? Notre savant ami oublie du reste l'ophthalmie métastatique, qui peut avoir une très-grande intensité et qui peut se manifester avec toutes les blennorrhagies possibles.

Quant au traitement, il est dit qu'on doit surtout s'efforcer de détruire la granulation ; sans cela il n'y a pas de guérison. Il n'y a donc pas de blennorrhagies granuleuses à Paris, puisqu'elles guérissent si bien par les antiphlogistiques, le cubèbe, le copahu et les injections !

En résumé, ni par sa marche, ni par son mode de propagation, ni par ses accidents consécutifs, ni par son traitement, la blennorrhagie granuleuse ne présente de différences avec les blennorrhagies ordinaires. Tout l'édifice élevé par M. Thiry ne repose, en définitive, que sur cette pierre angulaire, la granulation. Mais ne peut-on pas admettre que chez certains individus, dans certaines conditions, la maladie puisse affecter cette forme ?

La granulation ne serait alors qu'un produit d'inflammation dans des conditions particulières, comme les autres altérations de tissus qu'on peut rencontrer à la suite des blennorrhagies.

Lorsqu'on remonte donc de la manière la plus rigoureuse et par l'observation la plus sévère aux causes déterminantes des blennorrhagies les mieux caractérisées, on est forcé de voir et de convenir que le virus blennorrhagique fait le plus ordinairement défaut. Rien de plus commun que de trouver des femmes qui ont communiqué des blennorrhagies des plus intenses, des plus persistantes, *aux conséquences blennorrhagiques* les plus variées et les plus graves, et qui n'étaient affectées que de catarrhes utérins, quelquefois à peine purulents. Assez souvent, le flux menstruel paraît avoir été la seule cause de la maladie communiquée. Dans un grand nombre de cas, enfin, on ne trouve rien, ou seulement des écarts de régime, des fatigues, des excès dans les rapports sexuels, l'usage de certaines boissons, — la bière, — de certains aliments, — les asperges. — De là, cette fréquence dans la croyance des malades, croyance très-souvent légitime, qu'ils tiennent leur chaudepisse d'une femme parfaitement saine.

Sur ce point, je connais assurément toutes les causes d'erreur, et j'ai la prétention de dire que personne plus que moi ne se tient en garde contre les fraudes de tout genre semées sur les pas de l'observateur; mais c'est avec connaissance de cause que je soutiens cette proposition :

Proposition : Fréquemment les femmes donnent la blennorrhagie sans l'avoir.

La blennorrhagie, telle que quelques personnes s'obstinent à l'admettre, c'est-à-dire comme conséquence d'une contagion, est aussi rare chez la femme que commune chez l'homme. Je ne crois pas trop m'avancer en disant que les femmes donnent vingt chaudepisses contre une qu'on leur rend. Et cela se comprend, car les femmes, si sujettes aux écoulements non syphilitiques des organes génitaux, sont la source la plus fréquente des écoulements qui, chez l'homme, alors, ne peuvent être considérés comme un effet de contagion virulente.

Il m'a été impossible de prendre au sérieux la doctrine de M. Cazenave, qui reconnaît très-bien que beaucoup de femmes, sous l'influence de catarrhes utéro-vaginaux chroniques, peuvent avoir des relations sexuelles sans rien communiquer, pourvu qu'elles ne soient pas échauffées au taux de la virulence, qu'elles ne soient pas élevées, pour ainsi dire, au rouge virulent.

N'est-il pas plus simple de comprendre et plus rationnel de dire qu'avec un degré moindre d'excitation les sécrétions sont moins irritantes, et que l'habitude même de ces sécrétions, pour quelques personnes, peut produire une immunité, et comme une sorte d'acclimatement ?

C'est ainsi, comme je l'ai vu fréquemment, qu'une femme mariée peut cohabiter avec son mari sans rien lui communiquer ; mais un amant survient-il, ce dernier contracte la blennorrhagie.

Le mari était acclimaté, l'amant ne l'était pas.

Quand on étudie la blennorrhagie sans prévention, sans idée préconçue, on est forcé de reconnaître qu'elle se produit souvent sous l'influence de la plupart des causes qui peuvent déterminer l'inflammation des autres muqueuses.

L'expérience de Swediaur est là pour le prouver. Cet observateur injectait de l'alcali volatil dans l'urètre, et il produisait une blennorrhagie. Cette expérience veut-elle dire que l'on puisse à volonté et toujours produire la blennorrhagie par des injections irritantes ? Non, sans doute, pas plus qu'on ne produirait toujours le coryza par les mêmes moyens, pas plus que l'ophthalmie, etc. Pour la blennorrhagie. comme pour toute autre inflammation, il faut la préexistence de la prédisposition, cette immense inconnue qui domine toute la pathologie. Ce qui le prouve, c'est que la blennorrhagie ne se prend pas toujours dans les conditions mêmes où elle est le plus évidemment communicable. Sans cette heureuse immunité que donne l'absence de la prédisposition, la blennorrhagie , déjà très-commune, le serait encore beaucoup plus.

Une expérience de vingt ans m'a appris, et me permet d'affirmer, qu'en dehors des écoulements blennorrhoïdes symptomatiques du chancre, il est souvent de toute impossibilité de reconnaître la cause d'une blennorrhagie.

Je sais que plusieurs de mes collègues se refusent obstinément à admettre cette opinion ; toute blennorrhagie éveille en eux l'idée de la syphilis, et leurs prescriptions thérapeutiques ne sont que la conséquence logique de leurs préoccupations.

Ici, mon cher ami, je dois vous faire une confession, et je la ferai publique. Cette persistance de quelques-uns de mes honorés et savants collègues à considérer et à traiter toujours la blennorrhagie comme un accident de nature syphilitique, m'a plusieurs fois ému. Aussi, plusieurs fois m'est-il arrivé, non pour satisfaire un frivole intérêt de curiosité, bien moins encore pour céder à une excitation coupable de dénigrement, mais pour éclairer et rassurer ma conscience; plusieurs fois, dis-je, il m'est arrivé d'avoir recours à un stratagème dont je veux faire l'aveu avec toute la réserve et la convenance que je dois à d'honorables confrères.

C'était dans les circonstances que voici : un homme se présentait à ma consultation, avec une blennorrhagie des mieux caractérisées. Il m'afïrmait qu'il n'avait eu de rapports qu'avec une seule femme, et que cette femme était sa femme ou sa maîtresse. Cet homme était inquiet ou alarmé. Il conduisait avec lui la femme cause de son mal ; et celle-ci, protestant de son innocence, de concert avec le malade, me suppliait de la soumettre au plus rigoureux examen. Cet examen, fait avec toute l'attention et toute la sévérité dont je suis capable, me montrait les organes sexuels de cette femme dans un parfait état de santé. Rien, absolument rien, dans les replis les plus profonds de ses organes, qui pût expliquer la blennorrhagie de cet homme. Je priais la femme de passer dans une pièce voisine, et, seul avec le malade, j'épuisais tous les moyens possibles, et dont je vous épargne les détails, pour arriver à cette certitude : le malade n'a eu de rapports qu'avec cette femme ; c'est dans ces rapports seulement qu'il a pu contracter la maladie qu'il porte.

Je rassurais le mari ou l'amant, j'innocentais la femme ou la maîtresse ; mais alors je les priais de se rendre complices tous les deux du petit stratagème qu'il me reste à indiquer.

Je les envoyais tous les deux, et séparément, bien entendu, chez tel ou tel de mes savants collègues que je sais être en dissidence profonde avec moi sur la question de la blennorrhagie. Je disais au malade : Posez nettement cette question : Ma blennorrhagie est-elle syphilitique ? Je disais à la femme : Demandez hardiment : Ai-je pu donner la blennorrhagie à un homme?

Le couple me revenait, l'homme avec un diagnostic écrit, ainsi formulé : *blennorrhagie syphilitique;* suivait le traitement *ad hoc;* la femme avec cette indication : *l'état parfaitement sain des organes permet d'affirmer que madame n'a pu communiquer une maladie qu'elle n'a pas.*

Ce n'est pas un fait unique et isolé que je vous signale, mon cher ami ; cette expérience, je l'ai renouvelée plusieurs fois et assez souvent, avec des variantes, pour corroborer mes convictions et pour rassurer ma conscience (1).

(1) Il y a des faits plus extraordinaires encore que ceux relatifs à des blennorrhagies contractées auprès des femmes saines. En voici un dont l'analogue ne s'est peut-être pas présenté à M. Ricord, et sur l'authenticité duquel il ne m'est pas possible d'élever le moindre doute.

Un homme de trente ans, médecin, vivait dans la continence depuis plus de six semaines, et ses derniers rapports sexuels n'étaient pas suspects. Une circonstance fortuite lui permit de passer une journée presque tout entière en tête-à-tête avec une jeune femme qu'il aimait. Depuis dix heures du matin jusqu'à sept heures du soir, il fit de vains efforts pour vaincre la résistance de cette femme, dont la vertu ne succomba pas. Mais pendant toutes ces heures, ce confrère resta dans un état d'excitation sans intermittence. Trois jours après, il fut pris d'une blen-

Que signifient ces faits? Que la cause de la blennorrhagie ne peut pas être toujours connue; que cette maladie peut être produite par des causes communes à toutes les inflammations, s'il y a prédisposition; mais que l'agent le plus spécial de la blennorrhagie est le muco-pus fourni par les muqueuses génito-urinaires enflammées.

Cette manière de voir me paraît plus rationnelle, beaucoup plus philosophique que celle qui rapporterait la blennorrhagie dite vénérienne à une sorte de demi-virus imaginé par notre savant confrère et habile syphilographe, M. Baumès. Pour ce praticien, la blennorrhagie est comme une dégénérescence du chancre; elle peut donner lieu à une infection constitutionnelle syphilitique, plus faible cependant que celle produite par le chancre, mais sans pouvoir, néanmoins, par voie de contagion ou d'inoculation, reproduire celui-ci : « On peut donc prévoir, ajoute « M. Baumès, la plus grande similitude entre les « symptômes constitutionnels qui sont la suite de « l'une et de l'autre de ces maladies ; et, en effet, « l'expérience prouve que la différence entre ces « symptômes gît, non dans leur nature, mais seule- « ment dans leur degré d'intensité, dans leur gra- « vité et dans leur siége qui, après la blennorrhagie,

norrhagie des plus violentes, des plus douloureuses, et qui dura quarante jours.

Assurément voilà le type d'une blennorrhagie non syphilitique.

(Note de M. Amédée Latour.)

« s'étend généralement à moins de tissus, à moins
« d'organes différents qu'après le chancre (1). »

C'est là une véritable doctrine de juste milieu.
Cette théorie pure n'est justifiée ni par les faits, ni
par l'observation, ni par l'expérience; il ne lui manque qu'une condition, des preuves.

Jusqu'ici donc, et c'est bien là mon opinion, la
blennorrhagie simple reste complétement étrangère
à la syphilis, quant aux causes qui peuvent la produire.

Mais, a-t-on objecté : le pus du chancre, c'est-à-
dire le virus syphilitique, peut produire la blennorrhagie. Cette opinion est fort ancienne; elle a été
soutenue depuis les premiers temps de l'apparition
de la vérole en Europe ; et très-légitimement elle
peut être encore soutenue aujourd'hui. Mais qu'est-ce
à dire? S'appuiera-t-on sur les observations des anciens? Elles sont incomplètes et insuffisantes ; impossible avec elles de remonter scientifiquement de
l'effet à la cause. Invoquera-t-on des expériences
semblables à celles de Harrisson, qui conclut à la
production d'une blennorrhagie par l'introduction
dans l'urètre du pus fourni par un chancre, sans
savoir ce qu'il avait physiquement déterminé? Non,
mais plus simplement et plus logiquement nous con-
clurons à la possibilité de la blennorrhagie non virulente par le pus du chancre, en considérant ce
pus comme pouvant agir à la manière des irritants

(1) Baumès, *Précis théorique et pratique sur les maladies vénériennes*, 1840, t. I, p. 259.

simples. Une femme ayant des chancres à la période
inoculable pourra ainsi déterminer chez un homme
une blennorrhagie qui ne s'inoculera pas. On pourra
ainsi se rendre compte des observations de Swediaur
et d'autres, en supposant qu'ils n'aient pas commis
quelque erreur de diagnostic, attendu que ces observateurs ne se servaient ni du speculum, ni de l'i-
noculation, observations qui prouvent que des hommes affectés de chancres ont communiqué la blennorrhagie à des femmes.

Voici ce que l'observation clinique enseigne et ce
que l'expérimentation peut démontrer. Il n'est pas
rare de voir des malades avec un chancre du gland
ou du prépuce être successivement pris de balanite
ou de balano-posthite déterminées par l'action irritante du pus du chancre. Mais alors, tandis que le
chancre donne du pus inoculable, le pus fourni par
la balano-posthite ne l'est pas. (Nous verrons plus
tard que, pour que le pus virulent agisse spécifiquement, il faut des conditions qui ne se rencontrent
pas toujours.)

Fidèle à ma première conclusion, réduisant à leur
juste valeur ces premières objections, j'affirme que
quand Harrisson a produit des blennorrhagies avec le
pus du chancre, ou bien ce pus a agi à la manière des
irritants simples, ou bien il a produit un chancre uré-
ral, ce qu'il n'avait pas vérifié. Nous verrons de même,
plus tard, que lorsque Hunter a produit un chancre
avec du prétendu pus blennorrhagique, c'était au produit d'un véritable chancre urétral qu'il avait eu affaire.

Mais si l'inoculation a prouvé que la cause ou les causes de la blennorrhagie, *quel que soit son siége* dans les deux sexes, diffèrent de la cause spécifique, du virus qui produit *fatalement* le chancre, les conséquences de la blennorrhagie doivent toujours différer de celles du chancre; et cependant beaucoup de véroles constitutionnelles sont attribuées à la blennorrhagie.

Ce sont ces questions, mon cher ami, qui feront le sujet de ma prochaine lettre. Nous verrons aussi s'il est possible d'établir un diagnostic différentiel entre deux affections qu'on veut systématiquement confondre.

Vous me permettrez d'abord de vous dire un mot sur l'incubation de la blennorrhagie.

QUATRIÈME LETTRE.

De l'incubation de la blennorrhagie. — Rien ne la prouve. —
Elle n'a été inventée que pour servir la cause de la virulence.
— Du siége de la blennorrhagie. — Résultats différents de la
blennorrhagie et de la syphilis.

Mon cher ami,

Ainsi que je l'ai promis, je vais dire quelques mots
de l'incubation de la blennorrhagie.

On a fait de l'incubation une condition de la virulence. Toute maladie virulente doit présenter une
période d'incubation. Aussi, ceux qui admettent
que la blennorrhagie est le produit d'un virus admettent également que ce virus ne détermine ses
premiers effets qu'après un temps d'incubation plus
ou moins long.

Je dis plus ou moins long, et ce n'est pas sans
raison. Les auteurs, en effet, de même que pour
l'incubation de la syphilis proprement dite, ont admis pour celle de la blennorrhagie une période on
ne peut plus commode. Le terme en a été fixé entre
quelques heures (Hunter et d'autres) et cinquante et
quelques jours (Bell). Que dis-je? MM. Cullerier et
Ratier ont rapporté l'histoire d'une incubation qui
aurait duré cinq mois. Voilà assurément une incubation fort élastique.

Vous savez que les choses sont loin de se passer ainsi dans les maladies virulentes où l'incubation est incontestable. Les limites du temps d'incubation peuvent être plus nettement fixées dans la variole, dans la vaccine, dans la scarlatine, dans la rougeole, dans la rage. Les beaux travaux de M. Aubert-Roche (1) nous ont même appris la limite certaine de l'incubation de la peste, qui ne dépasse jamais huit jours. Pour la blennorrhagie, c'est bien autre chose, comme vous venez de le voir ; ici, pas de limites certaines....

Qu'est-ce donc que cette incubation de la blennor-rhagie qu'on m'a fait nier, tout récemment encore? Il s'agit de s'entendre : c'est une pure question de mots. Je ne nie pas l'évidence, et par conséquent je ne nie pas qu'entre l'action de la cause et l'apparition des premiers phénomènes de la blennorrhagie il ne s'écoule un temps plus ou moins long; mais est-ce là une incubation proprement dite, une incubation pareille à celle du virus variolique ou vaccinal? Je le conteste, et j'explique ce temps plus ou moins long qui s'écoule entre l'action de la cause et l'apparition des phénomènes par la disposition, par la suscepti-bilité particulière des tissus qui ont subi l'influence de la cause. Il n'y a pas là plus d'incubation qu'il n'y en a entre l'action d'un refroidissement des pieds et l'apparition d'un coryza. On ne mouche pas immé-diatement du muco-pus après un refroidissement

(1) *De la peste, ou Typhus d'Orient,* documents et observation recueillis pendant les années 1834 à 1838, Paris, 1840.

des pieds; il s'écoule un certain temps entre ces
deux actes. Appelez-vous ce temps l'incubation du
coryza ? Pourquoi donc se servir d'une expression
pareille pour la blennorrhagie ?

Dans les cas où la blennorrhagie n'apparaît que
longtemps après qu'on s'est exposé à la cause présumée qui l'a produite, n'est-il pas plus rationnel
d'admettre une autre cause qui reste inconnue, que
cette prétendue incubation que rien n'explique, que
rien ne légitime ? N'en est-il pas ainsi dans presque
toutes les inflammations ? Pouvez-vous toujours remonter à la cause directe d'une pneumonie, d'une
arthrite, d'un phlegmon ?

Sans doute, chez l'homme les relations sexuelles
sont la plus puissante cause de la blennorrhagie ;
mais on tomberait dans d'étranges erreurs si l'on
voulait rapporter toutes les blennorrhagies à une
cause virulente. Je pourrais vous citer des exemples
bien singuliers qui prouvent le contraire ; mais je
renvoie le lecteur à l'intéressante note dont vous
avez accompagné ma précédente lettre.

De cette manière exclusive de considérer l'étiologie de la blennorrhagie résu'te souvent dans la pratique une singulière façon d'interpréter les faits.
Un homme affecté de blennorrhagie a-t-il eu des
relations avec plusieurs femmes, on s'empresse de
faire une sorte de choix moral entre ces femmes,
et par voie d'élimination on arrive à tomber souvent sur la plus innocente. Cette sorte d'application de la loi des suspects a fait commettre d'é-

tranges erreurs dont j'ai été bien souvent témoin.

L'incubation de la blennorrhagie n'est donc qu'une abstraction, qu'un être insaisissable et imaginaire inventé pour servir la cause de la prétendue virulence de cette maladie. Sa durée n'est pas moins fantastique. J'admire comment, avec de semblables idées, on peut jamais se croire hors des atteintes de la maladie. Plusieurs mois de qui-vive après le coït seraient impuissants pour chasser le fantôme ! Voilà un instant de plaisir bien amer.

Concluons donc sur ce point que les effets de la blennorrhagie peuvent être éloignés de la cause qui les produit, mais que rien ne prouve que le temps qui s'écoule entre l'action de la cause et l'apparition des phénomènes morbides soit le résultat d'une véritable incubation virulente.

Je voudrais, mon cher ami, ne pas faire de trop fréquentes infidélités à mon programme, mais cependant comment ne pas vider quelques questions incidentes quand elles se présentent sous la plume ? Telle est celle du siége spécifique de la blennorrhagie ; vous savez que ce siége a été très-tourmenté. Chez l'homme on l'a fait pérégriner d'arrière en avant, d'avant en arrière, avancer, reculer au gré de la féconde imagination des syphilographes. Depuis les voies spermatiques, en passant successivement par les glandules de Cowper, la fosse naviculaire et les follicules de Morgagni, le siége de la b'ennorrhagie a beaucoup voyagé. Il est vrai que Bell, en établissant des degrés différents dans la blennorrhagie, a fait rétrograder son siége d'avant en arrière. Mais ce n'est pas de ces questions si connues que je veux vous entretenir. Je vous ferai remarquer cependant une singulière préoccupation de Hunter. Ce grand observateur admettait, vous le savez, une blennorrhagie virulente, identique au chancre ; il en plaçait le siége dans la fosse naviculaire ; mais il se demande si l'inflammation qui peut se propager de proche en proche vers les parties postérieures de l'urètre, si cette inflammation continue à être virulente au delà de la fosse naviculaire ! Il faut convenir que le génie de Hunter s'est étrangement laissé dominer par l'esprit de système. Au demeurant, en étudiant Hunter, on voit son génie observateur continuellement en lutte avec sa théorie de la blennorrhagie. Il est parti d'une idée fausse, les faits viennent sans cesse le lui démontrer, mais la théorie est là pour placer un bandeau sur son intelligence, et au lieu de démanteler sa théorie par les faits, il cherche au contraire à accorder les faits avec la théorie. Illustre exemple des dangers des idées préconçues et systématiques dans la culture des sciences d'observation.

Chez la femme, Graaf avait placé le siége de la blennorrhagie virulente dans les follicules qui avoisinent l'urètre. Un de nos confrères de Bordeaux, mort il y a quelques années, Moulinié, avait cru voir dans les glandules vulvaires si bien décrites par Bartholin, dont Boerhaave avait tracé l'histoire pathologique, reprise et complétée de nos jours par M. Huguier (1), Moulinié, dis-je, avait cru voir dans ces glandules une sorte d'organe de virulence sous le point de vue blennorrhagique.

Au milieu de toutes ces opinions, ce que l'observation rigoureuse montre, c'est que les parties des muqueuses les plus exposées sont celles qui s'affectent le plus facilement. Il faut reconnaître néanmoins que la muqueuse urétrale, dans les deux sexes, est plus souvent malade, à la suite de rapports sexuels, que les autres muqueuses des organes génitaux. Ce fait est un argument pour les partisans de la contagion virulente. Je le corroborerai, si l'on veut, par cette proposition qui me paraît incontestable, qu'une femme atteinte de blennorrhagie urétrale peut être considérée comme l'ayant le plus souvent contractée avec un homme atteint de blennorrhagie, — et vous voyez que cette proposition peut avoir son importance en médecine légale ; ainsi, pour mon compte, je serais porté à admettre qu'une femme sur laquelle je reconnaîtrais une blennorrhagie urétrale l'a reçue d'un homme. — Mais ce fait vient-il en aide à l'existence d'une contagion virulente ? Non, et je l'explique par cet autre fait, seul vrai et incontestable, que le pus fourni par l'urètre est le plus irritant de tous les pus pour certaines muqueuses.

Pendant que quelques syphilographes contestent l'existence de la blennorrhagie urétrale chez la femme, d'autres n'admettent chez elle la blennor-

---

(1) *Mémoires de l'Académie de médecine*, t. XIV et XV.

rhagie qu'autant qu'elle a son siége dans l'urètre. Ces deux opinions extrêmes sont erronées. L'observation m'a conduit à admettre toutes les variétés de la blennorrhagie sur toutes les muqueuses.

Pendant que j'y suis, voulez-vous me permettre de me débarrasser de quelques autres questions incidentes relatives à la blennorrhagie ? Je n'en marcherai que plus librement et plus rapidement ensuite dans les grandes questions qui me restent à traiter.

Si j'examine les lésions de tissu que la blennorrhagie produit, quelle que soit la muqueuse affectée, je ne trouve rien que ne puisse produire l'inflammation simple. C'est tantôt un léger état érythémateux, sans sécrétion. C'est la *blennorrhagie sèche* de quelques auteurs, dénomination ridicule et absurde, introduite en syphilographie, et devant laquelle on se prend à admirer les persévérants efforts de M. Piorry pour opérer la réforme de la nomenclature. Tantôt on a affaire à l'élément muqueux, catarrhal, et à tous ses produits à différents degrés, muqueux, mucoso-purulents ; enfin ce sont de véritables complications phlegmoneuses qu'on rencontre, d'où résultent pour l'urètre, chez l'homme, la blennorrhagie cordée et la production assez fréquente d'abcès sur le trajet de l'urètre.

Mais, soit dans l'état des tissus, soit dans la nature des produits, nous ne trouvons rien qui puisse être comparé aux accidents de la syphilis proprement dite.

Les conséquences de la blennorrhagie sont-elles

comppaarables à celles de la syphilis? On l'a dit, mais on nae l'a point prouvé. Il y a des analogies, sans doutee;; mais que de notables différences !

Ainnssi, un des premiers accidents que peut produire la bldeinnorrhagie, et qui ressemble à un des accidentss déterminés par la syphilis, est le bubon. Mais, tout d''abord, les adénites sont infiniment plus rares à la ssuite de la blennorrhagie qu'à la suite du chancre. 1Einsuite le bubon ne se rencontre que dans la blennncorrhagie urétrale, dans les deux sexes, les autres variétés ne donnant jamais lieu à l'adénite. Je sais l bien qu'un de nos confrères de la Belgique parle des *bbuabons péri-auriculaires* qui doivent se manifester dans les blennorrhagies oculaires, mais je dois avouaer que je suis encore à en chercher un exemple. Enficn le bubon blennorrhagique a encore ceci de partiiculier, c'est que, franchement inflammatoire, il a Itrès-peu de tendance à la suppuration, et que lorscque celle-ci arrive, *elle n'est jamais inoculable.*

Vcoulez-vous suivre ce que la blennorrhagie peut prodduire communément sur les deux sexes ? Voici l'oplhthalmie blennorrhagique qui ne se manifeste jamaais que pendant *une blennorrhagie urétrale ;* de bonnne foi, est-il possible, à moins de vouloir tout conlfondre, d'établir la moindre comparaison entre cettee opnthalmie et l'iritis syphilitique ?

Vloici l'arthropathie blennorrhagique (le rhumatismme blennorrhagique) ; est-il raisonnable d'établir la mmoindre ressemblance entre cette affection et les acciiden s déterminés par la syphilis sur le système osseux? Y a-t-il rien de plus dissemblable au monde que l'arthrite blennorrhagique et l'exostose, par exemple?

Que dirai-je des affections cutanées, si ce n'est que je suis profondément étonné que des médecins, très-versés dans l'étude des maladies de la peau, aient voulu trouver une similitude entre les affections cutanées produites par certains remèdes employés dans le traitement de la blennorrhagie et les dermatoses si spéciales que produit la syphilis. La préoccupation d'une fausse doctrine a déterminé ici de bien étranges confusions. La blennorrhagie, a-t-on dit, produit comme le chancre des affections cutanées ; et on a cité pour exemple les roséoles qui succèdent à l'usage du copahu et du cubèbe. J'assure que ces roséoles n'apparaissent que lorsqu'on administre ces résineux. On me répond : — Mais elles n'apparaissent que lorsqu'il y a blennorrhagie. — Je réponds à mon tour que l'on ne donne le copahu et le cubèbe que lorsqu'il y a blennorrhagie. J'ajoute — et ceci est important — que j'ai administré le copahu dans des cas de catarrhe de vessie et que j'ai vu survenir ces exanthèmes.

Mais ces exanthèmes *résineux* ont des caractères tellement tranchés, qu'avec la meilleure volonté du monde il est impossible de les confondre avec les exanthèmes véritablement syphilitiques. Ils se développent, en général, avec beaucoup de vivacité ; ils sont très-animés, de forme rubéolique, ou se rattachant souvent au lichen urtié ; s'ils ne sont pas très-confluents, ils se groupent volontiers au voisinage des articulations et dans le sens de l'extension — poignet, coude, genou, coude-pied, le pourtour des oreilles ; — ils sont le plus ordinairement accompagnés de beaucoup de prurit, ce qui est le contraire des syphilides ; et, condition capitale, c'est qu'on peut dire d'eux : *sublatâ causâ tollitur effectus ;* ils survivent rarement, en effet, plus d'un septénaire à la cause qui les a produits.

Ces exanthèmes ramènent à ma mémoire un fait curieux que je vous demande la permission de vous raconter en forme d'épisode; il a aussi son enseignement.

Il y a deux ou trois ans, un de nos jeunes confrères des plus distingués se présente chez moi tout effaré. — Jusqu'ici, me dit-il, j'avais eu foi à votre doctrine, mais je la trouve en défaut, et sur moi-même ; c'est bien cruel. Ce disant, il ôtait ses vêtements, et enlevant sa chemise : Qu'est ceci? me dit-il en me montrant sa poitrine et son dos. J'examine et je réponds :

— C'est une belle roséole syphilitique.

— Syphilitique? dites-vous. En êtes-vous bien sûr ?

— Parfaitement sûr.

— Eh bien! vous vous condamnez vous-même. Je n'ai eu de ma vie d'autre accident vénérien qu'une blennorrhagie, et cela remonte à douze ans.

— A votre tour, en êtes-vous bien sûr?

— Comme de mon existence.

J'examine mon confrère de la tête aux pieds, et, cet examen fait, je lui dis gravement et avec un certain air de solennité :

— Confrère, vous avez eu *récemment* un chancre à la main droite, et ce chancre ne siégeait ni sur le pouce, ni sur l'index, mais à l'un des trois derniers doigts.

— Vous plaisantez !

— Je plaisante si peu, que j'ajoute : Vous portez encore un bubon.

Et je lui fis toucher, en effet, un ganglion épitrochléen encore engorgé.

Alors le confrère, rappelant ses souvenirs, me dit qu'en effet quelques mois auparavant il avait soigné et pansé une femme qui avait des chancres ; qu'une ulcération lui était survenue au doigt médius, qu'il n'y avait pas pris garde, et que cette ulcération s'était cicatrisée.

— Voilà la source de votre roséole, lui dis-je, et agissez en conséquence.

Enfin, quel médecin aujourd'hui pourrait confondre l'épididymite blennorrhagique avec le sarcocèle syphilitique? Ce n'était déjà plus possible du temps de Bell, ce l'est encore moins depuis les travaux d'Astley Cooper et ce que j'ai pu faire moi-même sur ce sujet.

Vous me permettrez de passer sous silence la prétendue diathèse tuberculeuse inventée en Allemagne comme conséquence de la virulence blennorrhagique. La question des tubercules en général est déjà assez obscure sans y ajouter de nouvelles ténèbres.

Vous voyez, cher ami, que je m'approche enfin du programme que je me suis tracé. Dans ma prochaine lettre j'y entrerai résolûment.

CINQUIÈME LETTRE.

Du chancre de l'urètre. — La syphilis qui succède à la blennorrhagie reconnaît pour cause un chancre urétral. — Motifs de
la rareté relative du chancre urétral et de la fréquence de la
syphilis due à la blennorrhagie. — Causes d'erreur. — Exemple
d'un diagnostic difficile.

MON CHER AMI,

J'ai promis d'aborder aujourd'hui les grandes questions que soulève l'étude de la blennorrhagie ; je vais
tenter de faire honneur à ce grave engagement ;
grave, en effet ; car, ainsi que je voudrais être habile
à le montrer, le point que je vais discuter en ce moment peut être considéré comme une clef de voûte
de l'édifice syphilographique.

Tout ce que j'ai exposé jusqu'ici sur la blennorrhagie se rapporte à la blennorrhagie *simple*, qu'on
la considère ou non comme le produit d'un virus
particulier, mais virus complétement étranger à celui
qui détermine la syphilis proprement dite.

Cependant, cette blennorrhagie, d'après un grand
nombre d'auteurs, peut produire des accidents consécutifs parfaitement identiques à ceux que produit
le chancre.

Il est incontestable qu'un grand nombre de malades affectés de syphilis constitutionnelle n'accusent pour antécédents qu'une blennorrhagie.

Ces malades ont quelquefois raison. Je ne nie pas le fait ; mais, après l'avoir constaté, je ne me borne pas à le laisser à l'état brut, à m'écrier avec emphase : C'est un fait, et à l'opposer avec intolérance à toute interprétation

Toute la question peut être réduite à ces termes :

Lorsque la blennorrhagie a été le point de départ de la syphilis constitutionnelle, n'y a-t-il pas eu autre chose que ce que nous avons précédemment étudié dans la blennorrhagie proprement dite ?

L'expérimentation a prouvé — et l'anatomie pathologique est venue à son aide — que l'urètre et les points profonds et cachés des autres muqueuses génitales pouvaient être le siége du chancre, source obligée des accidents syphilitiques.

C'est pour n'avoir pas connu le chancre *larvé*, que la doctrine de Balfour, de Tode, de Bell, et que le grand échafaudage bâti sur les expériences d'Hernandez, ont failli crouler.

Avec la doctrine de l'existence du chancre urétral ou caché, la blennorrhagie virulente ne peut plus être mise en doute ; elle est identique au chancre : c'est le chancre lui-même.

Cette idée n'est pas neuve dans la science ; et je suis étonné que les dénicheurs de priorité ne m'aient encore rien objecté à cet égard. Cependant, les ulcérations de l'urètre ont été reconnues il y a déjà bien longtemps. Mayerne, au dix-septième siècle, attribuait déjà la blennorrhagie urétrale au pus produit par des ulcères intra-urétraux, et lui donnait le nom de πύῤῥοια. Bien d'autres encore, que je ne veux pas rappeler, ont constaté la présence d'ulcérations urétrales ; mais ne trouverez-vous pas curieux de voir Swediaur, qui soutient l'identité de la blennorrhagie et du chancre, dire précisément qu'on ne pourra nier que la blennorrhagie soit virulente quand il existe des ulcérations dans l'urètre ?

Si, dans trois autopsies de pendus affectés de blennorrhagie, Hunter n'a pas constaté la présence d'ulcérations dans l'urètre ; si, dans une autopsie dont M. Philippe Boyer a donné la relation ; si dans quelques autres encore on n'a rien trouvé, c'est qu'alors on avait affaire à des blennorrhagies simples. J'ai montré à l'Académie de médecine deux pièces d'anatomie pathologique, dont les dessins et les observations se trouvent dans la *Clinique iconographique de l'hôpital des Vénériens*, et sur lesquelles MM. Cullerier et Lagneau ont fait un rapport. Ces pièces présentaient des chancres urétraux à différentes profondeurs, qui, antérieurement à la mort, avaient été reconnus par l'inoculation.

Donc, l'inoculation d'abord, et l'anatomie pathologique ensuite, ont prouvé d'une manière incontestable l'existence de chancres urétraux ; à vrai dire, personne ne le nie, même parmi ceux qui veulent donner à la blennorrhagie simple des conséquences syphilitiques. Le chancre larvé urétral n'est donc pas une hypothèse, mais un fait constaté aussi sévèrement qu'aucun autre fait médical.

Et cependant, phénomène singulier ! ceux-là

mêmes qui ont le mieux étudié le chancre de l'u-
rètre ; qui, comme M. Baumès, ont pu le reccon-
naître *à un pouce de profondeur* dans le canal, quand
il s'agit d'établir les déductions logiques de son
existence, aiment mieux se lancer dans le champ
des hypothèses, que d'admettre ce que leur indiquent naturellement l'observation et le bon sens.
Voyez, en effet, M. Baumès, entre autres, établir
avec une rare sagacité les différences qui existent
entre le chancre et la blennorrhagie, en tracer avec
lucidité les caractères différentiels, et arriver à la
fin de son parallèle pour conclure à l'identité de
ces deux accidents.

C'est toujours, cher ami, la même lutte entre la
logique des faits et les idées préconçues dont je vous
ai signalé les résultats jusque dans le grand esprit
de Hunter. Tout récemment, je viens d'en apercevoir
encore les singuliers indices dans une brochure
d'ailleurs intéressante de M. Lafont-Gouzy fils.

Mais ici se présentent des objections sérieuses :

« L'existence du chancre urétral ne saurait expliquer tous les cas de syphilis constitutionnelle qui
semblent avoir la blennorrhagie pour point de départ.

« Le nombre des chancres urétraux est trop faible
relativement à celui des véroles constitutionnelles à
antécédents blennorrhagiques.

« Enfin, il y a des blennorrhagies dans lesquelles
il a été impossible de constater le chancre urétral,
et qui ont été suivies d'accidents constitutionnels. »

— Je vais bien étonner mes antagonistes en leur faisant cette concession énorme : Tout cela est vrai. Mais vous allez voir, cher ami, que cette concession n'est qu'apparente, car je me hâte d'ajouter : Ce qui cesse d'être vrai, ce sont les explications qu'on a données de ces faits.

Il est très-certain que, relativement à l'immense quantité de blennorrhagies qui existent, la blennorrhagie symptomatique du chancre larvé constitue l'exception. De sorte qu'on me dit, avec une apparence de raison : Mais comment se fait-il donc que le nombre des syphilis survenues après le prétendu chancre larvé soit presque en proportion des véroles survenues après le chancre extérieur ?

Ici, mon cher ami, je demande toute votre attention, non pas que je veuille être subtil ou captieux, mais parce que la forme du raisonnement que je suis forcé d'employer pour répondre à cette objection, elle-même fort subtile et fort captieuse, a besoin d'être suivie dans tous ses termes.

— Oui, le chancre larvé urétral est rare ;

— Non, le nombre des véroles à la suite du chancre larvé urétral ne paraît pas rare.

Vous allez crier au sophisme ; écoutez-moi :

Le chancre larvé urétral est rare, cela est incontestable ; mes expérimentations, celles de mon honorable collègue et ami M. Puche, celles de beaucoup d'autres observateurs, l'ont prouvé sans réplique. Voulez-vous que j'établisse une proportion? Je le veux bien ; admettons-la de 1 sur 1,000, ce qui est bien en dehors de la réalité des choses, j'en ai la profonde conviction.

Soit donc d'une part 1 chancre larvé urétral sur 1,000 chaudepisses simples.

Rappelez-vous d'autre part combien est fréquente, commune et répandue la blennorrhagie. Rappelez-vous que Lisfranc, avec un peu d'exagération peut-être, disait que sur 1,000 individus adultes, il en comptait 800 qui avaient eu, ou qui auraient la chaudepisse.

Quoi qu'il en soit, mon cher ami, sur 1,000 blennorrhagies, en voilà 999 dont vous n'entendez plus parler qui n'auront eu aucune conséquence fâcheuse, contre une seule qui aura déterminé l'infection constitutionnelle.

C'est peu, sans doute; mais opérez sur des centaines de mille, sur des populations entières, sur la population de Paris, par exemple, qui compte trois à quatre cent mille hommes adultes; supputez le nombre des blennorrhagies contractées dans cette immense ville; n'en énucléez pour le chancre larvé que la petite proportion de 1 sur 1,000, et vous arriverez encore à un chiffre assez bien nourri de blennorrhagies qui auront pu déterminer consécutivement la vérole.

Eh bien, qu'arrive-t-il dans la pratique ? Que vous ne voyez dans les hôpitaux ou à la consultation des médecins précisément que les malades dont l'infection syphilitique a été précédée d'une blennorrhagie à chancre larvé. Un médecin d'hôpital spécial pourra en rencontrer dans le cours de sa pratique, dix, vingt, trente exemples; qu'est-ce que cela relativement au nombre des blennorrhagies simples sans aucune suite fâcheuse? Mais ces malades, qui ne donnent d'autre antécédent que la blennorrhagie à leur infection constitutionnelle, frappent l'esprit des observateurs; le souvenir en reste profondément gravé; leur nombre, relativement très-restreint, se grossit dans l'imagination, et l'on ne manque pas de le présenter comme une objection formidable à la doctrine de la non-identité de la blennorrhagie et de la syphilis.

Vous voyez à quoi se réduit cette objection; j'espère l'avoir détruite. On m'accuse d'instituer une hypothèse avec le chancre larvé, d'établir un système. Cependant j'ai prouvé le fait de son existence par l'anatomie pathologique; je l'ai déduit de mes expériences sur l'inoculation. N'est-il pas vrai que la blennorrhagie, dans l'immense majorité des cas, est exempte de toute conséquence syphilitique? A quoi donc attribuer l'infection, quand elle survient après la blennorrhagie? Je l'attribue, moi, au chancre larvé; et mes adversaires, à quoi l'attribuent-ils? A une prétendue identité que l'observation de tous les jours, que des faits immenses démentent incessamment. Et c'est moi que l'on accuse d'être systématique, moi qui élève une doctrine sur les bases de l'observation, de l'expérimentation et de l'inspection cadavérique! Que sont donc mes contradicteurs, qui, pour seul soutien de leur doctrine, n'invoquent qu'un fait brut, dont l'interprétation ne repose sur aucun des éléments nécessaires aujourd'hui aux exigences de la science !

Veuillez donc croire, cher ami, que ce sont mes contradicteurs qui se lancent dans la voie de l'hypothèse, tandis que je cherche, au contraire, à les ramener dans les voies de la réalité. Vous voyez maintenant qu'il est facile de concilier ces deux termes de ma proposition :

Oui, le chancre urétral larvé est rare, mais le nombre des véroles à la suite du chancre larvé urétral ne paraît pas rare.

Il ne paraît pas rare, parce qu'on ne tient compte que des malades qui ont été atteints de ce chancre larvé; mais si l'on pouvait établir une proportion rigoureuse entre les blennorrhagies non suivies d'accidents syphilitiques et celles qui y ont donné lieu, on verrait que ces dernières sont proportionnellement très-rares, et que cette apparence de fréquence est tout à fait illusoire.

Mais d'ailleurs, dans tous les cas où l'on a rapporté la vérole constitutionnelle à la blennorrhagie, a-t-on pris toutes les précautions possibles pour ne pas être induit en erreur ? Je ne le crois pas, quand je vois qu'on se contente du diagnostic porté par le malade et de son histoire racontée par lui-même. On dirait véritablement que le médecin a décliné en quelque sorte sa compétence. Vous verrez des exemples frappants de cette confiance du médecin au récit de son malade dans les mémoires et travaux de

MM Ch. Martins (1), Cazenave, et dans la thèse, sous d'autres rapports si bien faite, de M. Legendre (2). Je dois cependant ajouter que depuis la publication de la première édition de ces *Lettres* M. le professeur Ch. Martins m'a dit, et m'a autorisé à dire, qu'il avait reconnu qu'il s'était trompé, et qu'il partageait, aujourd'hui, ma manière de voir.

Cependant, que de causes d'erreurs dans ces récits des malades ! La blennorrhagie est ordinairement un accident douloureux, fort ennuyeux, et qui laisse de cuisants souvenirs à ceux qui en ont été atteints. Quand vous interrogez les malades sur leurs antécédents, c'est toujours de leur blennorrhagie qu'ils vous parlent d'abord; ils ne soupçonnent pas l'importance que peut avoir le chancre qui, lorsqu'il infecte, est ordinairement indolent, suppure peu, a peu de tendance à s'étendre et se cicatrise souvent seul; de cet accident il est rare qu'ils fassent mention, ou si, par un interrogatoire pressant, vous arrivez à les en faire souvenir, c'est un chancre volant, vous diront-ils, une simple excoriation. Il m'est bien permis de rappeler que ce n'est que depuis mes travaux qu'on s'est occupé d'une manière un peu précise de la blennorrhagie en vue des accidents de syphilis constitutionnelle. En suivant la route que

(1) *Mémoire sur les causes générales des syphilides et sur les rapports qui existent entre ces affections cutanées et les symptômes primitifs de la maladie vénérienne.* (Revue médicale, 1838, t. I.)

(2) *Nouvelles Recherches sur les syphilides,* thèse soutenue le 29 décembre 1841.

j'ai tracée, on est arrivé forcément à reconnaître que le très-grand nombre de blennorrhagies urétrales qui ne fournissent pas de pus inoculable n'étaient pas suivies d'accidents constitutionnels.

Entre autres relevés statistisques, je citerai le plus récent, celui fait l'année dernière par M. Lafont-Gouzy, qui, sur 380 urétrites inoculées, n'a trouvé que deux cas dans lesquels l'inoculation ait donné des résultats. L'un des deux présenta quatre mois plus tard des symptômes de syphilis constitutionnelle.

Dans ce travail de M. Lafont-Gouzy, il est fait mention de deux cas dans lesquels l'inoculation n'a donné aucun résultat, et qui ont été cependant suivis d'accidents syphilitiques. Nous aurons, plus tard, à expliquer ces cas exceptionnels.

M. Baumès cite cinq observations d'individus affectés de blennorrhagies *simples*, chez lesquels on vit néanmoins apparaître plus tard la vérole constitutionnelle. De ces faits notre honorable collègue tire un argument pour conclure que la blennorrhagie non symptomatique du chancre peut, comme le chancre, produire l'infection syphilitique (1).

Mais d'abord, toutes les véroles qui ont été rattachées à la blennorrhagie en sont-elles réellement la conséquence? Si on ne prenait pas garde à la manière dont les statistiques sont faites, on trouverait, comme M. Cazenave et d'autres, que la blennorrhagie est l'an-

---

(1) Un des cinq malades de M. Baumès avait eu *un chancre* antérieurement; c'est donc à ce chancre qu'il faut rapporter la vérole de ce malade.

técédent le plus fréquent de la vérole constitution-
nëlle, parce que, réellement, il est rare de trouver
des individus qui n'aient pas eu une ou plusieurs
blennorrhagies. Mais, lorsque, connaissant la valeur
du chancre comme antécédent nécessaire, on cherche quelle est sa fréquence, même dans les auteurs
où son appréciation laisse tant à désirer, on trouve dans
M. Cazenave, par exemple, que, sur soixante-douze
observations, la blennorrhagie n'a existé seule ou
avec des bubons que dix-huit fois; tandis qu'on retrouve le chancre trente-huit fois. D'où M. Cazenave
conclut très-logiquement, comme vous voyez, que la
blennorrhagie est l'antécédent le plus fréquent de la
syphilis. Mêmes résultats du dépouillement des observations de M. Legendre et même conclusion tout
aussi logique.

Il reste acquis à la science et à mon opinion que,
des relevés mêmes de mes antagonistes, le chancre
apparent et avoué par le malade est encore l'antécédent le plus fréquent de la syphilis.

Mes salles de l'hôpital du Midi renferment, en ce
moment, soixante-un cas de syphilis constitutionnelle bien constatée; tous, sans exception, ont eu le
chancre pour antécédent (1).

Maintenant, pour les cas dans lesquels on ne peut
remonter, soit par l'interrogation, soit par les souvenirs du malade, à la préexistence d'un chancre exté-

____

(1) Depuis la publication de la première édition de ces *Lettres*,
la revue des salles de l'hôpital du Midi donne toujours les mêmes
résultats.

rieur, quelle est donc la raison qui permet de nier absolument la préexistence du chancre urétral ?

Vous voyez donc ce qu'il faut penser de cette opinion de M. Cazenave, exprimée en ces termes : « Ainsi, loin que la blennorrhagie ne donne jamais « lieu à des symptômes secondaires, elle semblerait, « au contraire, les déterminer plus fréquemment « que le chancre. »

Vous savez, cher ami, car c'est dans votre propre journal que cela se trouve, que cette opinion de M. Cazenave a été chaudement approuvée. Vidal (de Cassis) a exprimé, de la manière suivante, son sentiment sur M. Cazenave, qui, dit-il, n'est pas une autorité académique, mais qui a l'avantage d'être une autorité tout à fait spéciale :

« On sait quelle est la position de M. Cazenave, le « vaste théâtre sur lequel il observe, son goût pour « la statistique, pour tous les moyens, enfin, qui, se- « lon mes adversaires, conduisent à la certitude. Eh « bien ! M. Cazenave *est parvenu à établir* que le symp- « tôme dont la virulence est rarement attesté par- « devant l'expérimentation serait tout juste le symp- « tôme le plus virulent, le plus infectant par-devant « l'observation ! »

Il est vrai que pour empêcher M. Cazenave d'être trop empressé à se féliciter de cette chaude approbation, Vidal se hâte d'ajouter à la page suivante :

« Cependant, je n'oserais pas aller aussi loin que « M. Cazenave, qui, selon moi, met trop de syphi- « lides sur le compte de la blennorrhagie. La blen-

« norrhagie, selon moi encore, est une affection
« beaucoup plus contagieuse qu'infectante. »

C'est tout à fait mon avis. Monsieur Vidal, vous le
savez bien ; seulement, permettez-moi de m'étonner
que ce soit le vôtre, vous qui croyez que M. Cazenave *est parvenu à établir* le contraire. Je ne veux pas
insister davantage sur cette contradiction flagrante,
qui n'est peut-être, après tout, qu'une critique de
conciliation.

Quant aux blennorrhagies dont le muco-pus inoculé n'a pas donné de résultats, et qui ont été suivies
d'infection générale, les observations qu'on en a
rapportées laissent beaucoup à désirer, et sont, j'en
demande pardon à mon savant confrère, M. Baumès,
entachées de fin de non-recevoir. L'étonnante crédu-
lité, la confiance vraiment aveugle de quelques médecins, bien que rendant leurs travaux fort respectables, sont loin, par cela même, de porter la conviction
dans tous les esprits. Je veux bien faire bon marché,
dans ces cas particuliers, de la symptomatologie
des accidents constitutionnels, qui n'est rien moins
que complète, relativement à des points importants,
sur lesquels j'aurai à revenir ; je veux bien que
dans ces cas-là il se soit agi véritablement de syphilis constitutionnelle ; j'admets que l'apparition de
ces accidents syphilitiques s'accorde comme époque
avec le temps où la blennorrhagie s'est développée ; mais était-on bien sûr, par cela seul, que les
malades n'aient rien eu que la blennorrhagie, que la
syphilis n'ait pas pu pénétrer par une autre voie ?

Mon confrère de Lyon a dit quelque part que je niais la possibilité de l'infection syphilitique constitutionnelle, à la suite d'une simple blennorrhagie, parce que je n'en avais pas vu d'exemple. C'est au contraire parce qu'il m'a été donné de revoir beaucoup de malades chez lesquels des médecins, qui ne pensent pas comme moi, n'avaient reconnu qu'une simple blennorrhagie là où j'avais trouvé une autre porte d'entrée de la syphilis, que mes convictions sont devenues de plus en plus profondes.

Lorsque ceux qui veulent qu'une simple blennorrhagie donne lieu à la vérole vous ont dit que les malades n'avaient présenté des ulcérations ni aux organes génitaux ni aux doigts, ils croient qu'on n'a plus rien à exiger. Ils oublient donc les portes d'entrée sans nombre que la surface du corps présente, portes secrètes, portes dissimulées, qui se ferment presque aussitôt qu'elles ont été ouvertes, que les malades ignorent ou qu'ils ont intérêt à cacher. Combien de malades me sont arrivés des hôpitaux de Paris, chez lesquels on n'avait constaté qu'une blennorrhagie, et chez lesquels je trouvais ensuite des chancres dans des siéges inaccoutumés! Voici, à ce sujet, une histoire dont les analogues sont fréquents dans ma pratique :

Une dame vint me consulter pour une maladie du rectum; les symptômes qu'elle accusait étaient ceux d'une fissure. A l'examen, on ne trouvait absolument rien à l'anus. Mais le doigt introduit dans l'intestin faisait reconnaître, à la hauteur du sphincter supérieur, une fissure placée sur la partie antérieure et reposant sur un fond calleux. Je proposai l'opération ; la malade s'y refusa, et je la soumis aux lavements de ratanhia. Son traitement durait à peine depuis quinze jours, lorsque dans une nouvelle visite je m'aperçus d'une éruption exanthématique, ayant tous les caractères d'une roséole syphilitique confluente. L'examen poussé plus loin me fit reconnaître l'engorgement des ganglions cervicaux postérieurs. La malade éprouvait de la céphalée nocturne, et déjà quelques croûtes commençaient à se développer sur le cuir chevelu. Il ne pouvait me rester aucun doute sur la nature de ces accidents. Je dus alors examiner les organes génitaux; mais je n'y pus constater qu'un catarrhe utérin fort simple. Interrogée sur les conditions dans lesquelles cette dame avait pu se placer au point de vue de la contagion de la syphilis, elle m'avoua que son mari était malade, qu'il avait des ulcérations au pénis, et que, dans la crainte de les lui communiquer, il avait eu avec elle des rapports *a præposterâ venere*. Dès lors, la nature de la fissure profonde me fut dévoilée.

Dans ce cas, n'est-il pas vrai que, sans les douleurs déterminées par cette ulcération, elle aurait pu passer inaperçue? Il serait alors arrivé qu'on n'aurait eu pour seul antécédent de la syphilis qu'un simple catarrhe utérin.

Mais il existe encore bien d'autres causes d'erreur que je dois vous signaler. Ce sera l'objet de ma prochaine lettre.

5.

SIXIÈME LETTRE.

Appréciation des faits opposés à la doctrine. — Faits de M. Martins, de M. Legendre, de M. Baumès, de M. de Castelnau. — Opinion de Girtanner, de Swediaur et de M. Rayer.

MON CHER AMI,

Continuons cette exhibition de faits et d'arguments qu'on oppose à ma doctrine.

Il est un observateur, des travaux duquel mes contradicteurs font très-grand cas; et ces travaux, en effet, sont dignes de la plus grande estime; je les ai honorablement cités dans ma lettre précédente, et vous me voyez tout disposé à leur accorder la valeur qu'ils méritent. Cet observateur, dont on m'oppose sans cesse les résultats, c'est M. Ch. Martins (1). Eh bien, que prouvent les résultats de M. Ch. Martins pour l'élucidation de la grande question des conséquences de la blennorrhagie comme cause de syphilis? Remarquez que c'est précisément à cause de la rigueur d'observation, de la méthode scientifique employée par cet observateur, de sa statistique enfin, que l'on fait si grand bruit de ses chiffres et de ses

(1) *Mémoire sur les causes générales des syphilides et sur les rapports qui existent entre ces affections cutanées et les symptômes primitifs de la maladie vénérienne.* (Revue médicale, 1838, t. I.)

conclusions. Que disent-ils donc ces chiffres et ces conclusions? Je les trouve très-favorables à ma doctrine. Est-ce par complaisance? jugez-en.

M. Ch. Martins donne un relevé de soixante observations de syphilides ; or, combien de fois le chancre a-t-il été noté comme antécédent? Quarante-six fois, mon cher ami. Dans quatorze cas seulement M. Ch. Martins assure qu'il n'a rencontré d'autre antécédent que la blennorrhagie simple, dont deux avec bubon et deux avec orchite. Mais M. Martins ajoute qu'il n'a pas eu à faire le diagnostic de ces blennorrhagies, et qu'il a dû accepter le témoignage des malades. Vous savez ce que je pense sur ce point. Sans doute, il est des témoignages auxquels nous devons croire ; mais je soutiendrai toujours que lorsqu'il s'agit d'un diagnostic aussi difficile que celui du chancre urétral, le témoignage de gens tout à fait étrangers à l'art, souvent incultes et bornés, qui ne comprennent ni le sens ni la portée d'une question, est de bien peu de valeur. Sans doute, on accepte le témoignage pour des choses bien plus graves, pour des questions de vie ou de mort ; mais il ne s'ensuit pas que ces témoignages soient toujours vrais et les jugements toujours équitables.

Permettez-moi de vous présenter une remarque générale qui trouve ici sa place. Dans plusieurs des observations de M. Ch. Martins, comme dans plusieurs de celles de M. Cazenave, comme dans presque toutes celles d'un grand nombre d'auteurs, vous trouvez à leur sommaire ces mots : *plusieurs accidents primitifs.* Ces accidents primitifs, qui ont consécutivement amené la vérole constitutionnelle, c'est le chancre, c'est la blennorrhagie. Si mes contradicteurs, par quelques motifs raisonnables, rattachaient l'infection consécutive plutôt à la blennorrhagie qu'au chancre, il y aurait lieu à examiner cette doctrine. Mais non, vous le savez, vous l'avez lu, et vous n'avez pas dû en être médiocrement étonné, c'est en bloc qu'ils groupent ces accidents primitifs; c'est sans tenir compte de la distance qui sépare leur apparition les uns des autres; c'est en leur donnant à tous la même valeur, les mêmes conséquences, les mêmes résultats. En vérité, est-ce là de bonne science, de rigoureuse observation? Que penserait-on d'un médecin qui vous dirait: Voilà un homme enragé; il a été mordu plusieurs fois, il y a trois ans, deux ans, un an, six mois, et puis tout récemment. Mais sa rage tient évidemment aux inoculations successives qu'il a subies. Ou bien : Voici un varioleux qui a traversé cinq ou six épidémies de variole; à une dernière, la maladie a fait explosion ; mais elle n'est que la conséquence de contagions et d'infections successives.

J'avoue que ce n'est pas ainsi que je comprends la science.

Je suis étonné qu'un esprit aussi sévère qué celui de M. Martins, qui reconnaît avec moi que la blennorrhagie est le plus ordinairement due à des causes tout à fait étrangères à la syphilis; qui, logiquement, est forcé d'admettre que les antécédents blennorrhagiques comme causes de syphilis sont extrêmement rares, et que le chancre, par conséquent, est l'antécédent le plus fréquent de la vérole ; je suis étonné, dis-je, que, pour arriver à conclure qu'une blennorrhagie *simple* peut donner la syphilis, il se contente, sur ses soixante observations, des trois dont il fait choix, et surtout de celle que je crois devoir reproduire ici :

« Un pharmacien, âgé de vingt-trois ans, prend une blennorrhagie ; mais elle le gêne si peu, qu'il continue à se livrer à ses occupations ; il va à la chasse, et use même du coït. Alors il survient une orchite qui le force à se soigner ; la blennorrhagie guérit après avoir duré six mois. Sept ans après, *une ulcération paraît à l'ouverture de la narine gauche, une autre à la face interne de la lèvre inférieure ;* ces ulcérations s'étendent ; les deux lèvres sont envahies dans toute leur moitié gauche, puis elles guérissent partiellement pour s'ulcérer sur d'autres points ; *les ulcérations sont à bords arrondis et coupés à pic ;* les cicatrices à peau fine, rose et plissée. Le malade, admis dans les salles de Biett, guérit en un mois par l'usage du proto-iodure de mercure. Dira-t-on que ce malade, à moitié médecin, qui s'examinait lui-même scrupuleusement, ainsi que nous l'avons vu à l'hôpital, avait des chancres sans les voir ? »

Oui, certes, je dirai que ce malade avait des chancres très-bien caractérisés par la description qu'en donne M. Martins, et que le malade ne les avait pas reconnus, à cause sans doute du siége anormal qu'ils occupaient. Quant au mode de contagion, M. Ch. Martins ne m'en demandera pas compte, et je ne me charge pas de l'indiquer; il sait, d'ailleurs, aussi bien que moi, comment ces accidents peuvent survenir, et, sans y chercher malice, comme on l'aurait fait autrefois, dans l'exercice même des fonctions de ce brave pharmacien (1).

Vous le savez, mon cher confrère, les chancres à siége insolite, bizarre, difficile à découvrir, sont moins rares qu'on ne le croit; je vous en ai cité un exemple dans ma dernière lettre ; en voici quelques autres :

Il y a quelques années, M. Lustreman, professeur à l'École du Val-de-Grâce, conduisit chez moi un avocat, portant une tumeur de la paupière inférieure au grand angle de l'œil, tumeur dure, rénitente, élastique, à surface rouge granulée et en voie de cicatrisation. Cette tumeur avait été déjà vue par plusieurs confrères, et, si ma mémoire est fidèle, des hommes spéciaux en oculistique avaient été consultés ; mais sa nature avait été jusque-là inconnue. On me demanda si elle se rattachait à quelque antécédent vénérien plus ou moins éloigné. Poussant mon examen plus loin que mes confrères, je trouvai les ganglions péri-auriculaires et ceux de la région parotidienne et sous-maxillaire engorgés, indolents, rénitents. Déjà les ganglions cervicaux postérieurs étaient eux-mê-

____

(1) M. le professeur Ch. Martins, comme je vous l'ai déjà dit, dans ma précédente lettre, est aujourd'hui complétement de mon avis.

mes tuméfiés. La surface du corps était couverte de taches exanthématiques se rattachant à la roséole syphilitique la mieux caractérisée : taches lenticulées, rouge sombre, laissant dans quelques points, sous la pression du doigt, une tache jaune fauve. Absence de fièvre et de prurit.

Au grand étonnement de M. Lustreman, mon diagnostic fut celui-ci :

Chancre induré du grand angle de l'œil (engorgement successif des ganglions péri-auriculaires, parotidiens et sous-maxillaires) ; adénopathie secondaire cervicale ; roséole syphilitique ; accidents secondaires précoces.

Au plus grand étonnement du malade, je lui dis : Il y a deux ou trois mois, monsieur, tout au plus, que vous avez porté à votre œil la matière contagieuse qui vous a inoculé la syphilis.

Revenu de sa surprise, le malade me dit : Effectivement, je me rappelle qu'étant couché avec une femme et après certains attouchements, je fus pris d'une vive démangeaison à l'œil, où je portai la main, et le frottai pendant un temps assez long. C'est depuis ce moment que ma paupière est devenue malade.

N'est-il pas vrai que si ce monsieur avait été atteint d'une blennorrhagie ou antécédente, ou concomitante, c'est à elle qu'on eût rapporté et le chancre de l'œil et les accidents secondaires? Eh bien, faut-il que je le dise, je crois que le nez du pharmacien de M. Martins se trouvait très-probablement dans le même cas que l'œil de notre avocat.

M. Cazenave doit se rappeler l'histoire (elle ne date que de 1847) d'un élève en médecine très-intelligent, sur lequel il diagnostiqua une syphilis constitutionnelle, *d'emblée,* caractérisée par une roséole, sans antécédents. Ce jeune homme se présenta à la clinique de l'hôpital du Midi, et là nous pûmes constater devant tous les élèves l'existence, passée inaperçue, d'un chancre induré des mieux caractérisés, siégeant sur la joue gauche et caché dans le touffu de favoris très-épais. Les ganglions sous-maxillaires — témoins irrécusables — étaient engorgés, indolents, avec ce caractère de rénitence propre aux adénopathies symptomatiques du chancre induré. Cette ulcération, à laquelle le malade n'avait attaché aucune importance, lui étant révélée, il put en préciser l'origine et la date, qui concordait parfaitement avec l'apparition des accidents secondaires.

A cette même époque existait, dans les salles de l'hôpital, un malade ayant un chancre (accident primitif) sur le sinciput. J'ai montré à ma clinique une femme qui portait un chancre induré sur le sourcil gauche, avec engorgement symptomatique des ganglions péri-auriculaires, ayant précédé de deux mois une céphalée nocturne, l'engorgement des ganglions cervicaux postérieurs et une roséole.

Je n'en finirais pas, si je voulais seulement indiquer tous les cas qui ont passé sous mes yeux de chancres siégeant dans des lieux inaccoutumés et pouvant, pour des observateurs peu rigoureux, être confondus avec des accidents secondaires rapportés à une blennorrhagie plus ou moins ancienne. J'ai, dans ce moment même, dans la première salle de mon service, un malade affecté en même temps de blennorrhagie urétrale simple (inoculation négative) et d'un chancre induré de la lèvre supérieure, avec engorgement indolent des ganglions sous-maxillaires ; affections concomitantes, mais indépendantes l'une de l'autre.

Je ne citerai plus qu'un autre fait de ce genre, fait souvent cité et opposé à ma doctrine ; c'est le fait publié par M. H. de Castelnau pour prouver que le pus de la blennorrhagie s'inocule à l'égal du pus du chancre.

Il s'agit d'une femme qui, en même temps qu'elle avait des flueurs blanches, portait aussi sur le bord libre de la grande lèvre une ulcération, et une autre ulcération sur le col utérin. On fait deux inoculations avec le pus de l'ulcération de la grande lèvre, et l'une de ces inoculations produit la pustule chancreuse. Rien de bien étonnant jusque-là. Mais on va chercher dans la cavité utérine de la matière blennorrhagique avec laquelle on fait aussi deux nouvelles inoculations dont une devient également positive. D'où l'on ne manque pas de s'écrier : Vous le voyez, pus du chancre, pus de la blennorrhagie, c'est tout un, l'inoculation le prouve !

Inoculation mal faite, mon cher ami, résultats très-logiques, très-peu surprenants ; car ne voyez-vous pas clairement que cette femme avait deux chancres, et que le pus de la blennorrhagie, si blennorrhagie il y avait, était certainement mêlé au pus du chancre du col? Cette histoire, dont on a fait grand bruit, n'est qu'une démonstration nouvelle de mes opinions.

En voilà assez, ce me semble, pour vous prouver combien sont fréquentes et insidieuses les causes d'erreur en pareille matière, et pour légitimer mon scepticisme à l'endroit de certaines observations.

Mais je ne dois pas oublier que mon savant confrère de Lyon m'attend toujours avec cinq observations qu'il oppose à ma doctrine. Je dois d'autant plus y revenir, que ces cinq observations avaient suffi pour convaincre l'esprit sévère et réservé de Legendre.

D'abord, ainsi que je vous l'ai déjà dit, une de ces observations est à éliminer, car le malade qui en est le sujet avait eu des chancres antérieurs. Restent donc quatre cas de blennorrhagie *simple* suivis de syphilis. Mais de ces quatre cas je me permettrai encore d'en éliminer deux, car M. Baumès n'a pas pratiqué l'inoculation; ces cas doivent donc rentrer dans la catégorie nombreuse de ces blennorrhagies pour lesquelles il n'y a pas eu de diagnostic rigoureux. Un fait remarquable, que vous me permettrez de noter chemin faisant, c'est que M. Baumès, qui assure avoir inoculé la plupart des malades qui se présentaient à lui, soit précisément tombé sur deux blennorrhagies syphilitiques, pour le diagnostic desquelles il s'est privé du précieux secours de l'inoculation. Nous en sommes donc réduits à deux autres cas où l'inoculation a été pratiquée avec résultat né gatif, et qui ont été suivis, néanmoins, d'accidents constitutionnels !

Dans un de ces cas, il est aussi question d'un nez, qui me paraît encore excessivement suspect. En voici l'histoire rapportée par M. Baumès.

« Des deux malades inoculés, l'un resta à l'Antiquaille deux mois. Sa blennorrhagie fut difficile à guérir ; il avait même encore un suintement blanchâtre, quand il est sorti de l'hospice. Il y est rentré, trois mois après, avec une syphilide en plaques rouges, cuivrées, en partie furfuracées, en partie squammeuses, et un ulcère arrondi à fond grisâtre, à bords taillés à pic, à contour érysipélateux dans la narine gauche. A cette époque le suintement n'existait plus. Ce malade n'avait pas exercé de nouveau coït depuis sa sortie (1). »

Vous trouverez encore là une description trèscomplète de l'ulcère primitif, et comment se fait-il qu'en présence d'un fait aussi considérable, au point de vue d'une question aussi litigieuse, M. Baumès n'ait pas tenté l'inoculation de ce chancre? Je le regrette profondément ; mais en l'absence de tout diagnostic rigoureux je dois placer ce nez dans la catégorie du nez du pharmacien.

Me voilà donc face à face avec une seule et dernière observation de M. Baumès. Mon savant confrère dit bien qu'il a inoculé du septième au dixième jour de l'apparition de l'écoulement ; mais combien

______

(1) *Précis des maladies vénériennes.*

s'était-il écoulé de temps depuis le coït infectant?
M. Baumès sait parfaitement bien que cette circonstance n'est pas indifférente à connaître. Il sait aussi
bien que moi que le chancre, qui est ordinairement
suivi d'accidents secondaires, s'étend ordinairement
peu ; qu'il est parfaitement indolent ; que sa suppuration est si faible, qu'elle peut passer inaperçue.
Sur tout cela, M. Baumès est aussi bien édifié que
moi-même, j'en suis sûr. Ces ulcérations n'empêchent nullement une blennorrhagie de se produire,
peu de temps ou longtemps après, et il n'est pas
étonnant qu'alors celle-ci ne donne pas du pus inoculable, le chancre étant arrivé à la période de réparation ou ayant complétement disparu. Il faut supposer encore qu'avant sa première entrée à l'hôpital,
ou depuis sa sortie, lorsqu'il y est revenu, le malade
n'ait pas subi une autre contagion et par une voie
échappée à la sagacité de notre confrère.

Toutes ces objections s'appliquent également à
l'observation de M. Lafont-Gouzy, dans laquelle des
accidents secondaires sont arrivés après une blennorrhagie inoculée sans résultat. Il n'y est rien dit
du temps qui avait séparé le coït de la manifestation
des symptômes, temps qui a pu suffire pour arriver
à la période de cicatrisation ou de réparation du
chancre.

Il me semble, après tout cela, que mon confrère
de Lyon, soutenant que la blennorrhagie *simple* peut
donner lieu aux mêmes accidents que le chancre,
peut me permettre de lui renvoyer ce qu'il m'a

adressé, savoir : « qu'il met en principe ce qui est
en question, et avance une hypothèse dépourvue de
rigoureux fondements. »

Ainsi s'écroulent une à une les objections, en apparence si graves, faites à ma doctrine. Ainsi je continue à croire :

Avec Girtanner « que la syphilis reconnaît le plus
souvent pour cause des chancres et des bubons, et
que ce n'est que fort rarement qu'elle succède à un
écoulement. »

Avec Swediaur « que les symptômes de la syphilis
se manifestent rarement après les blennorrhagies. »

Avec M. Rayer « que les éruptions cutanées secondaires à la blennorrhagie sont rares ; qu'on les observe surtout dans une bien moindre proportion
qu'à la suite des ulcères vénériens superficiels et
profonds (1). » Ces opinions, comme on le voit, s'ac-
cordent très-bien avec la rareté relative des chancres
larvés à symptômes blennorrhoïdes.

Je pourrais encore invoquer bien d'autres autorités. Mais je n'en ai pas fini avec les objections : dans
ma prochaine lettre j'en examinerai quelques-unes
d'une autre nature.

(1) *Traité des maladies de la peau*, 1835, t. II, p. 345.

SEPTIÈME LETTRE.

Unité symptomatique de la syphilis. — Des antécédents de la syphilis inconnus ou méconnus. — Différence de la blennorrhagie selon les conditions de la vie.

Mon cher ami,

Par cela seulement que des chancres ont été soumis à un traitement dit méthodique, on a cru devoir attribuer à une blennorrhagie, survenue plus tard, des accidents consécutifs d'infection constitutionnelle qui devaient être la conséquence des chancres. M. Baumès a la prétention de le prouver dans une de ses cinq observations. Mais, qu'est-ce qu'un traitement méthodique? Quel est le traitement sur lequel on peut absolument compter pour neutraliser sans retour la diathèse syphilitique ? Pour mon compte, je n'en connais pas d'infaillible. Je sais bien qu'un grand nombre de praticiens très-distingués pensent qu'avec une certaine dose de mercure, administrée pendant un temps déterminé, on doit considérer les malades comme radicalement guéris. Et, pour ne pas sortir de la circonscription de mon hôpital, je citerai mon très-honorable collègue Vidal, qui a publié récemment qu'avec cent dix pilules de Dupuytren, ni plus ni moins, on devait en avoir fini avec la vérole.

En fait de croyances, je suis l'homme le plus tolérant du monde; personne plus que moi ne respecte la religion des autres; mais j'ai le droit, ce me semble, de ne pas partager toutes ces convictions, lorsque tous les jours je vois la preuve des graves erreurs auxquelles une foi aveugle peut conduire. Vidal doit avoir vu revenir beaucoup de malades, et si cela ne lui est pas arrivé, qu'il me permette de lui dire que j'en ai vu un grand nombre, moi, qui avaient pris non-seulement les 110 pilules sacramentelles, mais encore 120, 150 et plus, ce qui n'avait pas empêché les accidents de reparaître.

Je n'insisterai pas davantage sur ce point, car j'aurai l'occasion d'y revenir plus tard. Ce que je veux seulement établir ici, c'est qu'on s'est souvent trompé quand on a cru devoir rattacher à une blennorrhagie survenue postérieurement à un chancre, les accidents de syphilis constitutionnelle, par cela seulement que le chancre qui avait précédé avait été soumis à un traitement mercuriel.

Voici, mon cher ami, un point plus étonnant, quelque chose qui va surprendre votre raison et mettre en défaut votre logique.

Mes contradicteurs ont établi plusieurs catégories de véroles, suivant leur origine et leur source :

Ainsi ils admettent — et en cela ils ont parfaitement raison — que la syphilis constitutionnelle peut se transmettre par voie d'hérédité.

Ils assurent, et ils ont de prétendues preuves pour cela, que la syphilis constitutionnelle peut se gagner *d'emblée.*

Ils assurent, et ils publient des faits à l'appui, que quelquefois on ne trouve aucune espèce d'antécédent à la syphilis constitutionnelle, sans cependant qu'ils osent alors la rattacher à la syphilis d'emblée.

Ils prétendent qu'un individu sous l'influence d'une diathèse syphilitique, sans manifestations actuelles, sans symptômes apparents, peut cependant, en certaines circonstances, transmettre la syphilis.

Ils veulent que la durée de l'incubation de la syphilis soit illimitée, que les manifestations de la contagion puissent se faire aussi bien après quelques jours qu'après plusieurs mois, qu'après plusieurs années, vingt, trente ans et plus.

Toutes ces distinctions, toutes ces catégories, vous les trouverez établies, notamment dans les écrits de M. Cazenave ; mais sur quoi, sur quelles données ? voilà ce que vainement je me demande. Je cherche par quel procédé, par quel moyen de diagnostic on peut arriver, chez un malade affecté d'une vérole constitutionnelle, à rattacher celle-ci à l'une de ces circonstances plutôt qu'à l'autre.

La syphilis héréditaire, après la première enfance, — et ses effets peuvent se prolonger, comme nous le verrons plus tard — a-t-elle une symptomatologie spéciale ?

La syphilis constitutionnelle d'emblée se distingue-t-elle des autres par quelque signe pathognomonique ?

Les cas de vérole dans lesquels on n'a pas trouvé

d'antécédents, donnent-ils lieu à des désordres différents de ceux des autres cas ?

Qu'est-ce qu'une vérole sans antécédents, et qui
n'est pas cependant une vérole d'emblée ?

Trouvons-nous, enfin, pour les syphilis qui ont
succédé à la blennorrhagie *simple*, des formes plus
légères, ou des siéges moins étendus, comme l'a
voulu M. Baumès en écrivant son livre, mais comme
il n'a pas dû le rencontrer dans sa pratique ?

Je réponds hardiment : non, à toutes ces questions. La syphilis constitutionnelle présente une
symptomatologie semblable dans tous les cas, et ce
n'est pas moi qui le prouve, ce sont mes contradicteurs eux-mêmes ; relisez leurs écrits, et voyez si
vous pouvez rencontrer dans les descriptions données
par MM. Cazenave, Baumès, etc., un seul trait caractéristique qui justifie ces distinctions arbitraires.

D'ailleurs, une chose m'étonne dans mes contradicteurs. Comment se fait-il que, dans ces cas de
syphilis constitutionnelle, soit d'emblée, ou sans antécédents ; alors qu'il leur a été impossible de s'assurer des conditions de la contagion, de préciser le
quand et le comment ; quand il leur a été bien
prouvé que le malade n'a présenté aucun accident
primitif; quand ils n'ont trouvé aucune porte d'entrée
à la vérole ; quand ils sont bien convaincus que le
malade ne s'est pas trompé ; qu'il n'a pas un intérêt
à tromper ; quand, enfin, ils ont la certitude de ne
s'être pas trompés eux-mêmes; comment se fait-il,
dis-je, qu'ils ' dmettent pas ce que Cullerier ad-

mettait pour expliquer les cas inexplicables : c'est-
à-dire la syphilis spontanée chez l'homme ?

Richond des Brus avait fait ce grand pas. Entre
autres faits qui l'avaient amené à cette conviction, il
en cite un qui est fort curieux. Un jeune homme et
une jeune fille se livraient au plaisir de l'amour. Dans
son ardeur, le jeune homme s'écorcha avec un poil
de sa maîtresse. Il ne s'arrête pas pour si peu, et il
fait si bien, qu'il communique son *écorchure* à sa
maîtresse. Bientôt le couple amoureux est pris simultanément de vérole constitutionnelle. Richond,
qui n'avait examiné ni le jeune homme, ni la jeune
fille, n'en admet pas moins une bonne santé antécédente ; mais ne pouvant expliquer l'apparition de la
vérole, il la déclare spontanée.

Je ne suis pas aussi avancé que ce savant confrère,
et les occasions si fréquentes que j'ai de voir succéder les accidents constitutionnels à un accident primitif bien déterminé, me font ranger le peu de cas
exceptionnels où le malade ne sait ou ne veut pas
m'éclairer, ceux dans lesquels j'arrive trop tard
pour retrouver la porte d'entrée de la syphilis, dans
la catégorie des observations que M. Cazenave inti-
tule : *antécédents inconnus,* et que moi j'appelle MÉ-
CONNUS.

Eh ! mon Dieu, n'est-il pas plus satisfaisant pour
l'esprit, plus conforme à notre manière de raisonner
en médecine, d'admettre, dans les cas où la syphilis
a réellement succédé à une blennorrhagie non symptomatique du chancre, que l'antécédent n'a pas été

reconnu, plutôt que de se perdre dans cette foule de distinctions subtiles, de catégories arbitraires et d'explications stériles? Comment, d'ailleurs, mes contradicteurs s'y prendraient-ils pour me prouver leur dire et pour me convaincre d'erreur? Il n'est pas dans mes habitudes de porter un défi à qui que ce soit ; ces sortes d'arguments devraient, d'ailleurs, être bannis des discussions scientifiques ; mais, en vérité, je voudrais bien qu'on prît l'engagement de me prouver une seule fois, mais une bonne fois, que là où toutes mes recherches ayant été vaines, et quand je dis : *antécédents méconnus ;* je voudrais, dis-je, qu'on me prouvât scientifiquement qu'à cette formule on peut substituer quelque chose de plus affirmatif.

De cette longue discussion, mon cher ami, il vous paraîtra sans doute légitime de conclure :

Que si, dans l'immense majorité des cas, la blennorrhagie est simple et bénigne, il existe aussi une blennorrhagie virulente ;

Que la blennorrhagie est virulente quand il existe un chancre larvé.

Maintenant, existe-t-il un moyen de faire le diagnostic du chancre larvé ?

Est-il possible de distinguer une blennorrhagie simple d'une blennorrhagie avec chancre larvé ?

Voilà la grande question ; je l'aborde :

Quelques personnes ont fait bon marché du diagnostic de la blennorrhagie. Hecker et quelques autres qui l'ont suivi, n'ont pas cru que le diagnostic fût nécessaire. Tout récemment, je lisais dans votre estimable journal que le diagnostic n'avait qu'une importance relative. Un certain nombre de médecins en sont restés, à cet égard, à des idées qui ont eu cours, et qui doivent beaucoup étonner les gens du monde.

Avez-vous gagné une blennorrhagie à la suite de rapports avec une femme qui ne soit pas la vôtre ? La blennorrhagie doit être virulente.

Mais est-ce avec votre femme légitime que cet accident vous est survenu ? Ce n'est plus qu'un simple *échauffement*, un écoulement bénin.

De cette façon, comme on le voit, la même femme doit être virulente pour l'amant et bénigne pour le mari.

Vous avez contracté une blennorrhagie, et vous devez rester garçon :

Traitement simple.

Mais vous voulez vous marier :

Traitement anti-syphilitique.

La position de garçon ou de mari futur a aussi le privilége de faire passer la blennorrhagie de l'état bénin à l'état malin.

Dans une question aussi sérieuse et aussi grave, je ne veux pas insister sur le côté ridicule de ces contradictions.

Tout le monde a senti la nécessité d'un diagnostic plus rigoureux. Le plus nouveau de mes contradicteurs, Vidal lui-même, auprès de qui mes procédés de diagnostic n'ont pas trouvé faveur, avait tenté quelques essais dans cette voie. Dans la première édition de son *Traité de pathologie externe*, il donnait l'espérance qu'à l'aide de l'*odeur*, il serait possible de distinguer un écoulement virulent d'un écoulement bénin. Il paraît, et c'est regrettable, que ces espérances ne se sont pas réalisées, car ce passage de son livre a disparu dans les éditions suivantes.

Je tiens un peu plus à mes idées que Vidal ne paraît tenir aux siennes ; veuillez donc me permettre d'exposer une fois encore et mes idées et mes expériences sur le diagnostic de la blennorrhagie, et d'examiner les objections qui leur ont été faites.

Mais je ne puis traiter ce sujet dans le court espace qui me reste ; ce point fera l'objet de ma prochaine épître.

HUITIÈME LETTRE.

Diagnostic de la blennorrhagie.

MON CHER AMI,

Il s'agit donc aujourd'hui, comme je vous l'ai promis, de rechercher s'il est possible de distinguer une blennorrhagie simple d'une blennorrhagie avec chancre larvé.

Vous voyez que je pose le problème aussi hardiment que mes contradicteurs.

Dans l'étude de ce diagnostic, il importe d'établir deux conditions :

L'une de diagnostic absolu, univoque, irréfragable ;

L'autre de diagnostic rationnel.

Le diagnostic absolu ne peut être obtenu que par l'inoculation artificielle.

Toutes les fois que du muco-pus fourni par une muqueuse donnera la pustule caractéristique, que nous aurons à examiner bientôt en étudiant le chancre, on pourra affirmer, quelle qu'ait été la durée de la maladie, que celle-ci est virulente, qu'il y a un chancre quelque part : le chancre seul pouvant donner lieu aux résultats positifs de l'inoculation.

Voilà le fait incontestable établi par mes recherches.

Voilà le diagnostic absolu et univoque dans toute sa rigueur.

Quand, par l'inoculation du muco-pus urétral, vous obtenez la pustule caractéristique, prononcez hardiment et sans erreur possible : C'est une blennorrhagie virulente.

Mais ne demandez à l'inoculation, comme à tous les autres moyens d'investigation, que ce qu'on a le droit d'en attendre.

Il faut du virus variolique ou du virus vaccin pour produire les effets de la variole et du vaccin.

Si à côté d'une pustule variolique ou vaccinale se développe un abcès, et que vous preniez du pus de cet abcès pour l'inoculer, vous n'obtiendrez plus les effets spécifiques du vaccin ou de la variole.

Prenez du muco-pus nasal à côté d'une pustule variolique développée sur la membrane de Schneider, ce muco-pus ne produira pas les effets du pus variolique.

Si donc vous avez affaire à un malade actuellement affecté d'un chancre urétral et en même temps d'une blennorrhagie simple (complication fréquente), et qu'au lieu de prendre du pus du chancre, on inocule du pus de la blennorrhagie, le résultat sera forcément négatif. Il ne faut pas beaucoup d'esprit pour comprendre une chose aussi simple, et je suis étonné que Vidal, qui en a beaucoup, en ait fait la base d'une objection contre l'inoculation. J'ai en trop haute estime sa raison pour admettre qu'il puisse croire que du pus fourni par un chancre urétral, alors qu'une blennorrhagie coexiste, doive nécessairement se mêler à tout le pus blennorrhagique, ou qu'une goutte de pus chancreux, agissant à la manière des levains, rende forcément l'autre virulent.

Sans doute, la complexité des événements morbides rend souvent, en fait de diagnostic, l'analyse difficile, mais une connaissance exacte de chacun de ces éléments permet, quoi qu'il en soit, de les distinguer entre eux.

Le chancre urétral, qui ne peut jamais avoir une très-grande étendue, une très-large surface, ne peut fournir qu'une très-petite quantité de pus virulent. Dans le chancre induré même, la sécrétion est quelquefois presque nulle, le plus ordinairement insuffisante pour tacher le linge du malade. On peut en voir souvent des exemples dans les salles de l'hôpital du Midi.

Donc, toutes les fois qu'on aura affaire à un écoulement très-abondant, on sera en droit de supposer qu'il y a autre chose que le produit du chancre. Il faudra se garder de conclure, par les résultats négatifs de l'inoculation, à l'absence du chancre urétral.

Mais si l'inoculation est répétée à plusieurs reprises, si surtout on a eu le soin d'exprimer la sécrétion urétrale pour arriver à obtenir le produit plus immédiat des surfaces ulcérées, et que toujours les résultats aient été négatifs, il y a une très-grande probabilité pour penser qu'on a affaire à une blen-

norrhagie simple et sans complication chancreuse.
Sans doute ici le diagnostic n'est ni absolu, ni complet ; mais ne présente-t-il pas au moins quelque
chose de plus que le diagnostic tel qu'on le portait
ordinairement?

Pour tirer encore une conclusion des résultats
négatifs de l'inoculation, il faut tenir compte bien
rigoureusement de l'époque à laquelle l'expérimentation est faite. Nous verrons plus tard, en étudiant
le chancre, que la sécrétion virulente a un terme, et
qu'il y a un moment où l'ulcère, passant à l'état d'ulcération simple, cesse de fournir du pus spécifique.
Si donc l'expérimentation est faite trop tard, on pourra
moins conclure du résultat négatif que si l'inoculation avait été faite pendant le cours du premier et même
du deuxième septénaire qui a suivi le coït infectant.

N'est-ce pas qu'en examinant l'inoculation sous ce
point de vue, elle offre tout ce que peut exiger la
sévère raison ?

Si ses résultats sont positifs, elle vous donne le
signe le plus absolu que le diagnostic puisse donner.
S'ils sont négatifs, ces résultats conduisent alors au
diagnostic rationnel dont ils peuvent être un des plus
précieux éléments.

Qu'on trouve donc dans la pathologie humaine un
signe diagnostique plus sûr et plus fécond.

Quoi ! ce ne serait pas un signe d'une suprême
importance celui qui, lorsqu'il existe, permet d'assurer d'une manière nécessaire et fatale l'existence
d'une lésion à graves conséquences ; et qui, n'exis-

tant pas, peut conduire avec une sorte de certitude au diagnostic rationnel !

Et parce que ce signe a aussi ses incertitudes, on ne tiendrait pas compte des circonstances où il présente une valeur et une précision mathématiques ?

Sommes-nous donc si riches en diagnostic absolu, que nous devions nous montrer indifférents, sceptiques ou moqueurs à l'égard d'un signe dont l'existence aplanit tant de difficultés ?

Quel autre moyen que l'inoculation, dans un cas de médecine légale, permettra de constater rigoureusement qu'une blennorrhagie est ou non symptomatique du chancre !

Mais, me demandera-t-on, l'inoculation est-elle toujours applicable ? Arrive-t-on toujours à temps ? Peut-on et doit-on toujours compter sur elle ? Faut-il toujours y avoir recours ? Certainement non, je l'ai écrit, je l'ai répété cent fois dans mes cours, et il est incroyable qu'on me ressasse encore des objections que cent fois je me suis faites à moi-même. L'inoculation, puisqu'il faut le répéter encore, est un moyen excellent de diagnostic, mais dont on est souvent privé. Est-ce une raison pour renoncer à la recherche des distinctions entre la blennorrhagie simple et la blennorrhagie virulente ? Non, sans doute ; et heureusement qu'une étude minutieuse bien faite de tous les éléments de la maladie donne, dans la très-grande majorité des cas, quoi qu'en disent plusieurs de mes contradicteurs, un diagnostic suffisant pour conclure au pronostic et pour fournir les indications d'un traitement vraiment méthodique.

Il ne suffit pas, en effet, comme nous le verrons plus tard, d'être en présence d'un ulcère primitif pour craindre la vérole constitutionnelle et pour nécessiter un traitement mercuriel ; d'autres conditions sont ordinairement assez nettement accusées pour qu'il soit possible de les reconnaître.

Permettez-moi donc de repasser très-brièvement en revue les éléments ordinaires du diagnostic de la blennorrhagie dont il a été déjà un peu question à l'occasion de l'étiologie.

Vous vous rappelez ce que j'ai dit des femmes considérées comme foyer d'infection, la valeur qu'on pouvait accorder à la source pour faire conclure à la virulence ou à la simplicité de la blennorrhagie. Les malades sont sur ce point d'une naïveté singulière et se font une étrange idée de la moralité. Que de fois n'ai-je pas vu entrer dans mon cabinet des jeunes gens qui me disent avec assurance : La blennorrhagie dont je suis atteint ne peut être que bénigne, car je l'ai contractée avec une femme mariée. C'est la femme d'un de mes amis, et je suis bien sûr que ce ne peut être qu'un échauffement. A cela j'ai pour habitude de répondre : — Monsieur, si votre femme avait un amant, la considéreriez-vous comme une très-honnête femme? Cette question les trouble presque tous, et ils voient d'ailleurs bien vite que pour fixer mon diagnostic j'ai recours à des moyens un peu plus certains qu'à la moralité présumée de la source.

Une femme parfaitement saine, ai-je déjà dit, peut être un foyer d'infection.

Parmi les faits bizarres et singuliers qui ont passé sous mes yeux, permettez-moi de vous raconter le suivant qui a aussi sa moralité comme vous allez le voir.

Un jeune et petit ménage avait invité à déjeuner un ami du mari. Le repas était presque terminé, et l'appétit n'était pas satisfait. Il est décidé qu'on ajoutera un morceau de fromage au festin. Le mari quitte la table, descend ses quatre étages et court chez l'épicier voisin chercher le complément du repas amical. Hélas ! il ne revint pas assez vite. Pendant sa courte absence, et entre la poire et le fromage, son infidèle moitié commettait l'adultère avec son perfide ami. Le mari rentre, le repas s'achève, on prend le café et ses adjuvants, l'ami se retire, et le brave mari consomme à son tour l'acte conjugal.

Trois jours après, le mari m'arrive avec un chancre urétral à symptômes blennorrhoïdes. Il était accompagné de sa femme et il m'affirme qu'il n'a pas eu de relations avec d'autres femmes que la sienne. L'examen le plus attentif des organes génitaux de cette femme ne me permet de rien découvrir de suspect. Ma prescription faite, ces gens s'en vont me laissant sans explication de cette blennorrhagie virulente du mari.

Mais le lendemain, je vois revenir la femme, pour me demander si je suis bien sûr qu'elle n'est pas malade. Je l'examine de nouveau, et de nouveau je lui affirme qu'elle se porte parfaitement bien. Elle me raconte alors l'histoire que je viens de vous dire : elle ajoute que le délinquant est là et me prie de l'examiner. Je lui trouve un chancre dans la période spécifique, sur la couronne du gland.

Ce fait confirme les curieuses expériences faites à Lourcine par mon savant collègue M. Cullerier. Ce chirurgien a déposé du pus virulent dans le vagin, il l'a laissé séjourner pendant un temps assez long, l'a repris sur une lancette, l'a inoculé avec résultats positifs, et le vagin, seulement soumis à des injections, n'a pas été infecté.

Vous conclurez avec moi, mon cher ami, que la source où a été puisée la cause de la blennorrhagie ne peut donner une grande valeur au diagnostic.

Je ne reviendrai pas sur ce que j'ai dit de l'incubation comme moyen de diagnostic. Le chancre urétral se développe quelquefois très-vite et peut fournir promptement du pus. De telle façon, que loin de considérer comme virulente la blennorrhagie qui aura mis plus de temps à paraître, c'est le contraire qu'il faut très-souvent admettre.

On a fait de la *violence* de la blennorrhagie, un synonyme de *virulence*. C'est tout le contraire qui est la vérité. En règle générale, ce sont les blennorrhagies les moins violentes, les moins douloureuses, qui doivent donner le plus à craindre pour l'existence du chancre urétral.

La durée de l'écoulement n'est pas un signe à négliger. En général, ce ne sont pas les écoulements les plus tenaces qui font craindre l'existence du chancre urétral.

La nature de la sécrétion peut avoir une grande valeur quand on sait l'apprécier. La sécrétion qui est le *résultat* d'une ulcération de l'urètre est beaucoup plus purulente que muqueuse; elle est ordinairement sanieuse, rouillée, chargée de sang; la moindre pression sur l'urètre rend surtout ces caractères très-sensibles. Mais pour accorder à ce signe (la présence du sang) toute sa valeur, il faut s'assurer que le malade n'a pas préalablement fait d'injection caustique, qu'il n'y a pas eu introduction de corps étrangers dans l'urètre, qu'il n'y a pas eu rupture du canal dans la blennorrhagie cordée, et que surtout la matière sanguinolente n'est pas expulsée avec les dernières gouttes d'urine, ce qui, dans ce cas, serait le signe de la cystite du col avec ténesme vésical.

Je vous parlerai peu du speculum de l'urètre pour le diagnostic des ulcérations de ce canal; c'est un moyen ingénieux qui n'a pas tenu ce qu'il promettait. Il suffit quelquefois, pour distinguer le chancre, même situé à une assez grande profondeur dans l'urètre, de faire bâiller le méat urinaire, en écartant ses lèvres. Quoi qu'il en soit, si on croyait devoir recourir à l'emploi d'un instrument pour essayer de mettre à découvert des ulcérations placées encore plus en arrière, ce serait à *l'urétroscope* de mon excellent ami, M. le docteur Desormeaux, qu'il faudrait donner la préférence.

Wedkind avait cru trouver dans l'engorgement des follicules de l'urètre, près du frein, un signe de virulence; mais ces engorgements ne sont le plus souvent que phlegmoneux et indépendants de toute autre complication.

Le signe le plus important consiste dans les engorgements de l'urètre, surtout de la région balanique, siége le plus fréquent du chancre urétral.

Je l'ai déjà dit, l'important n'est pas autant d'arriver à constater la présence d'une ulcération, soit par l'aspect et la nature de la sécrétion, soit par l'inoculation, mais c'est de savoir si on a affaire à une ulcération capable de déterminer l'infection syphilitique. C'est ce que tous les auteurs ont eu en vue lorsqu'ils ont parlé de la blennorrhagie virulente.

Eh bien, ainsi que nous le verrons bientôt, c'est le chancre induré qui est l'antécédent fatal de la vérole constitutionnelle. Or, rien n'est ordinairement plus facile que de constater un chancre induré urétral à symptômes blennorrhoïdes.

S'il n'existe pas de complication blennorrhagique, les malades souffrent à peine dans la miction; le jet de l'urine est ordinairement diminué et tourmenté à raison de la diminution du calibre de l'urètre; les érections ne sont pas douloureuses lorsque le chancre siége dans la région balanique.

Pour bien constater la présence de ces ulcérations, il faut explorer l'urètre à l'aide d'une pression qui s'exécute de haut en bas, de la face dorsale à la face inférieure, comme si on voulait faire bâiller le méat urinaire. En exerçant cette manœuvre, on sent une corde plus ou moins étendue que quelques syphilographes ont désignée sous le nom de *corde balanique*. Il est facile de constater, dans le plus grand nombre de cas, le côté du canal sur lequel siége l'ulcération. Indépendamment des indurations nettement limitées sur un côté, on voit ce côté former une saillie convexe, tandis que le côté resté sain s'écarte en formant un croissant. Quand la pression est exercée de droite à gauche, on ne sent plus rien, l'induration cesse d'être appréciable.

Sans doute, des engorgements de la région balanique ou des follicules, sur le trajet du canal, peuvent n'être que le résultat d'une simple inflammation sans virulence; alors, pour compléter le diagnostic, il faut s'adresser aux accessoires.

Ainsi, les adénopathies sont très-rares dans la blennorrhagie non symptomatique du chancre. Quand elles ont lieu, je l'ai déjà indiqué, elles sont aiguës, se terminent facilement par résolution, ou, lorsqu'elles suppurent, c'est du pus simple qu'elles fournissent.

Avec le chancre urétral, les lymphangites dorsales de la verge et les adénopathies sont bien plus fréquentes. Si le chancre n'est pas induré, les ganglions suppurent presque fatalement; et lorsque le foyer est ouvert, la suppuration fournit des caractères incontestables de virulence. Dans le chancre urétral induré, le plus important à reconnaître, les adénopathies sont fatales, obligées; plusieurs ganglions sont pris à la fois : ils restent indolents et ne suppurent pas ; toutes conditions sur lesquelles j'aurai plus tard à revenir.

Enfin, si toutes ces conditions n'ont pas été appréciées, si ces signes n'ont pas été saisis, ou parce qu'on est arrivé trop tard, ou parce qu'on les a méconnus, on peut avoir la certitude que si le malade a été atteint de blennorrhagie symptomatique du chancre, six mois ne s'écouleront pas sans voir apparaître des accidents, si l'infection constitutionnelle a eu lieu.

Nous aurons prochainement à examiner si, en dernière analyse, il ne vaut pas mieux attendre, pour porter un diagnostic tardif, ce terme extrême, que de faire subir pendant le même temps un traitement mercuriel, qui, après tout, ne donne pas plus de certitude.

NEUVIÈME LETTRE.

Quelques considérations sur le traitement de la blennorrhagie. —
Le traitement dit des fiançailles. — Opinion peu sérieuse de
Hunter. — L'infection par la muqueuse urétrale restée saine.
— Les coques muqueuses d'Hufeland. — Les demi traite-
ments. — Traitement abortif. — Il est innocent des accidents
dont on l'accuse. — L'épididymite et l'eau de graine de lin.
— Le prix fondé par M. Diday.

MON CHER AMI,

Si je pouvais penser que vos lecteurs aient remarqué l'interruption de ma correspondance, et surtout
qu'ils s'en soient plaints, je vous demanderais la permission de m'excuser auprès d'eux par l'obligation
d'autres devoirs impérieux qui ont absorbé les courts
et rares instants que je peux vous consacrer. Je con-
tracterais bien vite la douce et charmante habitude
de ces entretiens périodiques avec le public nombreux que votre talent et celui de vos collaborateurs
ont su réunir autour de votre journal. Mais vous êtes
si riche et si varié sur ce point, que mon absence
n'a pu causer aucun dommage. Je ferai cependant
tous mes efforts pour que désormais la bienveillance
de vos lecteurs m'accompagne au moins le plus régulièrement possible.

Je veux terminer aujourd'hui ce qui concerne la
blennorrhagie par quelques mots sur son traitement.

Vous comprendrez que dans ces lettres les détails seraient oiseux et inutiles. Je me tiens aux sommités de toutes les questions, les développements devant faire le sujet d'un traité spécial et étendu que j'espère pouvoir offrir plus tard au jugement de mes confrères. Ici, je touche à toutes les doctrines de l'hôpital du Midi, et je dois clore ce qui a trait à la blennorrhagie par quelques considérations sur le traitement de cette maladie.

A voir la persistance de certains syphilographes à rester dans les anciennes idées concernant la blennorrhagie, à ne voir et à n'admettre que des blennorrhagies virulentes, il semblerait que ces syphilographes ne devraient constater l'existence d'aucun écoulement sans faire intervenir aussitôt le traitement mercuriel. Eh bien! il n'en est pas ainsi. Le plus grand nombre d'entre eux se contentent du traitement rationnel, et parmi eux veuillez ranger Vidal, qui ne fait pas autre chose que ce que je fais, et moins peut-être; car dans ce qu'il a écrit sur la blennorrhagie, n'établissant nulle part un diagnostic différentiel absolu entre la blennorrhagie virulente et la blennorrhagie bénigne, il ne parle en aucune façon du traitement anti-syphilitique proprement dit.

J'ai déjà dit un mot de l'étonnante et ridicule coutume de ceux qui donnent le copahu et le cubèbe aux blennorrhagies des célibataires, et qui réservent le mercure à quiconque veut se marier. Cette thérapeutique à deux fins me rappelle l'histoire d'un de mes anciens collègues de l'hôpital du Midi. Il avait, dans sa jeunesse, comme beaucoup d'autres, contracté des blennorrhagies. Plus tard, il dut épouser la fille d'un vieux syphilographe imbu de la doctrine du traitement de précaution ; il n'obtint la main de sa prétendue qu'à la condition d'un traitement par la liqueur de Van Swieten longtemps continué. Le traitement fini, le mariage s'accomplit. Tous ceux qui ont vécu dans l'intimité de ce collègue, et même les personnes qui ont assisté à ses conférences cliniques, ont pu entendre ses fréquentes et amères récriminations contre ce traitement des fiançailles. Du reste, ce traitement avait été très-inutile chez notre collègue, car il avait conservé un suintement habituel de l'urètre, dernier et péremptoire argument qu'il avait l'habitude de présenter aux personnes qu'il ne parvenait pas à guérir d'un inconvénient semblable.

D'autres, plus logiques en apparence, en admettant la blennorrhagie virulente, et confessant néanmoins qu'ils ne peuvent la distinguer de la blennorrhagie bénigne, donnent à tout hasard et quand même le traitement mercuriel. Hunter est de ce nombre, et sa manière de raisonner sur le traitement de la blennorrhagie est on ne peut plus curieuse. Si Hunter n'avait pas d'autres titres à la reconnaissance et à l'admiration des savants, ses écrits ne seraient pas parvenus jusqu'à nous, et M. Richelot, votre savant et modeste collaborateur et ami, n'aurait pas doté la France de sa belle traduction des *œuvres* du grand physiologiste anglais (1). Écoutons Hunter, il n'est pas indifférent de lire le passage suivant :

«Quelle que soit la méthode qu'on ait adoptée pour le traitement de la gonorrhée, soit localement, soit à l'intérieur, il ne faut jamais perdre de vue qu'une certaine quantité de la matière de l'écoulement peut être absorbée et se montrer ensuite sous la forme de syphilis constitutionnelle. Pour prévenir cet effet, je pense qu'on doit donner intérieurement de petites doses de mercure. Il n'est pas facile de déterminer à quelle époque ce traitement mercuriel doit commencer; mais s'il est vrai, ainsi que je l'ai expliqué antérieurement, que la disposition syphilitique une fois formée ne peut point être guérie par le mercure, tandis que cet agent thérapeutique a la faculté d'empêcher une pareille disposition de se former, il importe de commencer de bonne heure et de continuer jusqu'à la fin de la maladie, non-seulement jusqu'à ce que la sécrétion du pus ait cessé de se faire, mais encore quelque temps après. On peut employer les frictions mercurielles, lorsque l'estomac et les intestins ne peuvent supporter le médicament.

« Cette pratique est d'autant plus nécessaire, que l'écoulement dure depuis longtemps, surtout lorsque le traitement s'est composé seulement de simples évacuants. En effet, lorsque l'écoulement a une longue durée, l'absorption a plus de temps pour s'exer-

---

(1) *OEuvres complètes*, Paris, 1843.

7.

cer ; et lorsqu'on n'a eu recours qu'aux évacuants, il y a plus de raisons de craindre qu'elle n'ait eu lieu, car ces médicaments n'ont aucunement la faculté de repousser le virus de l'économie.

« Pour empêcher l'établissement d'une syphilis constitutionnelle par suite de l'absorption du pus vénérien, il suffit de prescrire un grain de mercure calciné chaque soir, ou soir et matin ; mais il faut en continuer l'emploi en proportion de la durée de la maladie.

« On ne peut jamais constater le succès de cette pratique dans aucun cas particulier, parce qu'il est impossible de dire si le pus a été absorbé, excepté dans des cas où il se forme des bubons ; et toutes les fois qu'on reste incertain sur la réalité de l'absorption virulente, il est impossible d'affirmer qu'une syphilis constitutionnelle se serait manifestée, si l'on n'avait point donné de mercure ; car, parmi les malades qui n'ont point pris de mercure, on en voit peu qui soient atteints de symptômes constitutionnels consécutivement à une gonorrhée. Quoi qu'il en soit, il est prudent de prescrire un traitement mercuriel ; car on peut admettre, avec raison, qu'on préviendra souvent ainsi l'établissement d'une syphilis constitutionnelle, comme cela a lieu lorsqu'on l'administre à des malades affectés de chancres ou de bubons qui, sans ce traitement, détermineraient certainement une infection générale, ainsi que l'expérience nous l'a appris (1).

(1) *OEuvres complètes*, trad. de Richelot, Paris, 1843, tome II, page 257.

Je vous demande pardon pour cette longue citation, vous savez que ce n'est pas mon habitude ; mais celle-là m'a paru d'autant plus nécessaire, que cette doctrine sert encore de base aux raisonnements et à la pratique d'un grand nombre de syphilographes.

Faut-il que j'insiste d'abord sur la manière dont Hunter admet l'infection constitutionnelle par la blennorrhagie ? Ce n'est pas la partie actuellement malade qui infecte, c'est le pus sécrété ! Évidemment, Hunter n'avait pas réfléchi sur ce mode singulier d'infection, et ceux qui l'ont suivi ne semblent pas y avoir réfléchi davantage.

Il est vrai que cette doctrine a été singulièrement revue et augmentée. Ainsi, vous trouverez dans un syphilographe moderne que, dans la blennorrhagie, l'infection ne se fait pas par la portion de la muqueuse qui est malade, mais bien par la portion de la muqueuse du voisinage qui est restée saine, celle-ci seule ayant la faculté d'absorber le muco-pus virulent ; d'où il faudrait tirer, mon cher ami, cette bizarre conclusion, que si toute la longueur de l'urètre était malade, l'infection consécutive ne serait jamais à craindre.

Les coques muqueuses d'Hufeland sont encore une émanation de la doctrine huntérienne. Vous savez que celui-ci prétend que si la blennorrhagie n'infecte pas plus souvent, c'est que le pus est enveloppé dans de petites coques muqueuses, d'où il n'a pas toujours la liberté de s'échapper.

Revenons à Hunter, et soyons douloureusement

surpris de voir ce grand esprit, voulant prévenir l'infection par un traitement mercuriel, soutenir que plus la maladie aura duré, plus il y aura de chances d'infection et plus aussi il faudra donner de mercure, et ne voyant pas que si le mercure n'agissait en effet que pour prévenir l'infection, son administration serait inutile après une longue durée de la blennorrhagie, puisque l'infection serait déjà établie et que le mercure n'a plus de prise sur elle ; soyons étonnés que, malgré son incertitude sur l'action du mercure contre l'infection, il affirme d'une manière si absolue son efficacité à des doses si rigoureusement et si mathématiquement déterminées ; restons confondus de ne rencontrer dans le passage cité qu'un tissu de contre-sens et de contradictions. Le traitement mercuriel excite le plus ordinairement les écoulements blennorrhagiques, et Hunter veut qu'on le continue jusqu'à cessation complète de toute sécrétion ! Que de malades dont l'écoulement ne tarit pas seraient ainsi condamnés au mercure à perpétuité ! Le collègue dont je vous parlais tout à l'heure eût été littéralement gorgé de mercure. Que serait devenu sous le poids d'un traitement aussi prolongé un vieux militaire à qui j'ai donné des soins, qui avait contracté la blennorrhagie à la petite paix d'Amiens et qui la gardait encore en 1845, c'est-à-dire depuis plus de quarante ans ?

Toute cette doctrine de Hunter est déplorable de non-sens. Me donnerai-je le plaisir facile de mettre en évidence ce singulier aveu : « On ne peut jamais, constater le succès de cette pratique; » et celui-ci, plus singulier encore : « On voit peu de malades qui soient atteint de symptômes constitutionnels consécutivement à une gonorrhée ? » N'est-ce pas, cher ami, que, de l'aveu même de Hunter, toute la question se réduit à ceci : c'est que le mercure n'est utile qu'au petit nombre de ceux dont la blennorrhagie est due à un chancre urétral ?

Ainsi tout, et l'erreur même, vient confirmer l'exactitude et la vérité de la doctrine de l'hôpital du Midi.

Enfin, le traitement de la blennorrhagie nous ramène encore en présence de la théorie du juste milieu. M. Lagneau, qui regarde la blennorrhagie comme une syphilis légère, conseille contre elle un *demi-traitement*. Nous voyons poindre ici le demi-virus, la demi-virulence de notre confrère de Lyon, M. Baumès.

Demi-traitement! Syphilis légère ! Hélas ! mon cher ami, il n'y a malheureusement rien de léger en fait de vérole, si ce n'est certaines opinions d'hommes très-graves. La syphilis existe ou n'existe pas : s'il y a vérole, il faut un traitement complet, aussi complet que possible ; il faut user de toutes les garanties que peut donner un traitement sérieux et méthodique. Si la vérole n'existe pas, eh mon Dieu ! à quoi bon un traitement anti-syphilitique ?

La blennorrhagie simple, bénigne, comment faut-il la traiter? Je répète encore que je me tiens ici aux généralités de la question. Un mot donc du traitement abortif. Vous savez tout ce qui a été dit sur la répercussion, sur la théorie du loup renfermé dans la bergerie ; vous connaissez toutes les appréhensions qui se sont manifestées à l'endroit des métastases et des pérégrinations du virus dans l'économie, occasionnées par le traitement abortif de la blennorrhagie. Cette doctrine m'a toujours fort étonné en présence des faits qui se présentent en foule et journellement dans la pratique.

D'abord, il est incontestable que la plupart des accidents auxquels la blennorrhagie peut donner lieu, ne se manifestent presque jamais avant la fin du premier septénaire ; c'est à partir du second, et le plus ordinairement plus tard, qu'on voit ces accidents survenir.

D'un autre côté (et ceux qui fréquentent l'hôpital du Midi le savent bien), le plus grand nombre de ces accidents ne se montrent que chez les *blennorrhagiques* qui n'ont fait aucun traitement, ou qui n'en ont fait qu'un insignifiant. Voulez-vous que je vous en donne une preuve singulière ? — Ici, mon cher ami, laissez-moi vous dire, incidemment, que je professe une grande déférence pour la statistique médicale, cet instrument précieux, qui, manié comme il l'a été par les habiles mains de M. Louis, a rendu de si incontestables services à notre science. Mais, M. Louis est le premier à le reconnaître et à le proclamer, rien de plus difficile, de plus délicat que la statistique médicale ; rien qui, par ses écarts ou par sa vicieuse application, puisse conduire à de plus grandes déceptions, à des erreurs plus déplorables. Cette profession de foi faite, on ne pourra pas, je l'espère, considérer comme une attaque contre la statistique, ou comme une moquerie de ce précieux instrument de recherches, ce que je vais dire relativement aux causes des accidents produits par la blennorrhagie.

Je disais que le traitement abortif de la blennorrhagie était fort innocent des accidents qui peuvent se manifester pendant le cours de cette maladie. Savez-vous, en effet, ce que la statistique, ridiculement interprétée, apprendrait à cet égard ? C'est que l'antécédent le plus fréquent de l'épididymite serait la tisane de graine de lin. Je possède sur ce point des chiffres énormes, et les élèves de ma clinique attendent tous les jours, avec une hilariante impatience, cette question terminale que je ne manque jamais d'adresser au malade affecté d'épididymite : Mais avez-vous pris de la tisane de graine de lin ? La réponse est inévitablement affirmative.

Que conclure de ces chiffres et de ces faits ? Qu'évidemment l'épididymite, comme les autres accidents de la blennorrhagie, n'est ni une répercussion, ni une métastase, ni aucune de ces chimères par lesquelles on a voulu empêcher l'application d'un traitement hâtif et abortif de la blennorrhagie.

Je suis profondément convaincu, par mon observation et par ma longue expérience, qu'une blennorrhagie arrêtée dès les premiers jours de son apparition, loin d'être suivie des accidents qu'on redoute, en empêchera au contraire la manifestation.

Le traitement abortif de la blennorrhagie est en même temps le traitement prophylactique des accidents consécutifs. Aussi en pratique ai-je adopté le traitement abortif appliqué dès les premiers moments de l'apparition de la blennorrhagie. C'est un point de doctrine sur lequel je ne saurais jamais trop insister. Le début de la blennorrhagie est connu, sa fin et ses conséquences sont toujours incertaines. Il y a donc immense intérêt pour le malade à le débarrasser le plus vite possible de son écoulement.

En dépit d'un vieux préjugé dont la pratique de Bell a pu être le prétexte, je professe, mon cher ami, que les injections qui constituent une des parties les plus importantes du traitement abortif et curatif, loin de produire les rétrécissements de l'urètre, ainsi qu'on l'a dit et qu'on le répète encore, sont le meilleur traitement prophylactique de ces rétrécissements. On peut assurer que plus vite un écoulement sera arrêté, moins on aura à redouter les altérations organiques de l'urètre ; celles-ci sont, comme pour toutes les autres muqueuses, la conséquence de la durée de l'inflammation. Je sais bien qu'ici encore la statistique a été invoquée, et qu'on a exhibé des cas assez nombreux dans lesquels des rétrécissements se sont manifestés après les injections. Mais il en est un peu à cet égard comme de la tisane de graine de lin dans l'épididymite : par cela seulement qu'on trouve les injections parmi les antécédents des rétrécissements, il ne faut pas conclure à un rapport de causalité ; analysez bien ces observations, et vous verrez qu'il s'agit de blennorrhagies anciennes, d'une très-longue durée, qui ont résisté à tout, même aux injections ; c'est précisément parce que les injections n'ont pas guéri l'inflammation, que le rétrécissement est survenu. Ce qui n'entraine pas la nécessité de leur emploi maladroit ou intempestif.

Je suis heureux de citer ici un de nos jeunes et laborieux confrères, M. le docteur Caudmont, élève de M. Civiale, qui professe dans ses cours si suivis sur les maladies des voies urinaires des opinions tout à fait analogues, et atttribue la diminution qu'il croit observer aujourd'hui dans le nombre des rétrécissements de l'urètre, aux préceptes thérapeutiques sur lesquels j'insiste et que j'ai le plus cherché à propager.

Permettez-moi de résumer ici, en quelques mots et comme je l'ai fait ailleurs (1), mes opinions et ma pratique sur le traitement de la blennorrhagie urétrale.

Le nombre et la gravité des accidents sont, non-seulement en raison de l'intensité de la maladie première, mais encore en raison de sa durée.

La blennorrhagie n'atteint pas ordinairement de suite sa plus grande violence ; elle n'a pas non plus des phases régulières à parcourir, ni un temps de durée limité.

Malgré les idées contraires de Hunter, nous

____

(1) Hunter, *Traité de la maladie vénérienne*, 3e édition, Paris, 1859, p. 141.

sommes trop éloigné du stahlisme pur pour croire, comme on le fait vulgairement, à la nécessité de la suppuration, et au besoin de laisser aller l'écoulement. L'abondance de la suppuration est en raison du degré de l'inflammation, et non la cause qui fait diminuer celle-ci. Les prétendus dangers de la répercussion des écoulements, ou de leur guérison rapide, sont chimériques, et l'on peut établir la proposition contraire, qui veut que plus vite on guérit et plus tôt aussi on se met à l'abri des accidents.

Il résulte de ces propositions que le traitement de la blennorrhagie doit tendre à empêcher son développement, à diminuer l'intensité de ses symptômes quand on n'a pas pu l'arrêter au début, et enfin, dans tous les cas, à en abréger la durée autant qu'il est possible. Il faut donc diviser le traitement en abortif, en palliatif et en curatif.

Les agents de la méthode *abortive* sont directs ou indirects. On peut les employer isolément ou à la fois.

Tant qu'il n'y a pas encore de signes de vive inflammation, au premier, au second, au troisième, au quatrième jour, ou même plus tard, on peut employer les injections de solution de nitrate d'argent, ou ce sel à l'état solide, en faisant prendre concurremment à l'intérieur le cubèbe ou le copahu. Le nitrate d'argent est un puissant et excellent modificateur des muqueuses enflammées, mais il n'est pas sans quelques inconvénients : il détermine souvent beaucoup de douleurs, et l'inflammation artificielle à laquelle il donne lieu est quelquefois assez vive pour occasionner des accidents qui, bien que passagers, n'en sont pas moins fort désagréables ; j'y ai presque entièrement renoncé.

S'il existe déjà un peu trop d'inflammation et de douleur, ou que ces conditions se manifestent sous l'influence des injections, il faut renoncer à celles-ci, tout en continuant les moyens internes, aidés du reste du régime et d'autres moyens que nous allons signaler.

Dès que l'état inflammatoire est franchement établi, la méthode abortive n'est plus applicable, car elle pourrait plutôt nuire que servir.

Alors doit être employé le traitement *palliatif* de la période aiguë, qu'on peut ainsi résumer :

Repos général de l'individu, mais, par-dessus tout, repos local de la partie malade ; usage d'un suspensoir pendant la marche et la station droite ; régime sévère, en rapport toutefois avec les forces de l'individu et l'intensité du mal ; éviter les excitants de tous genres, et plus particulièrement les liqueurs, la bière, les asperges, etc. ; boissons rafraîchissantes et abondantes, au goût du malade.

Liberté du ventre à l'aide de lavements ou de légers purgatifs ; bains entiers tièdes et prolongés, en tenant compte toutefois de leurs effets, quelques malades ne s'en trouvant pas bien ; bains locaux comme soin de propreté ; ou comme sédatifs, en évitant encore qu'ils ne congestionnent ou ne favorisent l'œdème ; lotions, fomentations, cataplasmes, en suivant les mêmes règles.

Évacuations sanguines locales, quand la maladie existe sans réactions générales, saignée du bras dans les conditions opposées. Dans le premier cas, en donnant la préférence aux sangsues, on doit mettre celles-ci aussi près que possible de l'endroit malade, en évitant, en cas de complication de chancres, les points déclives que pourrait atteindre le pus, et les régions où le tissu cellulaire trop lâche favorise l'œdème et expose à de graves accidents d'inflammation érysipélateuse et même de gangrène, comme on l'a vu pour les bourses, la verge, les paupières, etc.

Lorsque l'état aigu cède, ce qui est indiqué par la diminution ou la cessation complète de la douleur en urinant, bien plus encore que par l'absence de celle-ci dans les érections, qui, comme l'observe avec raison Hunter, peuvent faire encore longtemps souffrir après la cessation de tout écoulement, il ne faut plus insister autant sur la médication antiphlogistique, qui, loin de guérir dans la plupart des cas, comme on l'a avancé, tend au contraire à faire passer la maladie à l'état chronique indéfini.

On doit aussitôt abandonner l'usage des bains généraux, qui non-seulement alors pourraient entretenir la maladie, mais qui même la font revenir, quand on les reprend trop tôt après la guérison.

Le régime doit être rendu graduellement plus tonique, tandis qu'on va prescrire les anti-blennorrhagiques proprement dits. Ici, comme dans la méthode abortive, deux ordres de médications se présentent : moyens directs, moyens indirects.

1° *Moyens directs*. La médication directe ou locale doit être mise en première ligne. Les indications qu'elle doit remplir sont : d'isoler les muqueuses malades, en les empêchant de se toucher entre elles ; de s'opposer au séjour ou à la stagnation des sécrétions morbides, et de tarir l'écoulement.

La première indication n'est pas facile à remplir dans la blennorrhagie urétrale, bien que je l'aie tenté avec succès dans une foule de cas. Quant aux autres conditions de la médication directe, on y satisfait surtout par l'usage des injections.

Sans chercher ou rejeter d'une manière absolue un spécifique dans les injections, il est bien certain que, parmi les médicaments qu'on emploie sous cette forme, il en est qui donnent souvent d'heureux résultats. Sous ce rapport, on a mis en première ligne le nitrate d'argent, qui a une action si remarquable dans le traitement de la plupart des inflammations des muqueuses.

La formule à laquelle je donnais autrefois la préférence, et qui est celle dont on peut se servir dans le traitement abortif, est la même qu'a proposée le professeur Serre, de Montpellier, après avoir vu ma pratique :

<pre>
Nitrate d'argent cristallisé.......   10 cent.grammes
Eau distillée.............. . ..   200 grammes.
     M.
</pre>

Les injections à l'aide de ce liquide doivent être faites avec une seringue en verre.

Il faut que les injections soient froides, et qu'on ne les empêche pas de parcourir toute la longueur du canal, afin qu'elles puissent atteindre dans tous les cas les régions malades.

Le nombre journalier des injections doit être limité : trois par jour suffisent ordinairement, sans fatiguer le canal. Si après un jour ou deux l'écoulement augmente, et que surtout il devienne un peu sanguinolent, on les suspend. Alors la sécrétion morbide ne tarde pas à diminuer pour se tarir ensuite, ou tout au moins à revenir au taux où elle était d'abord. Dans le premier cas, les injections ne sont plus utiles; dans le second, il faut y revenir. Quelquefois cependant, à la dose indiquée, le nitrate d'argent a peu d'effet sur la marche de la maladie; alors, il faut augmenter graduellement cette dose jusqu'à production d'un des résultats signalés.

Le docteur Carmichael, en Angleterre, en 1841, et M. le docteur Debeney, en France (1) en 1843, ont proposé les injections caustiques, c'est-à-dire à 80 centigrammes ou à 1 gramme pour 30 grammes d'eau distillée, à toutes les périodes de la blennorrhagie. Cette méthode, vivement attaquée par mon savant ami, M. le docteur Vénot, de Bordeaux, donne souvent des résultats avantageux, comme méthode abortive. Cependant, aujourd'hui, je préfère les injections suivantes :

(1, *Exposé pratique de la méthode des injections caustiques dans le traitement de la blennorrhagie.*

```
Eau de roses......... ....   200 grammes.
Sulfate de zinc..........  |
Acétate de plomb.......  |   āā 2 grammes.
       M.
```

Voici une autre formule qui m'a bien souvent réussi :

```
Eau de roses ..... .........   200 grammes.
Sulfate de zinc..............    1 gramme.
Acétate de plomb ..........     2 grammes.
Teinture de cachou.... ..  |
Laudanum de Sydenham..  |    āā 4 grammes.
```

Il faut secouer la bouteille chaque fois, et faire trois injections par jour, en laissant séjourner le liquide une demi-minute, ou une minute, s'il n'y a pas trop de sensibilité.

Il ne faut cependant pas exclure les autres injections de la pratique; on pourrait peut-être en formuler ainsi l'emploi.

Injections avec l'acétate de plomb, quand le nitrate d'argent irrite sans bénéfice; avec le zinc, quand les dernières restent sans effet; avec le tannin; avec le vin, lorsqu'il existe du relâchement et de l'atonie; laudanisées, quand on a besoin d'un astringent sédatif; enfin, avec le sublimé, l'iode, l'iodure de fer, les caustiques même, quand il faut obtenir une modification ou perturbation plus profonde, etc. Les injections avec le chloroforme ne m'ont pas réussi.

On a reproché aux injections : 1° d'exposer les malades à des attouchements répétés et *dangereux*. Cette objection est ridicule.

2° On les a accusées de pousser la matière conta-

gieuse plus profondément et de prolonger la maladie.
Cet effet n'est rien moins que prouvé.

3° On a pensé qu'elles donnaient souvent lieu à
l'inflammation du col de la vessie et aux engorgements des épididymes. Mal administrées, et à des
degrés de concentration ou avec des substances non
convenables, elles peuvent produire ces effets; mais,
dans ces cas, la faute n'est pas au remède, il faut
l'imputer à ceux qui l'ont mal appliqué.

4° Enfin, l'objection la plus terrible, la plus opiniâtre
est celle qui veut que les injections soient la cause
la plus fréquente des rétrécissements de l'urètre.

On peut, en opposition avec les idées qu'on tend
à propager à ce sujet, dire que non-seulement les
injections ne déterminent pas dans tous les cas des
coarctations, mais qu'au contraire elles les préviennent quand elles font cesser une blennorrhagie
promptement, et que même, dans certaines circonstances d'hypertrophies molles de l'urètre, elles peuvent guérir les rétrécissements qui en dépendent.

Les individus qui ont des rétrécissements après avoir
fait des injections, sont ceux chez lesquels l'écoulement n'a pas été guéri, et a entraîné, par sa persistance, l'altération des tissus, comme cela arrive dans
toutes les inflammations qui durent trop longtemps.

En somme, les mauvais résultats des injections
tiennent encore à leur mauvaise administration, ou
à un défaut d'action.

Nous continuerons ce sujet dans une prochaine
lettre.

DIXIÈME LETTRE.

Traitement de la blennorrhagie.

(Suite).

MON CHER AMI,

Continuons l'exposé de mes opinions sur le traitement de la blennorrhagie :

2° *Moyens indirects.* On doit y recourir dès qu'on commence l'usage des injections. Dans quelques cas même, lorsque l'urètre est encore trop impressionnable, ou qu'il s'irrite sous l'influence de celles-ci, il faut les employer seuls de prime abord ou après coup.

On peut les ranger, selon leur plus ou moins d'efficacité, dans l'ordre suivant : copahu, cubèbe, térébenthine, purgatifs, diurétiques, astringents, toniques, iode, révulsifs cutanés, etc.

Le copahu, auquel Hunter semble n'accorder que la propriété de diminuer la sécrétion morbide sans avoir d'influence bien marquée sur l'inflammation qui la produit, a cependant un effet tel, lorsqu'il est bien employé, qu'on est forcé, malgré les préventions de Jourdan, de lui accorder une sorte de propriété spécifique anti-blennorrhagique.

Le copahu agit sur l'estomac, les intestins, les voies urinaires, la peau, et, dans quelques cas rares, sur les centres nerveux.

Sur l'estomac, il excite des nausées, des rapports, des vomituritions et des vomissements par intolérance, ou il détermine des irritations franches et de véritables inflammations. Ces différents effets sur l'estomac sont en pure perte, et sans résultats curatifs pour la blennorrhagie.

Dans le canal intestinal, il peut purger simplement, donner quelquefois lieu à de la constipation, ou exciter aussi l'inflammation à différents degrés. C'est toutefois dans cette région des voies digestives que l'action du copahu est efficace. Chez quelques malades, ses bons effets sont en raison directe des évacuations alvines qu'il excite, tandis que chez d'autres on observe les résultats opposés. Ces différentes conditions de succès ne peuvent être déterminées qu'*à posteriori*.

Mais l'action la plus puissante du copahu a lieu surtout lorsqu'il est admis à traverser les voies urinaires, ce qui n'arrive que dans les cas où le canal intestinal a pu le tolérer. Cette action se manifeste par un peu d'augmentation dans la sécrétion de l'urine, dont l'odeur change en se combinant à celle du remède; par une excitation quelquefois assez vive du col de la vessie, qui entraîne de plus fréquents besoins d'uriner, et enfin par une chaleur ordinairement accrue dans l'urètre pendant l'émission. C'est vraiment ici qu'on reconnaît l'action presque spécifique du baume de copahu, et cela est tellement vrai qu'on peut dire qu'il est aussi puissant contre la blennorhagie urétrale des deux sexes qu'il est nul pour les autres variétés de cette affection.

Je crois devoir rapporter ici, à l'appui de ce qui précède, l'observation suivante que j'ai déjà publiée (1).

Division accidentelle de l'urètre : — *Urétrite blennorrhagique.* — Tran....., âgé de vingt-six ans, cordonnier, entré le 16 juin 1840, salle 3, n° 25.

Ce malade, à l'âge de sept ans, par un de ces caprices bizarres qui ont donné lieu à tant d'accidents curieux du côté des organes génitaux, imagina de s'étreindre la verge avec un fil. Ce fil, fortement serré un peu en avant de la racine des bourses amena, dès le lendemain, un gonflement considérable des tissus, au-dessous desquels il disparut bientôt en coupant la peau. A la tuméfaction générale des parties et à la section des téguments, se joignit une rétention d'urine que le malade assure avoir été complète pendant 14 jours.

A cette époque, c'est-à-dire au 14e jour, l'urètre fut à son tour divisé par le fil, et il s'échappa une très-grande quantité d'urine par l'ouverture accidentelle qui venait d'être opérée.

Ce ne serait qu'alors, s'il faut en croire le malade, qu'à cause des graves accidents qui survinrent et sur la nature desquels il ne sait pas trop s'expliquer, ses parents, qui jusque-là ignoraient la maladie, durent consulter un médecin. Nous n'entrerons pas dans le détail des soins qui furent donnés au malade

(1) Troisième livraison de mon *Iconographie de l'hôpital des vénériens.*

dans cette circonstance ; mais nous dirons seulement qu'il se rappelle parfaitement bien qu'on n'a jamais pu retrouver le fil, malgré tous les soins que le médecin mit à le chercher. Quoi qu'il en soit, au bout de six semaines il fut guéri, en conservant toutefois le vice de conformation qu'il venait d'acquérir et avec lequel il s'est présenté à notre observation.

Aujourd'hui la partie spongieuse de l'urètre est divisée dans toute son épaisseur un peu au-devant du scrotum, et le canal est ainsi partagé en deux parties, l'une vésicale, l'autre pénienne. Les deux orifices accidentels résultant de cette division, éloignés l'un de l'autre d'environ deux centimètres et demi, sont un peu boursouflés et offrent un renversement en dehors de la muqueuse, en même temps qu'ils sont dirigés obliquement en bas. Ils se trouvent du reste séparés l'un de l'autre, et entourés par le tissu d'une cicatrice profonde et dure qui forme une espèce de virole ou de cercle étreignant la verge dans toute sa circonférence et au même niveau. Par suite de conditions congéniales, mais surtout par le fait des désordres inflammatoires qui ont précédemment eu lieu, il existe un phimosis qui ne permet en aucune façon de mettre le gland à découvert.

L'érection de la verge est parfaitement droite, avec peut-être un peu de tendance à se courber du côté du pubis. La moitié antérieure de l'urètre ne semble pas participer autant à cette turgescence érective qu'on observe dans l'état normal, et le gland est certainement moins *vultueux*. Cette partie reste

aussi complétement étrangère aux sensations volup-
tueuses, qui se trouvent limitées à la moitié postérieure du canal, de telle façon que la fosse naviculaire n'est plus, chez ce malade, l'aboutissant ou le
rendez-vous des sympathies de l'urètre. Du reste
l'éjaculation se fait comme la miction, et ni le
sperme, dont la projection est beaucoup moins forte
que dans l'état ordinaire, ni l'urine ne traversent la
moitié antérieure du canal.

Ce fut dans ces conditions que le 1er juin 1849 et
huit jours après un coït, ce malade vit paraître un
écoulement blennorrhagique. L'affection commença
d'abord par la portion vésicale de l'urètre, et ce ne
fut que quatre jours plus tard que la portion pénienne devint malade à son tour. Alors l'écoulement eut lieu en même temps par l'orifice de la portion vésicale et par les deux orifices de la portion
pénienne (méat urinaire et orifice accidentel).

Le 17 juin. L'inflammation est partout très-in-
tense ; la matière de l'écoulement est très-abondante,
fortement purulente et verdâtre ; toutefois, bien
qu'il y ait là des caractères très-prononcés d'extrême
acuïté, la portion vésicale du canal, celle qui seule
se trouve traversée par l'urine, est la seule aussi qui
soit le siége de douleurs pendant l'émission de ce liquide, et l'autre n'est un peu sensible qu'à la pression. Les érections, du reste, ne sont en aucune façon pénibles ; le canal se trouvant divisé dans la
partie la plus favorable pour empêcher la formation
de ce qu'on appelle vulgairement *la corde,* ou le dé-

faut d'allongement du canal que l'inflammation rend rigide dans la chaudepisse dite cordée. On donne au malade la demi-portion d'aliments, tisane rafraîchissante, bain.

Le 19, l'état aigu a presque complétement cédé au repos et au régime antiphlogistique. Il reste un peu de douleur en urinant ; on donne 24 grammes de poivre cubèbe en trois doses ; même régime. On suspend les bains.

Le 21, la sécrétion morbide a considérablement diminué du côté de la portion vésicale de l'urètre ; tandis que dans la portion pénienne elle n'a subi aucune modification.

Le 24, l'écoulement a complétement cessé dans la portion vésicale de l'urètre, on continue le cubèbe ; le malade reçoit les 3/4 d'aliments.

Le 1er juillet, on abandonne la médication par le cubèbe ; aucune trace d'écoulement n'a reparu dans la portion vésicale de l'urètre. L'état de la portion pénienne ne paraît pas modifié ; on continue le même régime alimentaire.

Le 6 juillet, la sécrétion morbide reparaît dans la portion de l'urètre où elle avait d'abord cessé, et cet accident se trouve peut-être expliqué par ce fait, que pendant l'usage du cubèbe, on tenait les orifices accidentels du canal isolés, tandis qu'après la guérison de la portion vésicale de l'urètre on permit à la matière morbide fournie par la portion pénienne de venir souiller l'orifice du canal qui n'était plus malade.

Le 8, on reprend la médication déjà suivie et l'on

administre 24 grammes de cubèbe ; même régime.

Le 16, la sécrétion blennorrhagique est de nouveau tarie dans la portion vésicale de l'urètre. On continue le traitement ; même régime.

Le 17, on fait pratiquer dans la portion pénienne de l'urètre des injections avec une solution de nitrate d'argent (10 centigrammes de nitrate d'argent cristallisé pour 200 grammes d'eau), afin de guérir l'écoulement dont elle est le siége. Même traitement, même régime.

Le 20, sous l'influence des injections au nitrate d'argent, la sécrétion blennorrhagique qui avait son siége dans la portion pénienne de l'urètre, a presque complétement disparu. Même régime, même traitement.

Le 22, il ne reste aucune trace d'écoulement en aucun point du canal, on cesse tout traitement. Même régime.

Le 26, la guérison de la blennorrhagie est complète, il n'y a pas la moindre supersécrétion morbide ; désirant laisser au malade quelques jours de repos avant de pratiquer l'urétroplastie que réclame son état, il lui est permis de sortir pour aller mettre fin à des affaires particulières.

Il m'a semblé également intéressant d'ajouter à l'observation précédente les deux nouvelles observations qu'on va lire et que j'ai communiquées à l'Académie de médecine (1).

(1) *Bulletin de l'Académie impériale de médecine*, 1849, t. XIV, p. 593.

Blennorrhagie dans un canal urétral divisé à sa partie moyenne, en avant de l'angle péno-scrotal. — P..., âgé de vingt-quatre ans, est entré à l'hôpital du Midi, le 2 février 1849.

A l'âge de sept ans, ce malade avait eu aussi la fantaisie singulière de retenir son urine, en étranglant sa verge avec une ficelle fortement serrée ; la ficelle avait été enlevée au bout de quelques heures ; mais la constriction avait assez duré pour mortifier profondément les tissus, y compris l'urètre, et donner lieu à la lésion que nous allons décrire.

A la réunion des deux tiers antérieurs avec le tiers postérieur de la verge, existe un étranglement circulaire, résultat de la compression de cet organe ; à ce niveau, la peau présente une cicatrice circulaire, sillonnée, d'environ deux lignes de profondeur : la portion de la verge antérieure à l'étranglement a atteint son développement normal. L'urètre divisé présente au-devant de cet étranglement un orifice circulaire nettement limité par lequel on peut introduire une sonde cannelée. En arrière, la seconde portion de la solution de continuité du canal de l'urètre vient aboutir à un orifice plus évasé, plus inégal que le précédent, à bords très-irréguliers et pouvant admettre une sonde de calibre ordinaire. Toute l'urine sort par cette ouverture.

Les érections sont à peu près comme dans l'état normal. Il y a un mois, P..... a contracté une blennorrhagie aiguë qui, jusqu'au jour de son admission à l'hôpital, n'a été soumise à aucun traitement.

A son entrée à l'hôpital du Midi (le 2 février), la maladie occupe les deux portions du canal; l'écoulement très-abondant est d'une couleur jaune verdâtre ; la partie postérieure du canal est le siége de douleurs assez vives, pendant et après l'émission de l'urine ; il y a pendant la nuit quelques érections à peine douloureuses.

Le 3 février, le malade est soumis à l'action d'une émulsion de copahu. Pour apprécier exactement l'effet du médicament dans chacune des parties du canal, je fais obturer avec soin l'orifice antérieur à l'étranglement à l'aide de diachylon, précaution presque superflue, puisque toute l'urine sort par l'orifice postérieur ; ainsi l'urine chargée du principe médicamenteux ne balayera que la portion de l'urètre qui est en arrière de la solution de continuité.

Le 6 février, l'écoulement a beaucoup diminué et a changé de couleur et de nature dans cette portion ; la pression des doigts en fait suinter une goutte de muco-pus blanchâtre suspendue dans un liquide clair et filant ; les douleurs ont cessé.

Le 8 février, l'écoulement a complétement disparu dans la partie postérieure ; alors je recommande au malade, qui continue l'usage du copahu, de faire dans la partie antérieure, qui n'a subi aucune modification, une injection d'arrière en avant (par l'orifice artificiel) de toute son urine, au moment où il vient de la rendre.

Le 12 février, il y a déjà une amélioration notable ; la nature de l'écoulement a changé, il est d'une coloration blanc jaunâtre et beaucoup moins abondant.

Le 13 février, la quantité et la coloration de l'écoulement sont encore modifiées; trois quarts d'heure après les injections, on obtient à peine par la pression du canal une goutte de muco-pus très-clair, à l'orifice du méat naturel.

Le 16 février, l'écoulement est guéri dans toute la longueur du canal.

J'ai recueilli la seconde observation dans la pratique privée.

Hypospadias accidentel : blennorrhagie guérie successivement dans les deux portions du canal. — M... était, à la fois, affecté d'une blennorrhagie et d'une rupture de l'urètre qui avait produit un hypospadias accidentel à la partie moyenne de la verge. Comme dans l'observation précédente, c'était la constriction exercée par une ficelle qui avait amené la mortification des tissus et la rupture consécutive de l'urètre; c'était au même âge, à sept ans, que le malade s'était infligé lui-même cette infirmité.

L'urine s'échappait par le méat artificiel, cependant le malade pouvait lui faire parcourir toute la longueur du canal, en appliquant la portion antérieure de la verge sur la portion postérieure, suivant l'axe de l'organe, de manière à obturer l'orifice traumatique. Le copahu fut donné à l'intérieur, la blennorrhagie cessa, en peu de jours, dans la partie postérieure de l'urètre ; mais elle persistait dans la partie antérieure que l'on ne faisait pas parcourir par l'urine chargée du principe médicamenteux du copahu.

On continua néanmoins le traitement, trois jours encore, dans les mêmes conditions. La guérison de la partie postérieure de l'urètre étant alors parfaitement constatée, on continua l'administration intérieure du copahu, mais cette fois le malade devait faire parcourir à l'urine toute l'étendue de l'urètre, en prenant la précaution que nous avons indiquée ; à l'aide de cette manœuvre, l'urine copahifère opéra la guérison de la partie antérieure du canal, toutefois avec le double du temps qu'avait demandé la guérison de la partie postérieure.

C'est sous le point de vue du traitement interne et de l'action des antiblennorrhagiques proprement dits, que les observations que l'on vient de lire offrent de l'intérêt. Les conditions dans lesquelles se trouvaient les malades donnaient une belle occasion de reconnaître le mode d'action de ces remèdes presque spécifiques contre la blennorrhagie urétrale, et d'effet presque nul dans les autres variétés de la blennorrhagie. On a pu se convaincre ici, de la manière la plus évidente, qu'ils agissaient surtout en vertu de modifications particulières qu'ils subissaient en traversant le filtre des reins, pour être ensuite transportés par l'urine et mis en contact avec les muqueuses malades que ce liquide traverse, et cela dans des proportions mieux appropriées, ou avec les seuls principes curatifs que la chimie vivante et le mécanisme de certaines fonctions ont le secret d'extraire et d'appliquer.

Je ne nie pas pour cela, comme on a voulu me le
faire dire, l'action générale des balsamiques; j'admets, avec tout le monde, qu'ils peuvent communiquer certaines propriétés au sang, modifier certaines
sécrétions. Je suis également convaincu de leur action révulsive. Mais ce que l'expérience m'a enseigné, comme à beaucoup d'autres, c'est que c'est là
leur manière d'agir la plus faible ou la plus incertaine, comme on peut l'observer tous les jours dans
le traitement de la balanite, des écoulements vulvaires, vaginaux, utérins et dans l'ophthalmie blennorrhagique, où ils ne produisent pas plus d'effet. Si,
dans quelques circonstances, en portant une irritation plus ou moins vive sur les voies digestives, ils
parviennent à modifier plus puissamment certains
écoulements et à les supprimer même en détermi-
nant quelquefois des vomissements ou le plus souvent de la diarrhée, et sans communiquer (au moins
d'une manière appréciable) aucun de leurs éléments
à l'urine, l'expérience enseigne que, dans certains
cas, la suppression de la maladie n'est le plus ordinairement que momentanée, et qu'elle reparaît aussitôt qu'on suspend l'usage des médicaments, qui
alors n'avaient agi qu'à la manière des révulsifs en
général et sans *spécificité*. On peut ajouter que, si
pour maintenir la cure on porte l'usage des remèdes
à des doses plus élevées et de façon à dépasser les
bornes d'une sage révulsion, et qu'on parvienne à
déterminer un véritable état inflammatoire de la muqueuse gastro-intestinale, alors encore l'action ré-

vulsive cesse et la blennorrhagie reparaît, mais, cette fois, d'autant plus intense ou plus rebelle que la maladie des voies digestives qu'on vient de produire agit dans le sens de celle qu'on voulait combattre, et prive de l'usage d'une médication interne qu'on aurait pu diriger plus sagement.

D'un autre côté, lorsque les balsamiques pris par les voies digestives portent leur action sur la peau et y déterminent des éruptions, on n'observe pas ordinairement d'effet révulsif, et la blennorrhagie, contre laquelle on les administrait, continue comme avant leur emploi, ou même s'aggrave et nécessite presque toujours qu'on les supprime jusqu'à ce que les accidents du côté de la peau se soient dissipés.

Convaincu, comme moi, du peu de confiance qu'on devait accorder à l'action générale et révulsive du copahu et du cubèbe, certain qu'il devait y avoir dans les effets de ces agents quelque chose de particulier sur la muqueuse malade, mon honorable collègue, feu Cullerier neveu, avait répété, déjà depuis plusieurs années, quelques expériences sur leur action directe, par application immédiate et en substance sur les muqueuses malades, soit à l'aide d'injection, soit autrement, et il avait reconnu contradictoirement, à ce qu'ont avancé quelques expérimentateurs habiles, mais un peu trop prompts à conclure, que les résultats étaient ordinairement nuls ou nuisibles. J'ajouterai, comme complément de ces expériences, que je n'ai rien obtenu de mieux de l'administration du copahu et du cubèbe par la bouche, contre les écoulements réputés blennorrhagiques de la terminaison du rectum ; et cela était facile à prévoir, les effets devant être à très-peu de chose près les mêmes, puisqu'une assez grande quantité de ces substances traverse fréquemment les voies digestives sans subir aucune altération, et qu'on peut alors justement les considérer comme ayant été appliquées directement sur les parties malades.

Aussi, c'est sur les injections ou sur les moyens locaux appropriés qu'il faut compter, dans le traitement de toutes les variétés de la blennorrhagie autre que la blennorrhagie urétrale, et dans celle-ci on guérit d'autant plus facilement et d'autant plus vite qu'à la médication convenablement dosée pour permettre l'action sur les voies urinaires, on associe la médication locale.

Notre confrère, M. le docteur Hardy, a présenté à la Société des médecins des hôpitaux de Paris des observations de guérison de blennorrhagies vaginales par l'injection, dans le vagin, d'urine chargée de copahu, d'après les principes que je viens de poser. J'ai aussi réussi, par ce même procédé, dans quelques cas de balanite.

Mais lorsque j'ai voulu mélanger le copahu directement à l'urine, après son excrétion, pour l'injecter ensuite, j'ai toujours échoué.

J'ai fait faire des recherches, et j'en fais encore pour savoir si on ne pourrait pas imiter l'urine médicamenteuse préparée par les reins. Je n'ai encore rien trouvé de très-satisfaisant.

Le copahu détermine souvent dans les temps froids et humides, au printemps, en automne, des éruptions cutanées, qui se rapportent, par ordre de fréquence, à la roséole, à l'urticaire, ou à de simples érythèmes. Ces éruptions ont surtout lieu lorsque les voies digestives sont en mauvais état. Elles s'accompagnent ordinairement de vives démangeaisons et durent rarement au delà du premier septénaire, lorsque, reconnaissant la cause à laquelle elles sont dues, on fait cesser celles-ci. Non-seulement l'action du copahu sur la peau, qui tourmente plus ou moins les malades, est sans bénéfice dans le traitement de la blennorrhagie, mais encore il n'est pas rare de voir des malades chez lesquels l'écoulement, d'abord tari, reparaît dès qu'une éruption cutanée vient à se manifester. D'après ces observations pratiques, qu'on peut répéter tous les jours, il faudra bien se garder d'adopter l'opinion qui veut que l'action du remède sur la peau ne soit pas une contre-indication à son emploi (1).

Je ne saurais parler de l'action du copahu sur la peau, sans signaler une grave erreur commise par M. A. Cazenave (2). Ce pathologiste considère les exanthèmes produits par le copahu et par le cubèbe, comme étant de véritables éruptions syphilitiques, par cela seul qu'une blennorrhagie a précédé !

(1) *Dictionnaire de médecine et de chirurgie pratiques.*
(2) *Traité des syphilides.*

Mais, contre quoi donne-t-on ces remèdes ? Et est-il besoin de l'existence d'une blennorrhagie pour qu'ils produisent de tels effets ?

De tous les effets du copahu, le plus rare est, sans contredit, celui qui a lieu sur les centres nerveux. J'ai cependant eu occasion de voir des malades chez lesquels ce médicament, administré à des doses trop fortes, ou d'une manière intempestive, avait produit des symptômes alarmants de congestion et d'excitation de la moelle épinière et du cerveau. Chez une femme, il donna lieu à une hémiplégie passagère, qui disparut aussitôt qu'une vive éruption rubéolique se manifesta ; tandis que chez un autre son emploi fut suivi de violentes convulsions, dont la crise fut encore un exanthème aigu.

Le meilleur mode d'administration du copahu est par l'estomac : il est dix fois plus puissant par cette voie que par le rectum, et ce n'est que dans les cas où l'estomac ne peut le tolérer qu'il faut le faire prendre par le gros intestin.

Plus le copahu est pur et sans mélange, mieux il agit. Toutes les préparations pharmaceutiques qui tendent à le solidifier, à lui ôter son goût et son odeur, nuisent souvent à son efficacité.

On peut le faire tolérer par l'estomac en l'associant aux antispasmodiques, aux opiacés, aux toniques.

La forme capsulaire sous laquelle on l'administre aujourd'hui a constitué un véritable progrès en pharmacie.

Lorsque le copahu purge trop, sans bénéfice, il faut l'associer aux opiacés et aux astringents, tandis qu'on doit l'aider de substances purgatives dans les conditions opposées. C'est ainsi encore que, lorsque son action n'est pas assez prononcée sur les voies urinaires, il faut lui donner les diurétiques pour adjuvants.

Par le rectum, c'est en quart de lavements, ou sous forme de suppositoire qu'on le fait prendre. Quelques personnes conservent mieux des capsules introduites dans l'intestin au-dessus des sphincters, comme l'a proposé M. le docteur Ratier, le savant collaborateur de Cullerier.

Ce n'est pas en commençant par de petites doses qu'on obtient les meilleurs effets. On peut en donner de quatre à douze grammes par jour et jusqu'a plus de trente grammes, selon les susceptibilités indivi-duelles. Quand le copahu a produit son effet, il ne faut pas en suspendre l'emploi brusquement ; on doit aller par doses décroissantes.

Après le copahu, et peut-être sur la même ligne, on doit placer le cubèbe comme antiblennorrhagi-que. Ce dernier médicament est moins nauséabond que le premier, mais il est plus irritant, comme aussi il détermine plus souvent la constipation que la diarrhée. Il communique bien moins d'odeur à l'urine, et son action sur la peau est infiniment plus rare.

Plus facile à obtenir pur dans le commerce, et d'un prix moins élevé, il mérite plus souvent la préférence, en tenant compte de quelques-unes des propriétés que nous venons de signaler, et qui trouvent fréquemment leur application.

La dose est de quinze grammes à trente, à soixante même par jour. On peut, comme le copahu, auquel on l'unit souvent, le faire prendre sous bien des formes pharmaceutiques ; la plus simple est la poudre ; la plus agréable et la plus commode est celle de capsule.

Les térébenthines, celle de Venise en particulier, sont bien moins puissantes, quoi qu'on en ait dit dans ces derniers temps. Les purgatifs ne servent tout au plus qu'à remplir certaines indications, ainsi que les diurétiques, sur lesquels on ne compte plus autant que le faisaient Tode et ceux qui l'ont suivi. Quant aux astringents, aux toniques, à l'iode que Richond et Henri avaient tant recommandé, comme aussi les révulsifs cutanés, vésicatoires, bains froids, bains de vapeur, etc., il ne faut véritablement les considérer que comme des moyens purement accessoires et d'une bien moindre efficacité.

Un mot du traitement de la balanite ou blennorrhagie externe.

Le meilleur traitement de cette forme de la blennorrhagie consiste dans la cautérisation superficielle des parties malades à l'aide du nitrate d'argent solide, qu'on passe rapidement sur les surfaces de manière à les blanchir, et sans donner le temps au caustique de les pénétrer en profondeur. Cela fait, si le gland peut être mis à découvert, on place entre

lui et le prépuce un linge sec à demeure, qu'on re-
nouvelle deux fois par jour. Lorsque la balanite
existe sans érosions, de simples lotions d'eau blan-
che et l'interposition du linge sec suffisent. Quand il
y a un phimosis plus ou moins prononcé, la cautérisation, en passant la pierre infernale entre le gland
et son enveloppe, pour faire ensuite des injections
avec l'eau de Goulard, donne les plus heureux résultats. Je me sers le plus souvent de lotions ou d'injections faites deux fois par jour, entre le gland et le
prépuce, avec le liquide suivant :

> Q. Eau distillée........ 200 grammes.
>   Azotate d'argent...... 2 grammes.
>   Mêlez.

Là où les autres médications émollientes, antiphlogistiques, et celles réputées spécifiques, échouent
ou prolongent le mal, on obtient les plus rapides guérisons. Le plus ou moins d'inflammation n'est pas
une contre-indication, et ce n'est que dans les cas
où l'inflammation est excessive, que des évacuations
sanguines peuvent être ajoutées au traitement,
comme aussi ce n'est que dans les cas de menace de
gangrène qu'on opère le phimosis aigu qui peut compliquer la balanite.

Chez la femme, la blennorrhagie vulvaire est la
plus facile à guérir. Elle cède aux mêmes moyens
que la balanite. Pour celle qui affecte le vagin, l'état
aigu réclame les antiphlogistiques, l'usage surtout des
injections émollientes et sédatives. Mais souvent dès

le début, ou quand l'état chronique précède ou suit, le moyen qui m'a donné les plus heureux résultats, que j'ai le premier préconisé et dans lequel j'ai depuis été imité, c'est l'emploi du nitrate d'argent, soit solide, soit liquide. Dans le premier cas, on met les parties à découvert à l'aide de mon spéculum brisé, et, en commençant par les régions profondes, on passe le nitrate d'argent sur toute l'étendue des parois vaginales en retirant l'instrument pour sortir. A la suite de ces cautérisations, on tient le vagin écarté par de la charpie sèche qui en isole les parois, comme dans le traitement de la balanite. Ces cautérisations sont suivies, le jour d'après, d'injections résolutives ou astringentes, répétées trois ou quatre fois par jour. L'application du nitrate d'argent solide, qu'on peut aussi faire sans l'introduction préalable du speculum, réussit surtout lorsque les follicules muqueux sont plus fortement affectés, dans la forme que j'ai désignée sous le nom de *psorélytrie*. Il faut le répéter à trois ou quatre jours d'intervalle, si la maladie reste dans le *statu quo ;* on l'abandonne si le flux s'aggrave ou se tarit. Dans les autres cas, il suffit d'injections faites, deux ou trois fois par jour, avec une solution de nitrate d'argent cristallisé, d'un gramme à deux grammes par cent grammes d'eau distillée.

Dans tous les cas où les injections sont indiquées, l'action du liquide qui constitue celles-ci est bien plus efficace, lorsqu'il est maintenu en contact avec les tissus malades à l'aide de tampons qui en sont

imbibés. Du reste on réussit souvent par l'usage de
la charpie ou du coton cardé introduits dans le vagin
pour en isoler les parois.

Quand la maladie a gagné l'utérus, les moyens que
nous venons d'indiquer peuvent encore agir par continuité ou contiguïté de tissus; mais, il faut le dire,
le plus souvent ils restent impuissants. Alors encore,
on peut espérer beaucoup de la cautérisation du col
et de celle de sa cavité, à l'aide d'un crayon de nitrate d'argent qu'on y introduit avec toute la prudence nécessaire. On peut faire de la même manière
des injections, avec la solution de ce sel, aux doses
que je viens de signaler.

Le nitrate d'argent, employé convenablement dans
ces cas, ne produit pas plus d'accidents qu'aucune
autre méthode, et c'est faute d'avoir lu, vu ou compris, qu'on a pu le blâmer. Les injections utérines,
que Vidal a failli inventer après moi, produisent dans
quelques cas des phénomènes hystériformes très-
alarmants et que j'avais déjà signalés dans un mémoire, en 1832 (1). Il ne faut donc les employer
qu'avec une excessive réserve, et peut-être serait-il
toujours préférable d'insinuer les liquides médicamenteux à l'aide d'une petite éponge fixée au bout
d'une baleine.

Enfin, la blennorrhagie urétrale de la femme rentre, pour le traitement, dans ce que j'ai dit de celle
de l'homme, et, pour elle, le copahu et le cubèbe
retrouvent leur efficacité.

(1 *Mémoires de l'Académie de médecine*, 1833, t II, p. 159.

Tel est l'exposé de ma pratique eu égard au traitement de la blennorrhagie simple, non virulente. c'est-à-dire celle qui n'est causée ni entretenue par par un chancre de l'urètre.

Je ne veux pas terminer cette lettre, mon cher ami, sans vous dire un mot du prix que vient de fonder mon honorable confrère et ami, M. Diday, de Lyon. Vous savez qu'il offre une somme de 300 fr. à qui lui apportera dix observations de blennorrhagie simple qui auront produit la syphilis constitutionnelle. Cette idée est bonne ; mais la trouvez-vous suffisamment généreuse ? Trente francs pour chaque observation si difficile à rencontrer, franchement est-ce assez ? Moi je considère comme impayable un seul fait de syphilis survenu sans cause syphilitique ; aussi ne fonderai-je aucun prix sur ce point. Que mon savant et spirituel ami me permette de lui dire qu'il n'eût compromis ni sa fortune présente ni sa fortune à venir, en centuplant la valeur des observations qu'il demande.

ONZIÈME LETTRE.

Origine de la syphilis. — Obscurités de l'histoire de la syphilis. — Les descriptions des auteurs de l'antiquité se rapprochent plus du tableau de la syphilis actuelle que celles des historiographes de l'épidémie de 1493. — Hypothèse sur la nature de cette épidémie. — Rapprochements entre cette épidémie et la morve et le farcin.

CHER AMI,

Aujourd'hui, je vais vous parler de la vérole.

Comme vous avez pu le remarquer, je n'ai pas un instant perdu de vue mon point de départ.

Quel était-il?

Chercher les causes spécifiques des maladies réputées vénériennes; étudier d'une manière plus rigoureuse leur mode d'action, pour arriver enfin à une connaissance plus exacte de leurs conséquences et de leur traitement.

Dans les lettres précédentes, j'ai cherché à démontrer que si la blennorrhagie peut avoir une cause spéciale, il n'était pas toujours facile ou même possible de distinguer cette cause spéciale des causes communes des inflammations des muqueuses ; j'ai cherché à établir que cette cause n'était pas celle qui produit la syphilis proprement dite; que ses conséquences étaient tout à fait différentes, et que son traitement, à moins d'être empirique, ne pouvait pas être celui que l'on doit opposer à la vérole.

Je serais fort heureux d'avoir mérité sur tous ces points la critique de M. Vidal, qui assure que mes efforts n'ont abouti qu'à prouver que « deux et deux font quatre. » Si je m'en rapporte à tout ce qui se passe encore en syphilopathie, cette preuve ne serait pas pour tous également facile à faire.

La cause de la syphilis n'étant pas dans la blennorrhagie, où fallait-il la chercher ?

N'exigez pas de moi que je me précipite dans les profondeurs de l'histoire. J'y suis descendu, et souvent ; je vous le déclare, mon cher ami, je crois impossible de trouver là la vérité. Plus on descend, moins la lumière pénètre, et il arrive un point où l'obscurité est complète. Aussi, parvenus à ce point, les auteurs ne marchent plus qu'à tâtons, ils s'égarent sans cesse et nous égarent avec eux.

Où la syphilis a-t-elle commencé ?

Par qui a-t-elle commencé ?

Je crains bien que ces questions ne soient à tout jamais insolubles. Ce que nous pouvons affirmer, c'est que la syphilis, telle que nous la connaissons aujourd'hui, ne se développe pas spontanément chez l'homme, c'est qu'elle paraît toujours transmise. Et cependant, ainsi que nous l'avons déjà remarqué, nous ne la rencontrons dans aucune autre classe animale. Je sais bien que tout récemment votre journal a annoncé que la syphilis venait d'être trouvée en Italie sur des chevaux ; j'attends, pour croire à cette nouvelle, des descriptions symptomatlques plus complètes. Il serait néanmoins piquant que la vérole, que l'on accuse d'avoir été propagée pour la première fois en Italie sur l'espèce humaine, parût aussi pour la première fois en Italie sur l'espèce chevaline.

Ce qui frappe tout homme qui étudie l'histoire sans idée préconçue, c'est de rencontrer dans les auteurs de l'antiquité, et dans ceux qui sont antérieurs à l'épidémie du quinzième siècle, des descriptions parfaites de tout ce que nous connaissons aujourd'hui, et que nous rangeons parmi les accidents primitifs. Pourrions-nous tracer aujourd'hui un tableau plus exact et plus vrai que celui de Celse? Galien va jusqu'à trouver des relations entre les accidents des organes génitaux et ceux de la gorge. Guillaume de Sallicet savait que les ulcères primitifs de la verge ont été contractés à la suite de rapports compromettants avec des femmes sordides; il établit parfaitement les rapports qui existent entre les ulcères des organes génitaux et les bubons, etc.

Ce qui a manqué aux observateurs et aux historiens de la vérole des premiers temps, c'est la connaissance plus exacte de la filiation des symptômes, des rapports et de la genèse des accidents primitifs et des accidents constitutionnels. Mais qu'était la lèpre de cette époque-là ? La lèpre des Grecs ou des Arabes, que nous connaissons aujourd'hui est-elle semblable à cette lèpre antique ? Nullement, car la lèpre d'alors était souvent contagieuse, elle se communiquait fréquemment par les rapports sexuels. Évidemment ce n'est pas notre lèpre actuelle. La Bible, malgré tous les efforts des commentateurs, nous éclaire peu sur son histoire. Probablement que le divin inspirateur des saints livres aura eu de graves motifs de laisser quelque obscurité sur ce point.

Je n'ai nulle prétention à la science rétrospective ; les travaux d'Astruc m'ont trop effrayé, et j'avoue que je suis peu tenté d'entreprendre si grosse besogne pour si mince résultat. Mais qui que ce soit qui étudie la syphilis, pour peu qu'il ait l'esprit tourmenté par l'inquiétude de connaître, se demandera ce que cent fois je me suis demandé à moi-même : qu'était donc cette terrible épidémie du quinzième siècle, et d'où venait-elle ?

Quelques contemporains l'ont fait venir des astres. Je ne sache pas, et je suis impuissant à le faire moi-même, qu'on ait rétrospectivement recherché ce qui se passa astronomiquement à cette époque. Ce qu'il y a de certain, c'est que la syphilis règne toujours, quoique Jupiter soit aujourd'hui beaucoup plus sage, et que Saturne et Vénus ne se livrent plus à des conjonctions qui eurent pour le genre humain de si tristes conséquences. Nous sommes donc forcé de rechercher nos explications sur la terre, et de prendre notre sujet d'un point de vue moins élevé.

Cette épidémie épouvantable, ce véritable 93 de la vérole (1493), qu'aucun contemporain n'avait d'abord pensé à faire venir du nouveau monde, trouva cette origine dans les écrits et la propagande active d'Oviédo par des motifs dans lesquels il est inutile d'entrer, et dont on trouvera l'explication dans l'histoire religieuse, politique et jésuitique du temps.

On sait que c'est cette fable qui est devenue le thème de l'immense roman édité par Astruc. Dieu me préserve de le discuter, c'est un travail déjà fait et bien fait par Sanchez. Je me permettrai seulement une petite observation au point de vue pathologique.

Pour avoir déterminé une épidémie sur une aussi grande échelle, il eût fallu que tous, ou presque tous les marins de Christophe Colomb eussent été infectés de syphilis.

Il eût fallu que pendant le cours d'un très-long voyage, qui ne se faisait pas encore par des bâtiments à vapeur, les accidents primitifs fussent restés à la période de progrès ou de *statu quo* spécifique, susceptible de fournir le pus contagieux que nous étudierons bientôt.

Chose bien remarquable, les marins de la flotte, arrivés à Lisbonne et à Bayonne, n'infectent pas d'abord les femmes de ces ports ; et cependant est-il probable que, contrairement à l'habitude des marins de tous les temps, ceux-ci, après une longue traversée, se soient livrés à la continence en arrivant au port? Eh bien, ce n'est pas aux femmes de Lisbonne et de Bayonne qu'ils communiquent leur maladie; ils partent pour l'Italie où ils vont retrouver l'armée de Gonzalve de Cordoue, en mai 1495, et c'est là qu'ils communiquent la vérole, à qui?.... Nous n'en savons rien, si ce n'est qu'en Italie, au milieu des trois armées espagnole, italienne et française, une maladie déjà connue dès 1493 ou 1494 sévissait avec fureur, chacune des parties belligérantes se renvoyant la honte de l'avoir communiquée aux autres.

Je ne veux pas insister davantage sur cette question historique, si embrouillée et si obscure, et que je n'ai pas la prétention de vouloir éclaircir. Je me demande seulement si cette épidémie du quinzième siècle ressemble à nos maux vénériens d'aujourd'hui, et je trouve que certainement non. Les accidents que nous observons aujourd'hui ressemblent infiniment plus à ceux que les anciens ont décrits de tout temps qu'à l'épidémie du quinzième siècle.

Ici, mon cher ami, permettez-moi de vous faire part, mais avec la réserve et la discrétion que de pareilles choses exigent, d'une idée que je crois féconde. Je la soumets, sous la simple forme d'indication, à quelque jeune et laborieux confrère qui aura le bonheur de se trouver encore dans cette heureuse période où les recherches suivies sont possibles.

En étudiant avec soin la description de l'épidémie du quinzième siècle, je suis frappé d'un fait qui me semble d'un intérêt saisissant. Le mode de transmission des accidents, leur gravité, la prédominance de l'infection constitutionnelle sur les phénomènes locaux qui manquaient souvent ou qui passaient inaperçus, tout cela me paraît ressembler beaucoup plus à ce que nous connaissons aujourd'hui de la morve aiguë et du farcin qu'à la vérole. Van Helmont a émis une idée analogue qu'on n'a pas manqué de trouver parfaitement ridicule; il fait venir la vérole du farcin, à la suite de je ne sais quels ignobles rapports de bestialité. A part sans doute la source honteuse où il avait puisé son opinion, Van Helmont n'était peut-être pas loin de la vérité.

Veuillez voir, mon cher ami, que la connaissance de la morve et du farcin chez l'homme est toute récente, et cependant l'aptitude de l'homme à contracter cette maladie qui a existé de tout temps sur l'espèce chevaline, cette aptitude ne doit pas être un fait récent. Que d'hommes morveux et farcineux ont dû être et ont été pris pour syphilitiques !

Le mode de transmission de l'épidémie du quinzième siècle doit vous frapper. La maladie se communiquait souvent par le souffle de la respiration dans les églises, dans les confessionnaux, à ce point que le cardinal Wolsey, accusé d'avoir la vérole, fut mis en jugement pour avoir parlé à l'oreille du roi Henri VIII. Ce mode de propagation est tout à fait inexplicable pour la syphilis, qui exige un contact immédiat.

Je sais bien que tous les auteurs du temps n'admettent pas le mode de transmission par le seul contact du souffle respiratoire. Fallope se moque très-agréablement de Victor Benoît, qui avait vu de saintes filles d'un couvent attraper la vérole à travers les grilles épaisses du parloir ; Fallope croit qu'il s'y était mêlé un peu d'eau bénite. Mais, dans tous les cas, l'épidémie que déjà certains auteurs, et Paracelse entre autres, considéraient comme un mélange des anciens maux vénériens et de la lèpre, ne peut-elle pas plus probablement être considérée comme un mélange des anciens maux vénériens avec la morve et le farcin ? La morve, si spontanée et si facile à se produire sur les chevaux et surtout en temps de guerre et avec les encombrements qui la suivent.....

Étudiez les symptômes et vous verrez se manifester d'abord et comme d'emblée les accidents les plus graves, ce qui n'arrive pas pour la syphilis d'aujourd'hui; vous verrez se produire du pus inoculable dans toutes les parties du corps, ce que nous ne voyons pas pour la syphilis actuelle.

Je ne sais si je m'abuse, mais il me semble qu'il y a là un sujet vraiment intéressant de recherches ; il me semble voir poindre les premières lueurs d'une vérité qui nous échappe encore à cette heure. Nous la devrons, cette vérité, aux beaux travaux de M. Rayer (1) et de son école, de M. Renault (d'Alfort), sur cette terrible maladie, dont l'homme s'est trouvé si tristement doté, et à laquelle je trouve de si frappantes ressemblances avec l'épidémie du quinzième siècle.

Que de choses et de belles choses à faire à ce point de vue !

Sait-on ce que peut produire la morve transmise

____

(1) *De la morve et du farcin chez l'homme*, Paris, 1837.

d'homme à homme, et s'éloignant de l'origine chevaline ?

Sait-on quelle est son influence héréditaire ? Car des individus morveux et farcineux peuvent procréer, et nous ignorons complétement ce que deviennent les produits de ces procréations.

Je serais heureux d'allumer le zèle de quelque travailleur de notre science. Il y a là, ce me semble, une ample moisson de gloire à récolter.

Mais je le confesse, toutes ces idées s'agitent encore, dans mon esprit, dans le vague domaine de l'hypothèse. Vos lecteurs, je le comprends, doivent être désireux de me voir entrer dans le champ de la réalité. J'y arrive ; adoptant la conclusion de Voltaire, je dis que la syphilis est comme les beaux-arts dont on ignore l'origine et l'inventeur. Mais ce que je sais, c'est qu'on la trouve aujourd'hui à une source, hélas ! trop certaine, et c'est à cette source que je la puiserai dans ma prochaine lettre.

P. S. L'appel qui termine cette lettre fut entendu. Un de nos plus savants confrères, M. le docteur Beau, médecin des hôpitaux, adressa quelques jours après la lettre suivante à M. le rédacteur en chef de l'*Union médicale :*

DOCUMENT HISTORIQUE SUR L'OPINION DE M. RICORD

QUI RATTACHE L'ÉPIDÉMIE DU QUINZIÈME SIÈCLE A LA MORVE.

A M. le Rédacteur en chef de l'*Union médicale*.

« Vous avez publié (1) une lettre fort intéressante de M. Ricord sur la syphilis. Dans cette lettre l'éminent syphilographe de l'hôpital du Midi, revenant sur une idée déjà émise par lui, se croit fondé à admettre que la fameuse épidémie du quinzième siècle, qui fit explosion au siége de Naples, et qui est généralement regardée comme l'origine de la maladie syphilitique, était un mélange des anciens maux vénériens avec la morve et le farcin. *Le mode de transmission des accidents dans cette terrible épidémie, leur gravité, la prédominance de l'infection constitutionnelle sur les phénomènes locaux qui manquaient ou passaient inaperçus, tout cela,* pour M. Ricord, *paraît ressembler beaucoup plus à ce que nous connaissons aujourd'hui de la morve et du farcin qu'à la vérole.* Car, dit encore M. Ricord, *bien que la connaissance de la morve et du farcin chez l'homme soit toute récente, on ne doit pas regarder comme un fait récent l'aptitude de l'homme à contracter cette maladie qui a existé de tout temps sur l'espèce chevaline. Que d'hommes morveux et farcineux ont dû être et ont été pris pour syphilitiques !*

« Cette opinion de M. Ricord me semble acquérir un grand degré de probabilité par suite de la dé-

(1) *Union médicale*, 6 juin 1850.

couverte que j'ai faite d'un passage de pathologie hippiatrique ayant trait à l'origine de la morve. Voici ce qu'on lit dans la préface du *Traité sur le véritable siége de la morve des chevaux*, par Lafosse. Paris, 1749. C'est l'auteur qui parle :

« J'ai cru qu'il ne serait pas inutile de faire des
« recherches historiques dans l'antiquité pour trou-
« ver l'origine et le progrès de la morve. J'ai été
« bien trompé dans mon attente, et ma surprise
« fut bien grande quand je découvris que cette
« maladie n'a pas seulement été inconnue des an-
« ciens, mais qu'elle est nouvelle, et n'a paru en
« Europe que vers l'an 1494. » Et plus loin :

« C'est au siége de Naples, après l'arrivée des
« Espagnols de la découverte de l'Amérique, que
« parut la morve des chevaux pour la première fois.
« Parazzez est le premier auteur qui en a parlé, il
« fut lui-même à ce siége, et les auteurs espagnols
« sont les premiers qui ont donné l'histoire de cette
« maladie qu'ils appelaient *muormo* (1). »

« Comme vous devez bien le penser, M. le rédacteur, j'ai cherché dans différentes bibliothèques
l'ouvrage de ce Parazzez qui était au siége de Naples
et qui pouvait seul me donner des renseignements
précis sur l'origine de la morve ; mais mes recherches ont été stériles. Il faudra nécessairement fouiller
dans les bibliothèques espagnoles pour consulter les

_____

(1) En langue espagnole actuelle, c'est *muermo*, et non *muormo*, qui signifie *morve*.

auteurs, qui, les premiers, ont parlé de la morve
ou du *muormo*. C'est la seule manière de pouvoir se
prononcer définitivement sur cette question intéressante.

« D'ici là on doit accepter comme chose sérieuse
l'indication donnée par Lafosse. Remarquez en effet
que cet auteur est traité avec une grande considération dans une analyse critique qu'Huzard fit de son
ouvrage (1). Huzard donne à cette occasion un historique étendu de l'affection morveuse, mais il ne
lui vint pas à l'idée de mettre en doute ce que Lafosse dit de Parazzez et des autres Espagnols qui ont
parlé du *muormo* comme ayant fait sa première apparition au siége de Naples. Seulement Huzard
n'admet pas comme Lafosse que la morve ait été
observée pour la première fois en 1494. Il pense que
Végèce avait déjà, vers le quatrième siècle, décrit
cette maladie sous le nom de *malleus humidus, mor-
bus humidus, profluvium atticum*, et il reproche à
Lafosse de ne pas avoir fait mention de cet auteur.

« Si donc, puisque rien ne vient encore l'infirmer,
l'affection morveuse a sévi sur les chevaux au siége
de Naples, au point de frapper vivement l'attention
des gens de l'art et de passer pour une maladie
nouvelle, on doit naturellement en conclure, d'après
ce que nous a appris la pathologie moderne, que la
maladie aura passé des chevaux aux hommes, et
qu'ensuite les hommes se la seront communiquée

____

(1) Mai 1786, *Journal de médecine* de Vandermonde.

les uns aux autres par voie de contagion. De là ces
accidents effrayants, hideux, souvent mortels et contagieux au plus haut degré, qui, jusqu'à présent, ont
constitué la syphilis du quinzième siècle et qui,
pour M. Ricord, sont distraits de la syphilis pour
être rapportés à l'affection morvo-farcineuse.

« Il n'est pas impossible que le climat d'Italie ait
une influence spéciale sur l'intensité de la maladie
et sur sa propagation soit des chevaux aux hommes,
soit des hommes infectés aux hommes sains. Depuis
que l'on étudie avec soin la contagion de la morve
des chevaux aux hommes, on a observé en 1822 (1)
le cas curieux d'un cheval morveux qui avait infecté
onze personnes. Ce fait unique de contagion multiple a eu lieu sous le ciel d'Italie. Qu'y a-t-il dès
lors d'étonnant, à ce que, dans le même climat,
au siége de Naples, la morve qui sévissait sur les chevaux, se soit propagée parmi les hommes dans une
proportion effrayante?

« En attendant de nouveaux documents sur cette
question, j'ai l'honneur, Monsieur le rédacteur, etc.

« Docteur Beau. »

Paris, 13 juin 1850.

(1) *Annali universali di medicina* d'Omodei ; Thomas Tarzozi.

DOUZIÈME LETTRE.

De la source ou cause spécifique de la syphilis. — Du chancre
et de l'inoculation. — Objections et réponses. — Conditions
de l'inoculation.

MON CHER AMI,

Il s'agit, maintenant, de déterminer la source où
se trouve la cause spécifique, le poison morbide qui
produit la syphilis.

Ce poison, on peut aujourd'hui l'appeler de son
nom, c'est le *virus syphilitique*.

Eh bien, ce virus, j'ai besoin de le rappeler, puisqu'on s'efforce de le faire oublier, ce virus était contesté et formellement nié quand j'entrepris mes premières recherches en syphilopathie. C'était le temps
où de nombreux médecins n'osaient plus lui donner
ce nom sans crainte de se compromettre. C'était le
temps où le savant Jourdan, dans un accès de bizarre
colère, s'écriait : Appelez-le comme vous voudrez,
mais ne lui donnez pas le nom de virus !

La source de ce virus, je l'ai reconquise à la pointe
de la lancette, sur laquelle je n'ai pas eu cependant
la prétention de placer toute la science, ainsi que
m'en accuse spirituellement mon honorable collègue M. Cazenave.

C'est en étudiant comparativement tous les accidents réputés syphilitiques, que je suis arrivé à démontrer qu'un seul de ces accidents fournissait régulièrement la matière purulente capable, en la plaçant dans des conditions que nous allons déterminer, de produire, en vertu d'une irritation spéciale, une inflammation ulcérante, identique à celle qui en avait été la source, et reproduisant à son tour la même sécrétion spéciale, le même poison morbide, et cela sans limites, pourvu qu'on ait toujours le pus inoculable.

La lésion syphilitique, source et origine de la sécrétion, laquelle, placée dans les conditions favorables, produit fatalement les phénomènes que nous venons d'indiquer, c'est l'accident primitif auquel on a donné et qui a conservé le nom de *chancre*.

Toutes les fois, comme j'ai déjà eu l'occasion de le dire, qu'on a pu voir les surfaces auxquelles on empruntait la sécrétion morbide qui allait servir à l'expérimentation, ce n'est qu'alors qu'il existait un chancre qu'on a pu obtenir des résultats positifs et le reproduire.

Faut-il redire que mes excellents collègues, MM. Puche et Cullerier, à Paris ; que MM. Baumès et Diday, à Lyon ; que M. Reynaud, à Toulon ; que Serre, à Montpellier ; que M. Thiry, à Bruxelles, que M. J. Venot, à Bordeaux ; que M. Lafont-Gouzy ; à Toulouse, etc., sont arrivés, dans des expériences très-nombreuses, absolument aux mêmes résultats que moi ?

Toutes les fois qu'on a pu produire le chancre avec une matière de sécrétion qui n'avait pas été puisée immédiatement dans un ulcère primitif, la sécrétion était fournie par des surfaces qu'on n'avait pu inspecter. Le petit nombre de cas, en apparence exceptionnels, dans lesquels on aurait pu reproduire le chancre avec une matière purulente recueillie sur une surface non ulcérée, trouvent leur explication rationnelle, absolue, dans des faits analogues à ceux dont j'ai raconté l'histoire. Les surfaces qu'on ne pouvait pas inspecter, comment a-t-on pu conclure qu'elles n'étaient pas le siége d'un chancre, alors qu'elles fournissaient absolument la même sécrétion que lui? Ah! s'il était prouvé que l'ulcère primitif, source fatale du virus syphilitique, ne pût siéger que sur des surfaces extérieures toujours visibles; que les profondeurs de l'urètre et la cavité du col utérin ne pussent être le siége de ces ulcérations cachées, si cela était prouvé, tout serait dit; mais existe-t-il un seul syphilographe qui nie l'existence de l'ulcère primitif sur toutes ces régions; qui ne sache et qui ne croie que toutes les ulcérations syphilitiques ne sont pas toujours visibles? Comment, dès lors, nier la possibilité de l'existence du chancre profond et caché, quand il en fournit lui-même la plus irréfragable preuve, c'est-à-dire la sécrétion?

On a dit que l'inoculation ne pouvait servir à rien pour prouver l'existence de la cause spécifique de la syphilis; qu'il était préférable de s'en tenir aux

résultats ordinaires de la contagion pour arriver
à cette preuve ; car avec un pus quelconque on pouvait produire ce que j'ai la prétention de ne produire
qu'avec le pus du chancre ; tandis que par les voies
mystérieuses de la contagion vulgaire on observait
des phénomènes que l'inoculation ne produisait pas.

Il est au moins étrange que ces mêmes arguments soient également employés et par les fauteurs
du virus syphilitique, et par ceux qui nient l'existence. En effet, que disaient les médecins physiologistes ? Qu'avec un pus quelconque, qu'avec une
cause quelle qu'elle fût, on arrivait au même résultat, c'est-à-dire à la production de toutes pièces des
maladies vénériennes. Et sur quoi s'appuyaient-ils
pour soutenir cette doctrine ? Sur des motifs qui
pouvaient paraître alors raisonnables : sur toutes les
incertitudes qui règnent d'ordinaire à l'endroit des
circonstances dans lesquelles les maladies vénériennes se contractent, sur le défaut d'examen des
femmes, sur la pluralité des acciden's déterminés
par une même femme sur plusieurs hommes, alors
que cette même femme pouvait laisser d'autres
hommes tout à fait indemnes de conséquences fâcheuses ; enfin sur toutes les fables que nous avons
déjà signalées et combattues, et sur lesquelles on
est vraiment étonné, après ce que le speculum a mis
à découvert, de voir des hommes d'un mérite aussi
incontestable que M. Cazenave vouloir appuyer
encore des doctrines surannées.

Mais je suis profondément étonné que les partisans

du virus syphilitique, ceux qui reconnaissent à la syphilis une cause spécifique et à son virus une spécificité d'action, soutiennent qu'avec un pus quelconque on puisse produire des effets analogues à ceux de l'inoculation virulente par excellence. Pensent-ils, les partisans de ces doctrines, qu'avec un pus quelconque, on puisse produire la vaccine ou la variole? Si on leur donnait à expérimenter des matières purulentes dont ils ignoreraient l'origine et la source, quel serait leur criterium pour en déterminer la nature, si ce n'est les effets produits? Et n'est-ce pas ainsi que j'arrive à distinguer le pus syphilitique?

Mais à cette objection du *pus quelconque* comme preuve de l'inutilité de l'inoculation, j'ai encore autre chose à répondre.

J'ai inoculé sur un même malade, et cela des centaines de fois, du pus de chancre, du pus de balano-posthite, du muco-pus de blennorrhagie urétrale, du muco-pus d'ophthalmie blennorrhagique, du pus fourni par des inflammations phlegmoneuses d'autres régions, et tandis que le pus du chancre reproduisait fatalement le chancre, les autres pus restaient sans action. Que veut-on de plus que cette preuve, et que peut-on lui opposer?

On a fait cependant une autre objection. On a dit : L'inoculation ne prouve rien quant à la nature de la cause par les effets qu'elle peut produire sur un individu déjà soumis à l'infection, en d'autres termes, en inoculant le malade avec la sécrétion qu'il fournit lui-même, on ne peut rien conclure, attendu qu'infecté, toute plaie peut et doit devenir syphilitique.

Voilà une étrange erreur dont les conséquences peuvent être fort graves ; un préjugé dangereux qu'on est étonné de voir se produire encore de nos jours sous le patronage d'observateurs qui ont des prétentions à l'exactitude et à la précision. Les faits que je viens de rappeler détruisent péremptoirement cette objection. Je sais bien qu'on a cité des faits de piqûres de sangsues, par exemple, qui ont pris plus tard les caractères d'ulcères vénériens. Mais croyez-le bien, mon cher ami, ces piqûres, comme toute plaie faite chez un syphilitique, ne deviennent des ulcères virulents qu'en tant qu'elles sont ultérieurement contagionnées. Appliquez des sangsues là où il n'y a pas eu contact de pus inoculable, saignez les syphilitiques tant que vous voudrez, pratiquez quelque autre opération que ce soit, et jamais, s'il n'y a pas eu contact virulent, jamais il n'y aura de transformation virulente possible. Parmi les nombreuses observations que j'ai recueillies en preuve de la vérité de cette assertion, je rappellerai le fait suivant de la clinique de l'hôpital du Midi.

A l'époque où j'avais un service de femmes, une malade, affectée d'un chancre phagédénique de la vulve, avec suppuration abondante, fut prise d'une douleur à l'articulation tibio-tarsienne. Des sangsues furent appliquées sur le point douloureux. Quelques jours après, la malade se plaignant à l'endroit des piqûres, il fut facile de reconnaître que quelques-unes avaient subi une transformation, et qu'elles étaient devenues de véritables chancres. On put croire un moment à l'influence de l'état général et quelques élèves y crurent. Quant à moi, je n'eus pas le moindre doute sur le mécanisme de cette transformation. D'abord toutes les piqûres n'étaient pas ulcérées, première preuve. Puis, la malade étant prise de semblables douleurs à l'articulation du côté opposé, une nouvelle application de sangsues fut faite, mais cette fois en garantissant les piqûres de tout contact compromettant, et cette fois aussi aucune des piqûres de ce côté n'éprouva la moindre transformation syphilitique.

J'ai fait une expérience plus concluante encore. Il m'est souvent arrivé d'avoir à expérimenter le pus d'un chancre chez un malade actuellement sous l'influence d'une syphilis constitutionnelle déterminée par une précédente contagion ; des piqûres comparatives étaient faites, et là encore la matière du chancre seule donnait lieu à des résultats positifs.

Ainsi, quoi qu'on en ait dit, il est impossible de comparer un malade syphilitique à une outre pleine de virus, et qui laisserait échapper celui-ci par la plus petite piqûre. L'image est poétique, mais elle n'est pas juste.

Mais pour que ces résultats soient fatalement obtenus, la raison dit d'avance que la *matière virulente* doit être empruntée au chancre à une certaine

période, c'est-à-dire à la période de progrès ou de
statu quo spécifique. Il est très-facile de concevoir
cela, et je suis sûr de ne pas fatiguer votre esprit en
cherchant à vous faire comprendre que si vous prenez le pus à inoculer sur la surface d'un ulcère qui
est en voie de réparation et de cicatrisation, vous
aurez un pus simple, inoffensif, qui vous donnera
des résultats négatifs ; et que le même accident,
interrogé à deux époques différentes, dans deux
périodes distinctes, vous dira oui et non. Vous conclurez alors, avec tous les observateurs de bonne foi,
qu'il n'y a point ici de contradiction dans les résultats de l'expérimentation, ni d'incertitude, et que
ce n'est point un faux-fuyant, une subtilité de doctrine, pour expliquer des faits opposés aux principes
que je soutiens et tels que ceux de Bru. Quand Bru
ne réussit pas à inoculer le pus du chancre, c'est
que, de deux choses, l'une : ou il avait fait une
erreur de diagnostic et s'était adressé à d'autres
ulcérations, ou bien c'est à des chancres *à la période
de réparation* qu'il avait emprunté le pus ; il n'y a
pas moyen de sortir de ce dilemme ; car, je le répète
et je suis prêt à le prouver aux incrédules, s'il en
existe encore, *le pus du chancre est* FATALEMENT *inoculable,* si c'est encore de bon pus.

Vous allez peut-être trouver, mon cher ami, que
je me laisse trop aller au plaisir de vous écrire ;
mais aussi c'est votre faute, vous ne m'arrêtez jamais. Profitant donc de votre bon vouloir, je vous
dirai que si la *matière virulente,* composée du poi-

son morbide spécial et d'un vehicule, est ordinairement formée d'un pus ténu, mal lié, séroso-sanieux, chargé de détritus organiques, elle ne se présente pas toujours avec les mêmes caractères; elle peut offrir toutes les variétés connues du pus et du muco pus; elle peut être acide ou alcaline ; contenir des animalcules, ou en être privée. Ces différentes conditions, qui paraissent contradictoires et qui avaient aussi servi d'argument à ceux qui niaient l'existence du virus, n'appartiennent qu'à son véhicule et ne changent rien à sa nature, qui reste toujours la même. Il n'y a qu'une circonstance, importante à signaler, et que les expériences sur l'inoculation ont constatée : c'est que le pus putride n'est plus virulent : la gangrène détruit le virus ; *elle le tue.*

Pour agir, quel que soit le siége du chancre dans lequel on l'ait puisée, la matière virulente n'a pas besoin d'être récemment sécrétée et chaude. Conservée comme on conserve le vaccin, elle agit également bien. L'inoculation artificielle a prouvé cela, contrairement à l'opinion de Cullerier, qui, jusque-là, avait cours dans la science.

L'inoculation a prouvé la vérité de différents modes de contagion plus ou moins contestés, tant qu'on croyait à la nécessité de l'action physiologique, de l'orgasme de la partie qui devait fournir le contagium ; tant qu'on croyait que celui-ci devait être encore chaud au moment d'agir. Les observations de Fallope et de Hunter, de chancres contractés en touchant à des lunettes de lieux d'aisances; celles de Fabrice de Hilden, d'accidents pris en couchant dans des draps dans lesquels des personnes infectées avaient déjà couché, et tant d'autres enfin sont ainsi devenues incontestables.

Vous allez me permettre encore de vous dire un mot des conditions dans lesquelles doit se trouver la partie qu'on va inoculer. Quelle qu'elle soit, peau ou muqueuse, de n'importe quelle région, il suffit *d'une légère solution de continuité, sans l'aide d'aucun acte physiologique, pour que l'effet soit reproduit ;* il n'y a pas ici, comme pour la variole et le vaccin, de *réfractaires* à l'accident primitif ; pas de privilége d'idiosyncrasie, l'égalité la plus parfaite existe en présence d'une pointe de lancette chargée de matière virulente. La syphilisation qui se gêne si peu, en fait de preuves, n'est pas encore parvenue à prouver le contraire ; loin de là, elle vous dit que, quand elle ne peut plus inoculer, *c'est que le bon pus lui manque ;* c'est la graine qui peut être de mauvaise qualité, mais non le terrain qui est stérile !

Ainsi donc, mon cher ami, toujours l'inoculation faite avec le pus provenant de l'accident primitif, avec le pus de chancre, dans les conditions que je viens de rappeler, a produit des résultats identiques, que l'expérimentation ait eu pour sujet le malade qui avait fourni le pus, ou bien que le pus, ainsi que l'ont fait quelques expérimentateurs, ait été inoculé d'un individu malade à un individu sain.

On a cependant dit encore : Il est imprudent, téméraire, impossible de rien conclure de l'inoculation

artificielle; vous imposez à la nature des conditions
autres que celles où elle se place dans la contagion
qu'on peut appeler naturelle par opposition. Et frap-
pant d'anathème cette inoculation artificielle, d'elle
on a cru pouvoir dire ce qu'on a dit de l'expérimentation physiologique :

La torture interroge et la douleur répond.

Notre célèbre physiologiste Magendie vous dira
ce qu'il pense de cette indignation des poètes.
Quant à moi, qui ne peux parler avec la même autorité, je dirai cependant que je ne conteste pas à la
nature ses mystères, que je sais qu'elle fait beaucoup de choses par des procédés qu'elle nous cache ;
mais je soutiens aussi que ce serait une indigne fai-
blesse de chercher à la rendre encore plus mystérieuse, à épaissir encore les voiles qui la couvrent ;
qu'il serait honteux de fermer les yeux quand elle
veut se dévoiler.

Voyons donc s'il existe quelque différence réelle
entre la contagion naturelle et la contagion artificielle. Je vous dirai ce que j'en pense dans ma prochaine lettre.

TREIZIÈME LETTRE.

Il n'existe aucune différence réelle entre la contagion naturelle et la contagion artificielle de la syphilis. — C'est le chancre qui est la porte de la syphilis. — Conditions de production du chancre. — Exemples curieux d'infection et de non-infection. — Des plaques muqueuses et des conditions de leur inoculation.

MON CHER AMI,

Existe-t-il quelque différence réelle entre la contagion naturelle et la contagion artificielle de la syphilis? Voilà le sujet de notre entretien.

L'observation et l'analyse rigoureuse des faits démontrent à ceux qui ne se laissent égarer ni par la prévention, ni par les idées préconçues, que la contagion de la syphilis, dans quelque circonstance qu'elle s'opère, se réduit, en dernière analyse, à un procédé d'inoculation plus ou moins analogue au procédé par la lancette. La lancette, en effet, inocule l'accident (le chancre) qui, de l'aveu de tous, est le plus fatalement contagieux. C'est par cet accident aussi, par le chancre, que dans les observations bien faites et *recueillies à temps*, la syphilis débute.

En dehors de l'inoculation artificielle, on voit le chancre se développer partout, sans élection de siége, sur toute la périphérie du corps, sur tout le

tégument externe ou interne accessible, et par conséquent sans qu'il soit besoin, soit pour les parties
qui se contagionnent, soit pour celles qui fournis-
ent la matière infectante, de fonctions spéciales
ou d'état physiologique particulier. D'autres conditions sont nécessaires à la contagion.

Examinez avec soin toutes les parties qui s'affectent, vous trouverez que ce sont celles qui présentent les conditions les plus favorables à des lésions
mécaniques, à des écorchures, à des déchirures, à
des solutions de continuité de toute espèce ; vous
trouverez que c'est là où existent des follicules
volumineux et nombreux, dans lesquels la matière
virulente peut s'introduire, que l'accident se développe de préférence.

N'est-il pas vrai que chez l'homme c'est plus particulièrement le limbe du prépuce, surtout quand il
y a des phimosis plus ou moins prononcés, le voisinage du frein, les points adhérents de la semi-
muqueuse du gland et du prépuce, points qui,
n'ayant pas la souplesse des autres régions, se dé-
chirent plus facilement ; chez la femme, la fourchette, les points d'insertion des nymphes, les ca-
roncules myrtiformes ; que ce sont, dis-je, toutes
ces parties qui se contagionnent de préférence ?
Dans les autres régions, n'est-il pas vrai aussi que
c'est lorsque des écorchures existent que la contagion s'établit ? Ainsi une écorchure du doigt est
souvent la porte par où la syphilis peut entrer. Mais
la présence d'une écorchure est de rigueur. S'il en

était autrement, sortirais-je jamais de l'hôpital sans avoir un chancre au bout de chacun de mes dix doigts ? Le chancre paraît souvent sur les lèvres. Mais les lèvres sont presque toujours gercées ; le plaisir excite au sourire, et le sourire étend et dilate les lèvres. Les mamelons des nourrices sont souvent le siége du chancre, mais ces parties sont ordinairement gercées et déchirées. Le chancre prend aussi quelquefois domicile partout où il y a eu cicatrice ; mais là aussi il y a perte de souplesse, et par conséquent éraillures, déchirures faciles.

Dans tout cela, mon cher ami, vous ne voyez rien qui soit, comme on le dit, physiologique, qui exige des conditions vitales particulières, un état spécial de l'organisme et l'exercice d'une fonction quelconque. Tout cela, pour vous comme pour moi, se réduit à un phénomène traumatique et mécanique.

La pratique, ce criterium de toutes les doctrines, vient, hélas ! trop souvent me donner raison. Rien de plus commun que de voir l'acte physiologique de la génération rester indemne de toute conséquence fâcheuse, tandis que d'autres actes qui n'ont plus rien de physiologique entraînent après eux des résultats cuisants. Les organes génitaux, siége si spécial des affections syphilitiques, ne puisent pas toujours l'infection dans des organes génitaux. Ce n'est pas toujours l'acte génital proprement dit qui devient la cause infectante. Le coït ne devient un acte infectant que tout autant que certaines circonstances matérielles se rencontrent. Parmi les

innombrables exemples que je pourrais citer à
l'appui de mon opinion, je vous demande la permission de vous en indiquer deux qui m'ont frappé
d'autant plus, qu'ils se sont présentés à moi coup
sur coup, le même jour. Il n'est pas de médecin
qui ne sache qu'il est des jours bizarres où les faits
curieux arrivent comme par séries.

Un monsieur me conduisit sa maîtresse qu'il avait
rendue malade et d'une manière qui l'étonnait fort.
Il portait au pénis un ulcère primitif à la période de
progrès spécifique. Il avait eu des rapports normaux
avec sa maîtresse, et, dans la même nuit, des rapports plus coupables, *à præpostera venere*. Les rapports normaux avaient été plus fréquents que les
autres. La maîtresse ne présentait absolument rien
de suspect aux organes génitaux, mais elle portait
un chancre à l'anus. Qu'est-ce à dire ? Que les voies
physiologiques et naturelles avaient cédé sans s'écorcher et avaient échappé à la contagion, tandis que
les voies anormales, plus résistantes, s'étaient déchirées et infectées.

Voici venir un autre couple. Ici encore lutte entre
un acte physiologique et un prélude qui n'appartient
pas à l'espèce humaine, prélude qui n'est pas placé
du moins parmi les fonctions génitales de l'homme.
Un monsieur, surpris de voir pousser un bouton
suspect à une de ses lèvres, bouton sans fleur,
comme l'eût appelé Jean Lemaire, sans maladie
aucune des organes génitaux, vient me prier d'examiner la femme avec laquelle il a eu des rapports.

Je trouve sur cette femme un chancre à la période spécifique, situé au voisinage du méat urinaire. Ce monsieur avait eu d'assez fréquents rapports sexuels avec cette femme dans une même nuit, pendant laquelle il s'était égaré, au point de compromettre gravement ses lèvres. Il faut ajouter que ce monsieur était très-sujet aux gerçures des lèvres et que la scène se passait en hiver.

Ces faits, que je pourrais multiplier, prouvent que les conditions physiologiques de l'acte génital ne sont pour rien dans la contagion de la syphilis. Ainsi finit de s'écrouler sur ce point la doctrine du physiologisme. Soyez bien convaincu qu'en dépit de l'acte le plus intime, de la fusion la plus complète et de l'orgasme le plus voluptueux, avec une peau intègre et une muqueuse irréprochable, on peut sortir sain et sauf des rapports les plus compromettants. Soyez bien convaincu, au contraire, qu'une portion de peau déchirée, qu'une muqueuse éraillée, rendront funestes les attouchements les plus légers ; et nous, médecins, nous avons mille précautions à prendre à cet égard, et certes nos examens sont austères. On sait cependant que le corps médical a fourni des victimes au martyrologe de la syphilis, et que c'est dans le bienfaisant exercice de notre art que l'infortuné Hourmann, que Delavacherie, de Liége, ont trouvé une mort lentement affreuse.

Après ce que je viens de vous dire, que pouvez-vous penser de l'inoculation prétendue physiologique de mon collègue M. Vidal, en ce qui regarde la blennorrhagie ? Vous savez quand et comment celle-ci s'inocule réellement par la lancette. C'est alors, et seulement alors, qu'elle émane d'un chancre, et c'est là le plus rare, comme M. Vidal le reconnaît avec moi. Mais dans les autres conditions où la blennorrhagie se produit, y a-t-il, physiologiquement et pathologiquement parlant, quelque chose qui ressemble à la contagion du chancre ? Sait-on même toujours, ainsi que je l'ai dit à satiété, si la blennorrhagie est due à une véritable contagion ? Et cependant, cette condition de la contagion a été considérée comme une preuve de virulence, comme une sorte d'inoculation physiologique que la lancette est inhabile à produire. Écoutez M. Baumès ; il semblerait que les contagions successives de la blennorrhagie deviennent son moyen de diagnostic, sans nous dire néanmoins combien de fois la blennorrhagie doit se produire pour être virulente. Ainsi on prend d'un, on redonne à un autre ; où commence la virulence ? M. Baumès ne le dit pas. Supposez qu'une femme soit suspectée d'avoir contracté un écoulement avec un homme douteux ; si on veut s'assurer de la nature de l'écoulement de cette femme, il faudra donc faire une enquête, courir après les sources diverses de la blennorrhagie de cet homme et la poursuivre en remontant jusqu'au flux gonorrhéique de la Bible ? Oui, mais on n'aura pas fait un pas dans cette enquête qu'on se trouvera en présence de cette di-ficulté on ne peut pas plus commune : de deux individus ayant eu commerce avec la même femme, l'un aura contracté la blennorrhagie et l'autre non. Pour l'un, on conclura donc à la bénignité de la blennorrhagie, et pour l'autre à sa virulence. Tout cela n'est pas sérieux.

Les faits et l'observation n'indiquent donc, mon cher ami, aucune différence entre l'inoculation dite physiologique et l'inoculation artificielle. Invoquons maintenant l'analogie.

Dans toute maladie *incontestablement* contagieuse, on trouve que les conditions traumatiques dominent, et que, dans les circonstances ordinaires, l'art peut répéter ce que fait la nature. Ainsi, le vaccin inoculé ne diffère pas du vaccin ordinaire. La variole inoculée ne diffère pas de la variole spontanée. Ainsi, de la morve et du farcin, de la rage, de la pustule maligne et du charbon, de la pourriture d'hôpital. Cet argument, par analogie, me semble d'une incontestable valeur. Pourquoi le virus syphilitique échapperait-il seul à la règle commune ?

Mais le chancre, a-t-on dit, n'est pas le seul accident syphilitique contagieux. Il est des accidents syphilitiques secondaires pour lesquels la lancette n'a pas su trouver le *contagium*. La science renferme, en effet, une foule d'observations qui paraissent concluantes pour un très-grand nombre de médecins, et qui laissent du doute dans celui de beaucoup d'autres. Les papules muqueuses (pustules plates humides, tubercules muqueux, tubercules plats, plaques muqueuses) sont considérées par un très-grand nombre de syphilographes comme contagieux, et pouvant, par conséquent, se transmettre.

Lorsque j'ai étudié cet accident par voie d'inoculation, en tenant bien compte de toutes les circonstances qui pouvaient empêcher l'erreur, l'expérience a toujours été négative. Cependant, d'autres observateurs ont obtenu des résultats contraires. Je ne puis répondre à cela qu'en exposant ce qui m'est arrivé à moi-même.

J'inoculais du pus de plaques muqueuses provenant du voisinage de la vulve chez une jeune fille de Versailles, qui entretenait des relations habituelles et fréquentes avec la garnison du lieu, et j'obtins un résultat positif. Fort étonné, j'examinai avec plus de soin les surfaces auxquelles j'avais emprunté le pus, et il me fut alors facile de reconnaître que, parmi les plaques muqueuses, existait un chancre encore à la période de progrès spécifique. Alors, de nouvelles inoculations faites comparativement avec le pus pris sur cette ulcération, et avec la matière des plaques muqueuses à distance, le pus du chancre donna la pustule caractéristique, et la sécrétion mucoso-purulente des plaques muqueuses resta sans résultat. Cette expérience me paraît décisive.

Dans les observations que l'on cite de plaques muqueuses qui ont communiqué des accidents syphilitiques, on n'a pas tenu compte du temps qui s'était écoulé entre l'observation du malade et le coït infectant. C'est toujours trois semaines, un mois, deux mois et même plus tard après la contagion, que les malades se présentent au médecin. De manière que non-seulement la forme réelle du début manque, mais encore qu'il est impossible de déterminer la véritable nature de l'accident qui a été la source de la contagion. Quelques personnes oublient, et d'autres ne savent pas que, par une succession de métamorphoses faciles à observer quand on s'en donne la peine, l'accident primitif (chancre) passe sur place de l'état d'*organe* de virulence aux conditions d'accident secondaire, ne fournissant plus de pus spécifique. Où sont les observations de personnes vues avec des plaques muqueuses qui ont transmis la maladie à une autre personne qu'on a pu observer le second, le troisième jour du coït infectant, et chez laquelle la maladie ait débuté comme on la voit débuter à la suite de la contagion d'un chancre? La maladie commence-t-elle, dans ce cas, par le chancre ou par la papule muqueuse? Pas un seul fait incontestable qui puisse répondre à cette question. Les faits, cependant, de papules muqueuses, ne manquent pas. Quant à moi, je possède des observations très-nombreuses, sur des hommes et des femmes, de tubercules muqueux très-caractérisés, qui prouvent que des malades ainsi affectés avaient pu se livrer à des rapports génitaux fréquents sans rien communiquer. Parmi tous ces faits, en voici un, mon cher ami, qui restera profondément dans l'esprit de mes lecteurs comme il est resté dans le mien :

Un monsieur, que j'avais soigné d'un chancre deux ans auparavant, dut se marier. Avant son mariage, il vint me revoir pour se soumettre à un examen rigoureux. Je le trouvai dans les meilleures conditions de santé ; il pouvait se marier sans scrupule aucun. Cependant ce monsieur, homme très-austère, exigea de moi un examen nouveau le soir même de ses noces. Je le trouvai de nouveau parfaitement exempt de tout accident et je lui délivrai ma patente la plus nette. Un mois après, il m'envoya chercher. — Mon cher docteur, me dit-il, ma femme a de gros boutons qui la fatiguent beaucoup. Voyez ce que ce peut être. Avant de passer dans la chambre de la femme, je procède à un nouvel examen du mari ; je le trouvai aussi pur que le jour de ses noces.

Mais il n'en fut pas de même de sa femme ; je trouvai des plaques muqueuses confluentes et développées, de manière à me donner la certitude que le point de départ des accidents était antérieur à l'hymen.

Convaincu que le mari n'était pour rien dans cette triste affaire, et qu'il n'avait pu donner une maladie qu'il n'avait pas, je dis à la femme d'un ton ferme et pénétré : — Madame, vous êtes malade, et ce n'est pas votre mari qui vous a rendue malade. Si je deviens votre confident, je deviens aussi votre complice ; dans le cas contraire, je reste le médecin de votre mari.

Je ne tardai pas à obtenir un pénible et douloureux aveu, qui me donna le mot de cette fâcheuse énigme.

Je vous raconte ce fait, parce qu'il offre ceci d'intéressant, c'est que depuis le mariage ce mari n'avait pas passé deux jours sans avoir des rapports répétés avec sa femme, et cependant, il n'avait absolument rien contracté.

Je n'en ai pas fini avec ces papules muqueuses, permettez-moi d'y revenir dans ma prochaine lettre.

11.

QUATORZIÈME LETTRE.

Suite des papules muqueuses. — Leur non-contagion. — Transformation du chancre à la période de reparation. — De la
transmission des accidents secondaires du nourrisson à la
nourrice, et *vice versâ*. — Faits à l'appui de l'opinion de la
non-transmissibilité.

MON CHER AMI,

Je reviens aux *papules muqueuses*. Vous le savez, cet
accident secondaire, pour plusieurs syphilographes,
est contagieux. Parmi les preuves invoquées à l'appui de cette opinion, il faut noter celle qui fait considérer comme un résultat de contagion le développement successif de ces *papules muqueuses* sur les
parties de la peau contiguës à celles où l'accident
s'est d'abord développé. Ainsi, on voit des malades
qui portent de ces papules, d'abord sur les côtés du
scrotum ; vient-il à s'en développer sur la partie interne des cuisses, contagion ! disent les partisans de
cette opinion. Si d'un côté de l'anus ces papules
viennent à gagner le côté opposé, contagion ! disent-
ils encore, et ainsi de suite. Ceux de mes confrères
qui professent cette doctrine — et il en est parmi eux
de très-haut placés — n'oublient qu'une petite circonstance, c'est de tenir compte de la cause qui a fait
pousser la première plaque, c'est-à-dire de l'état d'infection constitutionnelle dans lequel se trouve le ma-

lade, état qui peut faire pousser une seconde, une troisième plaque, car elles n'apparaissent pas toutes en même temps. La considération du siége de prédilection de ces plaques ne peut en aucune façon venir en aide à la doctrine de la contagion ; en effet, s'il y a contiguïté dans les parties de la peau où ces plaques apparaissent, il faut remarquer que là aussi les sécrétions âcres sont plus actives ; que la peau, dans ces endroits, a une tendance à la transformation muqueuse, comme au voisinage des organes génitaux, de l'anus, etc. Comment expliquer d'ailleurs par la contagion le développement de ces plaques muqueuses d'une aisselle dans l'autre ?

Je reste donc toujours convaincu, jusqu'à preuve du contraire, que lorsqu'on a cru voir des *tubercules muqueux* contagieux, lorsqu'on a admis qu'ils pouvaient être primitifs, on a du faire une erreur de diagnostic. Je ne crois pas inutile de rappeler que *le chancre, à la période de réparation*, prend souvent, en bourgeonnant, l'aspect des plaques muqueuses, qu'il peut même subir quelquefois une véritable métamorphose et devenir, *in situ*, un accident secondaire dont la physionomie et la nature sont celles des *plaques muqueuses*. Si l'on n'a pas été témoin de son début, si on néglige d'invoquer le témoignage des ganglions voisins, les débris de la marge de l'ulcération, les caractères de sa base peuvent avoir été tellement modifiés, que le diagnostic différentiel soit très-difficile à faire, surtout pour des yeux peu attentifs et des doigts peu exercés. Ajoutez à cela certains siéges particuliers où les accidents primitifs ne s'observent pas d'habitude, où aussi la transformation du chancre est plus facile, plus rapide, comme aux lèvres, à la langue, aux mamelons, et vous verrez combien il est facile de se tromper.

Toutes ces véroles, transmises par des baisers plus ou moins lascifs, par des ustensiles de table, par des pipes, par des rasoirs, par des masques, etc.. n'ont pas d'autre origine. Et combien de fois ces circonstances n'ont-elles pas été des prétextes *honnêtes* pour dissimuler d'autres contacts! Le masque surtout a été de tout temps et de nos jours encore un meuble très-commode pour dissimuler un diagnostic compromettant.

Jusque dans certaines pratiques religieuses, mon cher ami, on a cherché des preuves de la contagion secondaire ; ainsi, on a rangé dans cette catégorie les accidents syphilitiques transmis aux enfants par les procédés de la circoncision hébraïque. Mais ces accidents trouvent leurs explications naturelles dans la présence d'accidents primitifs dans la bouche des péritotomistes. Qu'il me soit permis de dire ici que je suis un de ceux qui ont le plus contribué à faire rejeter par le Consistoire israélite de Paris l'ancienne et dangereuse pratique de la succion.

Plusieurs médecins ne veulent pas absolument tenir compte de la facilité avec laquelle le chancre passe à l'état secondaire ; ils ne se préoccupent que de son siége ; et lorsqu'ils voient un chancre dans la bouche, ils sont portés à le considérer, par cela même, comme un accident secondaire. C'est là une erreur grave d'observation ; elle me donne l'occasion de dire que les ulcères primitifs deviennent beaucoup plus fréquents à la bouche qu'à l'anus. Je rencontre ces derniers beaucoup plus rarement qu'autrefois, soit à l'hôpital, soit en ville. Il me semble que certaines pratiques honteuses diminuent de fréquence, et qu'il y a progrès à cet égard dans la moralité publique. Quoi qu'il en soit, par cela seul qu'un chancre a son siége dans la bouche, n'en concluez pas que c'est un ulcère secondaire. N'oubliez pas le fameux nerf génito-labial, inventé par Voltaire, plaisanterie spirituelle qu'il faut quelquefois prendre au sérieux. Je connais un confrère très-haut placé qui est toujours resté convaincu, sans autre preuve, qu'on lui avait communiqué un ulcère à la joue par un *baiser secondaire*.

Si je vous ai dit que j'avais souvent vu des personnes affectées de diverses variétés de plaques muqueuses des organes génitaux, ne rien transmettre dans leurs rapports sexuels, je dois vous dire aussi que j'en ai vu un tout aussi grand nombre avec des plaques muqueuses labiales, linguales, gutturales, vivre en famille, se livrer à tous les contacts buccaux permis sans jamais rien transmettre. Je connais un monsieur des environs de Paris qui a conservé pendant six mois des *tubercules* muqueux de la langue et des lèvres, qui a eu avec sa maîtresse tous les rapports possibles, fort négligent sur son traitement, et convaincu que les accidents qu'il

portait ne pouvaient pas être contagieux, a continué
ces rapports sans jamais rien communiquer.

C'est surtout au point de vue de la transmissibilité
de ces accidents secondaires de la nourrice au nourrisson, et *vice versâ*, que cette question devient importante. Le fait de cette transmissibilité est généralement admis. Hunter l'a cependant nié, et plusieurs
observateurs sérieux partagent l'opinion de Hunter.
Cette question est trop grave pour que vous ne me
permettiez pas de lui donner quelques développements. Il s'agit ici d'hygiène publique ; souvent c'est
une question de médecine légale ; la fraude, la mauvaise foi, la cupidité peuvent être mises en jeu ; il
importe donc de se mettre en garde contre toutes
les causes d'erreur, et de ne pas accepter avec complaisance ou facilité le dire des personnes qui peuvent avoir plus ou moins d'intérêt à nous tromper.

Si l'on consulte les archives de la science, si l'on
recherche la base sur laquelle s'appuie l'opinion de
la contagion des accidents secondaires de la syphilis
de la nourrice au nourrisson et réciproquement, on
est étonné du peu de valeur des faits, on est surpris
de voir combien des hommes très-graves se sont
contentés de peu. M. Bouchut, par exemple (1), a
recueilli tous les faits qui lui ont paru les plus positifs ; eh bien ! lisez ce travail, intéressant d'ailleurs,
et vous serez convaincu comme moi que la plupart
de ces faits ne sont pas admissibles, que les obser-

_____

(1) *Mémoire sur la transmission de la syphilis des nouveau
nés*. (*Gazette médicale*, 20 avril 1850.)

vations qui paraissent les plus probantes manquent de détails essentiels, et sont tellement incomplètes que M. Bouchut est lui-même forcé d'en convenir ; à tel point, qu'il finit par reconnaître que sa conviction sur ce point est plus morale que scientifique.

Voici, pour mon compte, ce que j'ai observé à cet égard (1).

J'ai vu des nourrices et des nourrissons infectés que l'on accusait mutuellement de cette infection ; le plus souvent j'ai pu parvenir à trouver le point de départ régulier et remonter à un accident primitif chez l'une ou chez l'autre. Quelquefois, j'ai rencontré de simples coïncidences. Dans les cas où il ne m'a pas été possible de trouver la cause première, j'étais arrivé trop tard, les enfants ne m'étaient présentés que cinq, six mois et plus après leur séjour en nourrice.

J'ai eu pendant plusieurs années un service de nourrices à l'hôpital du Midi. Dans ce service, j'avais souvent des femmes affectées de simples leucorrhées, je leur donnais à allaiter des enfants qu'on m'envoyait de la Maternité porteurs d'accidents secondaires, et jamais, sous mes yeux, ces nourrices n'ont été infectées.

Par contre-partie, des nourrices affectées d'accidents secondaires très-manifestes ont pu donner le sein à des enfants qu'on m'envoyait comme atteints

<hr>

(1) Voir les discours prononcés par M. Ricord à l'Académie de médecine, en 1852, dans la discussion sur la transmissibilité des accidents secondaires.

de syphilis, et qui n'avaient que de simples éruptions eczémateuses, impétigineuses, ou des variétés de porrigo, et jamais, sous mes yeux, ces enfants n'ont été infectés. Mon savant et laborieux ami, M. le docteur Nonat, chargé pendant longtemps du service des nourrices dépendant de l'administration des hôpitaux, est arrivé aux mêmes résultats et ne croit pas à la contagion des accidents secondaires de nourrice à nourrisson, *et vice versâ*.

Dans ma pratique privée, j'ai vu un grand nombre de faits de ce genre. En voici un des plus remarquables, que j'ai observé de concert avec mon ami M. le docteur Chailly-Honoré. Il s'agit d'un enfant né avec une syphilis héréditaire et chez lequel, six semaines après la naissance, survinrent des accidents variés, plaques muqueuses des régions anogénitales, papules squammeuses humides du torse et des membres, ulcérations profondes de la lèvre inférieure. Cet enfant fut donné à une *nourrice sur lieu*, au moment de sa naissance; nous avons pu l'observer, ainsi que la nourrice, M. Chailly et moi, pendant les dix-huit mois qu'a duré l'allaitement; l'ulcération de la lèvre a persisté pendant plus de trois mois; cette ulcération de la lèvre à peine guérie, et en dépit d'un traitement méthodique fait avec soin et continuité, une nouvelle ulcération se manifesta au voile du palais, et résista encore pendant plusieurs mois; eh bien! cette nourrice est restée indemne de toute infection, elle a joui et jouit encore de la santé la plus parfaite.

Certes, voilà un fait bien digne d'attention. J'en ai observé un analogue avec mon confrère, M. Bassereau. Un enfant, qui, entre autres symptômes de syphilis héréditaire, portait des ulcérations aux lèvres, a pu être allaité tout à fait impunément par sa nourrice.

Vous voyez, mon cher ami, combien il est important, dans l'appréciation de faits semblables, de tenir compte de toutes les conditions dans lesquelles peuvent se trouver la nourrice et le nourrisson, si l'on ne veut pas se tromper ou être trompé.

La nourrice, au moment où elle prend un nourrisson, peut être sous l'influence d'une diathèse syphilitique que rien n'indique encore. Je dois dire qu'en général, quand on prend une nourrice, on ne la soumet pas à un examen complet et absolu. J'ajoute que même cela fût-il fait, on pourrait encore se tromper, car la diathèse peut exister quand toute trace d'accident primitif ou successif a disparu, surtout quand il s'agit de chancre au col de l'utérus. Je dois ajouter encore que la santé du père nourricier n'est pas toujours, hélas! une garantie suffisante. Je sais depuis longtemps à quoi m'en tenir sur le dicton pastoral des mœurs pures des campagnes.

Le nourrisson peut naître avec une syphilis héréditaire; nourrice et nourrisson n'ont encore rien d'apparent; mais dans quelques semaines ou quelques mois, on va voir se manifester des accidents secondaires. Ceux-ci peuvent apparaître chez le nourrisson avant, pendant ou après qu'une manifestation semblable s'observe chez la nourrice. De telle façon que le premier chez lequel la manifestation aura lieu, accusera l'autre, s'ils ne s'accusent pas tous les deux à la fois, ce qui arrive fréquemment. Ils ont tort l'un et l'autre, il y a simultanéité, coïncidence, et, avec de l'attention et de la patience, on parvient à découvrir la vérité.

Il arrive quelquefois que des nourrices contractent la syphilis pendant l'allaitement, et la contagion alors peut s'être opérée chez elles par diverses régions. Le plus souvent, c'est par les organes génitaux. Le fait n'est pas rare pour les nourrices qui viennent fréquemment à Paris. Dans ces conditions, les nourrices infectent leurs nourrissons à l'aide de leurs doigts contaminés par le virus. Elles infectent même leurs maris, et, dans ces cas, la cause du mal est toujours rapportée au *nourrisson parisien*, à ces enfants *pourris*, comme ont l'habitude de le dire ces peu chastes nourrices. Il nous arrive très-souvent, à M. Cullerier et à moi, d'avoir les observations en partie double dans nos deux hôpitaux; il soigne la femme à Lourcine, je soigne le mari aux Capucins. Ces pauvres maris rustiques sont, au demeurant, d'une candeur extrême à l'endroit de leur vérole. Le nourrisson est invariablement pour eux l'origine de tout le mal.

Un mode de contagion assez commun chez les nourrices, c'est l'inoculation du virus qu'elles se font elles-mêmes au mamelon. Affectées d'un chancre génital, elles portent les doigts sur les parties malades, elles les souillent, et puis, sans lavages préalables, elles prennent, elles tiraillent le mamelon plus ou moins éraillé, et s'implantent ainsi un chancre qu'elles ne manquent pas de transmettre au nourrisson. La position de ces chancres mammaires, dont j'ai vu récemment un très-bel exemple dans le service de M. Cullerier, à Lourcine, s'explique très-bien par la manière dont les femmes prennent le sein pour le donner au nourrisson. J'en ai fait dessiner aussi un autre bel exemple dans la *Clinique iconographique* (19e livraison, planche XV, *quater*).

Voici un autre mécanisme de la contagion chez les nourrices. J'en ai rencontré une à laquelle un chancre avait été communiqué au mamelon par un individu affecté d'un chancre primitif à la lèvre, et qui avait cru rendre un bon office à cette femme en lui dégorgeant les seins par la succion. Tout récemment, un jeune homme était couché dans mon hôpital, salle 3, n° 17, ayant un ulcère primitif du mamelon, avec engorgements multiples et indolents des ganglions axillaires, suivis au bout de six semaines d'engorgements des ganglions cervicaux postérieurs et d'une roséole confluente. Ce jeune homme avait été contaminé par sa maîtresse qui, avec un chancre des lèvres, lui avait prodigué des baisers excentriques.

Autre mécanisme. J'ai vu une nourrice venir à Paris réclamer des indemnités pour une syphilis dont elle disait avoir été infectée par son nourrisson. Cette femme portait, en effet, un chancre induré sur le côté interne de chaque mamelle ; ces chancres étaient placés vis-à-vis l'un de l'autre. Quant au nourrisson, enfant *pourri*, d'après la nourrice, il était tout simplement atteint d'un *porrigo larvalis* des plus vulgaires. Les parents, peu satisfaits de l'accusation, et surtout de la réclamation, parfaitement sains d'ailleurs, résistèrent aux prétentions de la nourrice, de laquelle j'obtins un aveu formel. Un homme, *qui n'était pas son mari*, dans la crainte de lui faire un enfant et d'altérer son lait, s'était livré sur elle à des actes que la plume se refuse à tracer.

Un enfant peut contracter des *chancres* en naissant, si sa mère en est affectée au moment de la parturition. Cela est rare sans doute, mais cela n'est pas impossible. Ces chancres, qu'on doit le plus souvent confondre avec des accidents secondaires, à cause de leurs siéges variés et insolites, constituent, comme on le conçoit aisément, des foyers d'infection pour les nourrices et sont ensuite donnés comme des preuves de la contagion possible des accidents secondaires. Ce qui peut encore, en apparence, venir à l'appui de cette manière de voir, c'est qu'en cherchant à remonter à la source à laquelle l'enfant a dû se contaminer, pour peu qu'on arrive *trop tard*, on ne trouve plus rien chez la mère, les accidents primitifs qu'elle avait au moment de l'accouchement ayant eu le temps de se cicatriser, sans même laisser de traces. Alors si le père *légal* a dans ses antécédents le souvenir de quelque blennorrhagie d'une première jeunesse, tout est mis sur le compte de l'hérédité ! Mais que dire quand on ne trouve rien et qu'on n'a pas d'aveux ?

Des enfants en nourrice peuvent être infectés par des personnes étrangères et qu'on ne soupçonne pas.

Ils peuvent ensuite contagionner leurs nourrices, et avant que celles-ci aient pu s'apercevoir de la maladie de leur nourrisson et surtout d'en connaître la nature et de se rendre compte de ce qu'elles éprouvent elles-mêmes, les accidents secondaires si prompts à se développer chez les jeunes enfants, ont pu déjà survenir et masquer le point de départ de manière à le rendre méconnaissab'e. Je me rappelle, à ce sujet, un cas remarquable pour lequel mon savant confrère et ami, M. le docteur Richet, alors chirurgien de l'hôpital de Lourcine, me consulta il y a quelques années. Il s'agissait d'une petite fille d'un négociant de Paris, encore confiée aux soins de sa nourrice et qui était affectée d'ulcérations syphilitiques des *régions ano-génitales*. Les parents étant parfaitement *sains* et la nourrice absolument bien portante, quoiqu'elle eût pu être soupçonnée, on en était à se demander d'où pouvait provenir la contagion, lorsqu'on apprit qu'un commis de la maison, actuellement malade, avait l'habitude d'asseoir cette enfant à nu sur ses mains, souvent souillées, et qu'il n'avait pas toujours le soin de laver. Sans cette découverte, comment aurait-on expliqué la maladie de cette petite fille, et qui aurait-on accusé, si la nourrice avait présenté quelque trace ou quelque suspicion de syphilis ?

Dans tous ces cas, avec de l'habitude et de la persévérance, on parvient à découvrir la source des accidents. Mais il n'en est pas toujours ainsi. La mère de l'enfant est parfaitement saine; le *mari* de la mère est irréprochable; la nourrice est à l'abri de tout soupçon; et cependant voilà que le nourrisson devient syphilitiquement malade. Ici, où est la contagion? Permettez-moi de vous citer un fait qui pourra servir de réponse à cette question délicate.

Une jeune femme, accompagnée de son mari beaucoup moins jeune, vint me consulter pour son enfant qu'elle venait de retirer de nourrice, infecté d'une syphilis constitutionnelle qu'elle accusait la nourrice de lui avoir communiquée. L'enfant était presque couvert d'une syphilide squammeuse humide; le pourtour de l'anus et des lèvres était le siége de plaques muqueuses exulcérées. L'enfant avait six mois; et au dire de la nourrice, c'était au bout de six semaines que les premiers accidents s'étaient montrés.

Cependant la mère et le *mari* m'affirmèrent n'avoir jamais subi de contagion; et l'examen le plus attentif ne me fit, en effet, rien découvrir ni d'actuel, ni de passé. La nourrice, à son tour, examinée avec le plus grand soin, me parut parfaitement saine. Son enfant, qu'elle allaitait en même temps que le nourrisson malade, était très-bien portant.

J'étais fort embarrassé dans la recherche de l'origine de la syphilis de cet enfant, quand je reçus, le lendemain, la visite d'un jeune officier de cavalerie qui vint me consulter pour une syphilide palmaire et plantaire dont il était affecté. Cet officier m'interrogea avec une sollicitude touchante sur la maladie de l'enfant qu'on m'avait présenté la veille, et me fit la confidence de la part qui lui revenait sur cette question; mais, comme il ne connaissait pas les lois de l'hérédité, il était surpris d'avoir donné le jour à un enfant malade, attendu, disait-il, qu'il s'était cru guéri et qu'il n'avait plus aucun symptôme de la maladie, qnand il avait eu des rapports avec la dame, qui, du reste, n'avait jamais été malade.

Après tout ce que je viens de vous dire, mon cher ami, voyez combien il faut de réserve, de prudence, de soin et d'attention, avant d'accepter comme un fait démontré la contagion des accidents secondaires. N'est-ce pas que vous penserez avec moi, que pour établir définitivement cette loi en syphilographie, il faut d'autres faits que ceux actuellement consignés dans les annales de la science?

QUINZIÈME LETTRE.

De la non-transmissibilité des accidents secondaires (suite). — Faits de Wallace. — Fait de l'hôpital du Midi. — Expériences de contre-épreuve.

MON CHER AMI,

Qu'ai-je voulu prouver dans ma dernière lettre ? Qu'il s'en fallait de beaucoup que l'observation eût démontré la contagion de la syphilis de la nourrice au nourrisson et du nourrisson à la nourrice, en dehors des circonstances d'accidents primitifs ; que rien n'était moins établi que cette prétendue contagion des accidents secondaires, et que dans tous les cas invoqués comme preuve de ce mode de transmission, ou bien les détails essentiels manquaient pour entraîner la conviction, ou bien il s'agissait visiblement d'accidents primitifs.

Remarquez bien, je vous prie, que je ne repousse pas d'une manière absolue ce mode de transmission de la syphilis, je dis seulement, ne quittant pas le terrain de l'observation rigoureuse et de l'analyse sévère des faits, que l'existence de ce mode de transmission n'est pas encore prouvée et j'ajoute que, si elle l'est jamais, ce ne sera que par l'inoculation, l'inoculation seule pouvant en fournir la démonstration irréfragable et dégagée de toute fin de non-recevoir.

Mais, allez-vous me dire, oubliez-vous donc que quelques personnes ont la prétention d'avoir prouvé, par l'inoculation même, la propriété contagieuse des accidents secondaires? Non, certes, je ne l'oublie pas; je voudrais le pouvoir, je ne me trouverais pas ainsi dans la pénible obligation de jeter des doutes trop légitimes sur des expérimentations faites par des hommes dont j'honore les travaux, mais qui me paraissent avoir conclu, dans cette occasion, avec un peu de précipitation. Jugez-en :

Wallace a publié deux observations d'inoculation secondaire, suivies de résultats qui semblent positifs. Ce syphilographe dit bien (1) qu'il a déterminé chez des individus sains, inoculés avec du pus emprunté à des malades placés sous l'influence d'accidents secondaires, d'abord des accidents primitifs suivis plus tard d'accidents constitutionnels confirmés. Il est bien certain que, comme effet produit et comme résultat, les observations de Wallace ont tout d'abord quelque chose de vraisemblable. Mais ce qui n'est pas démontré du tout, c'est la nature des accidents réputés secondaires chez les malades où l'on a puisé le pus inoculé. Ici, les détails les plus importants manquent. On se contente de dire, dans la première observation, que le malade avait des pustules syphilitiques *psydraciées* datant de quatorze

____

(1) *Syphilidologie* de Behrend. Leipzig, 1841, p. 60 et suivantes.

jours. Dans la seconde observation, il s'agit encore de pustules psydraciées datant de quatre semaines, et formant de petites croûtes. Dans le premier cas, le sujet fut inoculé sur les épaules ; dans le second, sur le prépuce.

Mais, d'abord, rien ne prouve que les pustules psydraciées auxquelles Wallace avait emprunté le pus, fussent des accidents secondaires. La forme, le nombre, le siége des pustules ne saurait suffire pour leur donner ce caractère ; il faut, pour cela, autre chose ; nous ne le trouvons pas dans les observations de Wallace.

D'un autre côté, quelles précautions a-t-on prises après avoir pratiqué les inoculations ? Dans un hôpital de vénériens, où l'on trouve de la matière virulente partout, où les contacts après coup sont si faciles, si, après des inoculations artificielles, les piqûres ne sont pas garanties de tout contact, comme nous avons l'habitude de le faire en les plaçant sous un verre de montre, et en faisant germer sous cloche cette *graine syphilitique,* si les instruments dont on s'est servi n'ont pas été lavés avec le plus grand soin ; si, en un mot, les plus minutieuses précautions n'ont pas été prises, il est impossible, dans des circonstances aussi sérieuses et aussi importantes, de tirer des conclusions rigoureuses.

Je suis d'autant plus exigeant pour ces observations de Wallace, qu'il s'est passé quelque chose d'insolite dans les résultats de l'inoculation.

Chez le premier sujet, inoculé le 15 novembre, *ce*

n'est que le 14 *décembre suivant* qu'il s'est formé sur le lieu des piqûres une petite papule, papule tout aussitôt couverte de croûtes, au-dessous desquelles on observe un petit ulcère superficiel. De là l'évolution des symptômes décrits par Wallace et qui pourraient bien avoir une tout autre origine.

Chez le second sujet, inoculé sur le prépuce le 1er juin, *ce n'est que le* 28 *juin* qu'on trouve, sur les parties jusque-là abandonnées à elles-mêmes sans précaution, une petite croûte d'un jaune sale, entourée d'une auréole. Les glandes des deux aines se gonflent, le point couvert de croûtes est à peine excorié ; le 24 juillet, le corps tout entier se couvre d'un exanthème dont les caractères semblent syphilitiques. Plus tard, on découvre à l'anus des accidents dont on ne prouve pas l'origine ; sans doute que, par la description, ces accidents ressemblent beaucoup à des papules muqueuses, et ces papules existent aussi sur les bourses, sur le dos de la langue et sur les amygdales ; mais le raphé du malade est *rouge et très-tuméfié ;* le malade assure qu'en marchant un *suintement très-considérable s'échappe de l'anus.* Or, la tuméfaction du raphé et la suppuration intra-anale se rencontrent très-souvent dans le chancre ou ulcère primitif de cette région. L'accident primitif contracté *à preposterâ venere* a pour siége de prédilection la partie antérieure de l'anus où vient aboutir le raphé. Il y a donc, chez ce malade, plus de probabilité pour l'existence d'un accident primitif, qui aurait débuté par là, et sur lequel on n'avait

pris aucun renseignement préalable, que pour placer
le début de la maladie dans ce qui a été observé sur
le prépuce, qui n'a présenté aucun des signes par
lesquels débute la syphilis. J'ajoute enfin que, dans
les inoculations bien faites, l'évolution des symptômes peut être quelquefois lente, mais elle est toujours incessante, et l'on ne voit jamais des intervalles
d'*un mois ou vingt-huit jours* entre l'inoculation et
l'apparition des accidents.

Donc, mon cher ami, que de motifs de doute dans
ces deux observations de Wallace ! Après l'analyse
que je viens d'en faire, je ne puis penser qu'elles servent encore d'appui à la doctrine de l'inoculation
des accidents secondaires.

Je viens de vous parler de la possibilité d'*un chancre anal* chez le second malade ; cette supposition me
paraît d'autant plus fondée, qu'en Angleterre on recherche peu ce siége du chancre ; les habitudes médicales anglaises reflètent cette sorte de pudeur
outrée qui caractérise cette nation. Je me rappelle
que dans un voyage à Londres on me montrait, à
l'hôpital Saint-Barthélemy, avec une sorte d'empressement, des femmes et des hommes affectés d'accidents secondaires, que l'on considérait comme le
résultat immédiat de la contagion. Mon ami, le docteur Acton, assistait à cette exhibition. Vous savez
que je crois infiniment peu à la syphilis constitutionnelle d'emblée, par voie de contagion ; aussi, usant
de mon *droit de visite*, je me mis à la recherche. Je
souris encore de l'air effarouché du chef de service

et de l'assistance quand, portant un doigt téméraire
et un regard scrutateur dans certains replis muqueux,
je parvenais à découvrir dans la *perfide Albion* une
porte de derrière. Je dois ajouter que tout aussitôt
le chef de service jetait un voile, ou, moins poétiquement, laissait tomber le drap sur ces stigmates
trop visibles d'une contagion fort explicable.

Pour en revenir à Wallace, il est bien singulier,
que lui, qui a fait un si grand nombre d'inoculations, n'ait réussi à inoculer les accidents secondaires que dans deux cas et qu'il les ait si mal déterminés. Ces cas constitueraient une exception, et il
ne peut pas y avoir d'exception. Les accidents secondaires s'inoculent ou ne s'inoculent pas. Veuillez
vous rappeler ce que j'ai dit des blennorrhagies prétendues exceptionnelles de Bell ; il ne pouvait pour
elles y avoir d'exception, et l'expérimentation a
prouvé, en effet, que les *cas exceptionnels* rentraient
dans la loi du chancre inoculable.

Mais si les faits qui se passent de l'autre côté de la
Manche peuvent, ainsi que je crois l'avoir prouvé,
susciter des doutes très-raisonnables, voici un fait
qui s'est passé tout près de moi et qui paraît présenter plus de valeur.

C'est à l'hôpital du Midi même que ce fait a eu
lieu ; je n'aurais pas mission de vous en parler, si
une partie intéressée, trop intéressée, ne m'en avait
donné le droit.

Il s'agit d'accidents secondaires inoculés d'un malade à un individu sain. L'inoculation a parfaitement

réussi. Un de nos confrères, qui, sans être *casuiste*, n'est cependant pas favorable aux recherches expérimentales, a pratiqué lui-même cette inoculation et a planté, sur chacun des avant-bras d'un des internes de l'hôpital un chancre qui s'est induré, qui a déterminé l'engorgement indolent des ganglions axillaires, et qui, dans les quatre mois qui ont suivi, a donné lieu à des accidents secondaires, parfaitement caractérisés : céphalée nocturne ; alopécie, éruptions croûteuses du cuir chevelu, plaques muqueuses du voile du palais (psoriasis des muqueuses), etc. ; c'est la vérole constitutionnelle la moins contestable possible, et je n'ai nulle envie de la contester.

Mais — là est toute la question — de quelle nature étaient les accidents qui ont fourni le pus inoculé ? Le malade chez lequel a été puisée la matière inoculable, d'après l'observation qui m'a été remise par l'interne inoculé, était affecté d'un chancre induré datant de six semaines et cicatrisé ; il portait des plaques muqueuses à l'anus ; des rhagades aux orteils ; des pustules agglomérées sur la région thoraciques : pustules larges, couvertes de croûtes, au-dessous desquelles se voyaient des ulcérations à *marche croissante et tendant même à se transborder;* il en existait quelques-unes dans les régions inguinales et sur le côté de la poitrine où siégeait le groupe principal.

Avant d'être inoculé à l'élève, le pus de ces pustules avait été inoculé, sur les deux cuisses, au malade lui-même. Cette inoculation avait donné un

résultat positif, circonstance qui, *sans un grand amour
de l'expérimentation, aurait dû empêcher l'inoculation
sur un individu sain.*

Ce malade avait donc très-certainement une syphilis constitutionnelle et présentait des accidents caractéristiques et d'une nature incontestable. Mais, chez lui, *tous les accidents étaient-ils fatalement de la même nature?* La vérole constitutionnelle, comme on le sait, n'empêche nullement de contracter de nouveaux accidents primitifs, accidents illimités dans leur nombre, infiniment variés dans leur siége. Dans ce cas particulier, les accidents auxquels on a emprunté le pus : *ulcères croissants,* croûteux, très-étendus, chez un individu depuis six semaines seulement sous l'influence de la diathèse syphilitique, offrant du reste dans les autres régions l'évolution régulière des accidents secondaires de cette période, me permettent d'émettre un doute, qui, pour l'élève qui a subi l'inoculation, est aujourd'hui une certitude, à savoir, que les accidents auxquels le pus a été emprunté *n'étaient pas des accidents secondaires.*

Je n'ai pas vu le malade qui a fourni le pus inoculable, il a bientôt quitté l'hôpital après cette expérimentation, et *l'élève intéressé n'a pu le retrouver.* Mais l'importance de ce fait, tout contestable qu'il soit, nous a engagés, mon honorable confrère M. Puche et moi, à recommencer une série d'expérimentations sur l'inoculation des accidents secondaires. Nous avons déjà fait une vingtaine d'expériences qui, toutes, ne nous ont donné que les résultats autrefois obtenus, c'est-à-dire des *résultats négatifs*. Les inoculations ont été faites avec du pus de papules muqueuses, d'ecthyma, de rupia, de tubercules ulcérés, d'ulcérations serpigineuses secondaires ; jamais encore nous n'avons rien obtenu. Voici, à ce sujet, deux observations curieuses qui ont eu pour témoins les nombreux élèves qui suivent ma clinique :

Deux malades, couchés à côté l'un de l'autre, salle 1re, n°s 16 et 17, portaient, l'un, le n° 16, une ulcération croûteuse de la région axillaire, à marche croissante, serpigineuse ; l'autre, le n° 17, une ulcération de la région postérieure et latérale droite du cou, de six à huit centimètres de diamètre, ulcération croissante, guérissant au centre et s'étendant en circonférence ; ce malade portait encore sur d'autres régions du rupia isolé, de l'ecthyma groupé, et sur la plus grande partie du torse et des membres, il avait des cicatrices caractéristiques dues à des syphilides pustulo-crustacées.

Ces deux malades ont été inoculés à la cuisse. Chez le n° 17, l'inoculation a réussi ; la réussite avait été prédite ; chez le n° 17, nous avions annoncé que l'inoculation serait *négative, elle a été négative.* Pourquoi ? C'est que l'ulcération du n° 17 était véritablement secondaire ; tandis que, chez le n° 16, l'éruption croûteuse ulcérante de la région axillaire, qui avait l'aspect des ulcérations pustuleuses crustacées appartenant à la syphilis constitutionnelle, avait été le résultat elle-même d'une inoculation, et voici comment. Ce malade avait eu d'abord un abcès scrofuleux dans le creux de l'aisselle ; cet abcès avait été ouvert à l'hôpital ; le pansement en était difficile pour le malade lui-même ; un de ses voisins de lit, affecté de chancre phagédénique des organes génitaux, lui rendait le service de le panser ; et, avec ses doigts souillés par *le pus virulent de son chancre*, il l'avait inoculé. Sans l'étiologie bien précise de ce cas, ce malade ayant eu lui-même autrefois des accidents de syphilis constitutionnelle, on aurait pu rattacher cet accident à la diathèse, et le donner comme un exemple d'inoculation secondaire.

Voyez donc que de soins il faut et que de précautions pour éviter l'erreur.

SEIZIÈME LETTRE.

Suite de la non-transmissibilité des accidents secondaires. — De la transmissibilité de la syphilis de l'homme aux animaux. — Expériences sur les singes.

MON CHER AMI,

D'après de nombreuses observations recueillies avec soin ; d'après les nombreuses expériences faites par moi ; d'après celles, plus nombreuses encore, qu'on a faites à mon imitation, j'ai été en droit de conclure que, *jusqu'à ce jour*, les accidents secondaires ne s'inoculent pas. Je vous ai dit que les nouvelles expériences que je viens de tenter tout récemment ; que ces expériences, de nouveau répétées par M. Puche et par M. Cullerier, étaient restées confirmatives des premières. Mais ces expériences ayant toujours été pratiquées sur le malade lui-même, on était en droit de me faire une objection capitale ; on pouvait me dire : Les accidents secondaires ne s'inoculent pas sur ceux qui en sont déjà affectés ; mais ils peuvent être parfaitement inoculables sur un individu sain. Cette objection pouvait m'être faite par ceux-là mêmes qui partagent mes doctrines, car je ne pense pas qu'elle fût venue à l'esprit de cette école tout entière qui m'est opposée et qui professe que loin que la syphilis constitutionnelle empêche une nouvelle contagion, il suffit de faire une simple plaie à un syphilitique, pour que cette plaie prenne aussitôt un caractère vénérien. J'ai déjà dit ailleurs, et je vous demanderai la permission de rappeler bientôt ce que je pense de cette opinion. Quoi qu'il en soit, la première objection persistait ; et si les observations de Wallace avaient été plus vraisemblables et moins contestables, j'aurais eu de la peine à leur répondre, car j'étais complétement dénué d'expérimentations contradictoires.

C'est dans ces circonstances que s'est présenté le fait d'inoculation de l'homme malade à l'homme sain dont je vous ai donné un aperçu dans ma dernière lettre. J'ai parlé de ce fait sur l'autorisation expresse de la personne la plus intéressée, de celui qui s'est volontairement soumis à l'expérience, qui en subit les conséquences, et qui avec une légitimité qu'on ne saurait raisonnablement contester, élève des prétentions à la propriété scientifique de ce fait, qui croit en être devenu absolument le maître et avoir le droit d'en tirer toutes les conséquences scientifiques et pratiques qu'il jugera convenables, laissant à tous la liberté d'en faire autant ; c'est, dis-je, dans ces circonstances que j'ai cru permis et loyal de dire ce que je pense de ce fait.

Je répète donc que ce fait m'a paru très-grave, très sérieux, très-digne d'être pris en considération, voilà pourquoi j'ai voulu l'examiner avec soin. On ne se préoccupe pas de faits vulgaires et sans valeur.

Celui-ci tire son importance et du sujet même de l'expérience, qui peut avoir une grande influence pour l'élucidation de graves questions pratiques, et de la personne qui s'est soumise à l'expérience : c'est un interne en pharmacie, élève distingué et intelligent, qui s'occupe d'études médicales, et plus particulièrement de la syphilis. A mes yeux, le fait méritait notre attention, à cause de l'expérimentateur dont je n'ai jamais voulu, comme vous le savez, mon cher ami, attaquer ni la science, ni le talent, ni surtout le caractère. Vous pourriez l'attester au besoin. J'ai toujours profondément méprisé les attaques de ce genre, non pas seulement parce que souvent on les a injustement employées contre moi, mais parce que ce n'est pas dans mes habitudes, et que par tempérament j'y répugne.

Dans ces lettres, rapidement pensées, plus rapidement écrites, l'expression bienveillante peut me faire quelquefois défaut, l'intention jamais. Que cela soit dit une bonne fois pour toutes et fasse taire des susceptibilités qui n'ont aucune raison d'être. J'en reviens au fait scientifique qui seul m'occupe. Toute la valeur, toute l'importance de ce fait est dans le diagnostic. A-t-on inoculé sur un individu sain le pus d'un syphilitique secondaire ou d'un accident primitif? Je crois, je pense, et j'ai dit mes motifs, que par cela seul que le malade, qui a fourni le pus, a pu être inoculé positivement lui-même, cette expérimentation rentre complétement dans le domaine de celles que j'ai faites. Donc, si

fléchir et ne pas mettre trop de précipitation.

D'un autre côté, des confrères que j'aime et qui sont ordinairement en communion d'idées avec moi, m'ont fait à peu près le même reproche. Ils ont trouvé que j'avais été un peu vite avec les singes; ils croient, ils me l'ont dit, que je m'étais laissé prendre à des singeries. Mon savant et habile collègue de l'hôpital du Midi, M. Puche, se trouve encore à l'état de parfaite incrédulité relativement à la transmission de la syphilis aux animaux, et M. Cullerier, ce persévérant expérimentateur, ne croit pas non plus à la réalité des expériences qui font tant de bruit.

Ce que je vous ai raconté dans ma dernière lettre, je l'ai vu, de mes yeux vu; je vous ai dit aussi les circonstances atténuantes qu'il était impossible de taire. Mais, après vous avoir dit de ce fait de l'inoculation du pus virulent de l'homme au singe tout ce que j'en savais, *je me suis étonné des rapides et prématurées conclusions qu'en tirait notre collègue allemand;* et franchement, lui qui exige chez les autres tant de maturité et tant de réflexion, il n'a pas donné l'exemple. Après tout, la promptitude de ses conclusions peut trouver son excuse dans les inoculations mêmes auxquelles il s'est courageusement soumis, et qu'il serait bien aise de n'avoir pas faites inutilement.

Notre confrère allemand fait éclat de cette proposition : « *Une seule expérience positive a plus de valeur qu'une quantité innombrable de résultats négatifs.* »

13.

Sans doute, mais à une condition, c'est que cette expérience soit *positive*, qu'elle soit incontestable, qu'elle présente toutes les garanties de certitude et d'exactitude, et de plus, qu'*on puisse la répéter*. Sans tout cela, ce n'est rien. L'Académie des sciences sait à quoi s'en tenir sur cette proposition incessamment produite, et par laquelle, périodiquement, de téméraires et novices expérimentateurs prétendent renverser les lois de la physique. Cet argument a été mis au service de toutes les déceptions humaines.

Que dit le magnétologiste qui a la prétention de transporter le sens de la vue à la nuque ou à l'épigastre? précisément ce que dit notre confrère allemand : une seule expérience positive, etc.

Que dit l'homœopathe qui soutient qu'un atome de bryone dilué dans l'immensité des eaux de l'Océan peut guérir la pneumonie? absolument la même chose que notre confrère allemand.

Dans les sciences physiques et naturelles *un fait isolé n'est rien s'il n'est susceptible d'être répété*. Voilà ce que pensent tous ceux qui savent ce que c'est que la philosophie des sciences. Autrement ce serait le plus dangereux et le plus perfide écueil du progrès si toujours l'observation laborieuse et patiente ne venait prouver qu'il n'est qu'un sophisme, qu'une erreur, et souvent qu'une fanfaronnade.

Mon honorable collègue et ami M. Cullerier doit vous dire lui-même ce qu'il pense de l'expérience de M. Auzias. Quant à moi, j'ai constaté ceci : on a transporté du pus virulent de l'homme sur un singe, et de celui-ci on l'a inoculé à un homme. Rien de plus, rien de moins. Voilà le fait brut; vient ensuite son interprétation.

Je vous disais, dans ma dernière lettre : « *Le singe n'aurait-il servi là que de terrain de transplantation?* » — Je le crois, car voici ce qui arrive : la piqûre d'inoculation qu'on fait au singe, à peine irritée, à peine enflammée, et suppurant fort peu, bien qu'imbibée du pus virulent après qu'elle a été faite, a une tendance incessante à la guérison ; et celle-ci arrive avec une étonnante rapidité. On ne voit pas, dans les inoculations du singe, ce progrès ulcérant, continu, croissant, qui est le caractère du chancre de l'homme, surtout du chancre qui ne s'indure pas; on ne trouve même pas ce stade du *statu quo* spécifique si tenace, si long, que la nature maintient chez l'homme, et que l'art a ordinairement tant de peine à détruire. Jamais, chez le singe, la moindre tendance phagédénique ; rien qui ressemble à l'induration spécifique, à ses aboutissants et à ses conséquences. Une piqûre, à peine un peu de suppuration, une croûte et la guérison ! voilà les produits de l'inoculation du singe, et tout cela presque aussi rapide qu'un de ses gestes. On voit que c'est pour le chancre un terrain réfractaire et étranger ; la graine virulente y est exotique; on a beau prendre des précautions pour bien la semer, pour l'*arroser*, la mettre en serre ou sous cloche, elle meurt avant d'avoir poussé des racines, et à plus forte raison avant d'avoir donné des fruits.

M. Auzias explique tout cela par la plus grande vitalité des singes, par la plus grande rapidité de leur circulation ; il serait plus facile de l'expliquer par leur nature antipathique au virus syphilitique, ce dont je les félicite. On pourrait même croire que dans la pustule qu'on produit si difficilement, le pus virulent n'est là que comme un pois à cautère qui irrite, fait suppurer, mais ne se combine pas aux tissus ; il se mêle au pus produit, voilà tout. Il faudrait, en effet, pour pouvoir conclure définitivement à un autre résultat, que les pustules produites sur le singe fussent rompues, que les surfaces ulcérées fussent fréquemment détergées, pour qu'on ne pût pas supposer qu'il reste du pus de chancre en mélange, et qu'on inoculât ensuite la suppuration fournie par ces surfaces. On sait ce qui arrive sur l'homme ; on a beau déterger la surface des chancres, leur appliquer même des agents médicamenteux, la sécrétion virulente continue à se produire. Tant qu'on n'aura pas rempli ce programme expérimental, l'unique expérience qu'on a faite sera insuffisante pour détruire tout ce qui a été établi par des hommes sérieux, sur des faits nombreux et parfaitement étudiés. Il restera seulement acquis à la science, ce que je me suis plu à reconnaître avec empressement, qu'on peut déposer et conserver du pus virulent sur le singe et s'en servir ensuite pour inoculer l'homme, comme on transplante une plante d'un terrain sur un autre ; voilà tout ce que j'ai vu et constaté, voilà la seule déduction que j'en puisse tirer.

Donc, jusqu'à nouvel ordre, notre confrère bavarois pourrait bien en être pour ses inoculations, comme si elles lui eussent été faites avec du pus virulent conservé dans des tubes ou entre deux plaques de verre.

Ceci me conduit à vous dire ce que produit le pus virulent inoculé sur l'homme, la marche que suit l'inoculation et ce qu'elle apprend, quant à la pathogénie du chancre.

Mais vous m'avertissez que mon honorable collègue et ami, M. Cullerier, vous demande la parole : je la lui cède avec plaisir, nous y gagnerons tous.

A M. LE DOCTEUR AMÉDÉE LATOUR,

RÉDACTEUR EN CHEF DE L'*Union médicale*.

24 juillet 1850.

TRÈS-HONORÉ CONFRÈRE,

Il n'est bruit, depuis quelque temps, dans les hôpitaux spéciaux, que des inoculations syphilitiques de l'homme au singe, inoculation poursuivie avec tant d'ardeur par notre estimable confrère, le docteur Auzias-Turenne. Cette question est, pour moi, pleine d'intérêt, car, bien que certaines personnes ne paraissent pas en tenir grand compte, tout le monde n'a peut-être pas encore oublié les expériences nombreuses auxquelles je me suis livré il y a quelques années sur ce sujet. Fort de ce que ces

expériences m'avaient appris, je ne m'étais que peu
ému des nouveaux résultats annoncés, lorsque la
dernière lettre de M. Ricord est venue leur donner
une grande valeur et fournir aux expérimentateurs
un puissant levier pour renverser tout ce que j'ai
avancé. Veuillez donc me permettre de dire ici ma
pensée sur les faits de M. Auzias.

Lors de la première exhibition qu'il fit, en 1845,
aux Académies des sciences, de médecine, ainsi
qu'à la Société de chirurgie, du singe présentant
sur la face les résultats d'inoculation de pus chancreux pris sur l'homme, on trouva généralement que
ces ulcérations présentaient toutes l'apparence
de véritables chancres primitifs ; bords taillés à pic,
fond grisâtre, induration de la base, rien n'y manquait, et déjà l'on faisait bon marché des expériences
de Hunter, de Turnbull, de mon père, de M. Ricord
et d'autres encore. Je fus le seul à faire des réserves
sur la nature de ces ulcérations, me souvenant qu'il
m'avait été donné d'en produire d'identiquement
semblables sur quelques malades, sans un atome de
virulence ; et immédiatement je commençai une
série d'expériences.

J'en fis sur différentes espèces d'animaux, et
notamment sur le singe. J'inoculai soit par piqûre
superficielle ou profonde, soit par incision, soit par
solution de continuité plus ou moins large. J'échouai
constamment. M. Auzias attribua mes insuccès à ma
manière de faire, il me dit que je m'y prenais mal.
Je le priai d'opérer lui-même sous mes yeux, mais

en y mettant cette condition, qu'il ne tourmente-
rait pas incessamment les plaies qu'il aurait faites.
Il opéra comme j'avais fait, par piqûre, par incision,
par excision. Comme moi, il laissa des journées entières du pus virulent macérer dans ces solutions
de continuité. Deux ou trois fois il crut à un résultat
heureux, parce qu'il se manifesta un peu d'inflammation, il y eut dans quelques piqûres un soulèvement de l'épiderme, quelquefois sécrétion purulente, mais bientôt la négation fut évidente pour
tout le monde.

Aujourd'hui que dit-on pour expliquer les résultats
obtenus ? on dit qu'une des premières conditions de
la réussite, c'est d'empêcher l'animal de se lécher,
parce que l'action de la langue doit déterger la plaie
d'inoculation. Mais M. Auzias ne se rappelle donc
pas que dans toutes mes expériences cette précaution a été prise ? Qu'il veuille bien relire mon travail (1), et il verra qu'à chaque instant il est dit : L'a-
nimal fut empêché de se frotter, ou bien : La plaie
fut faite de telle sorte que l'animal ne pouvait se
lécher. Quand je me livre à l'expérimentation, je le
fais avec autant de conscience que qui que ce soit
et je m'entoure de toutes les précautions possibles.

A l'époque où je faisais mes recherches, M. Auzias
prétendait que la peau des animaux étant douée
d'une irritabilité beaucoup moindre que celle de
l'homme, il fallait, pour obtenir un résultat positif,

______

(1) *Expériences sur l'inoculation de la syphilis de l'homme aux
animaux* (*Mémoires de la Société de chirurgie.* 1847, t. I, p. 518).

une certaine dose d'irritation dans la partie où avait
été déposé le virus, et Dieu sait qu'il ne se faisait
pas faute d'irriter par piqûre et surtout par déchi-
rure les points qu'il avait inoculés. Ce qui, à mes
yeux, expliquait très-bien et le retard dans la
cicatrisation et l'apparence de l'ulcération entretenue par une cause mécanique. Aujourd'hui il n'est
plus question de cette sensibilité obtuse de la peau
du singe; on prétend même qu'elle est devenue
beaucoup plus impressionnable à la virulence que
la peau de l'homme, mais on dit que ce qui a fait
échouer les expériences, c'est la grande plasticité
du sang chez les animaux, qui permet à celui-ci de
s'interposer entre la partie saignante et la matière
virulente, et, pour réussir, on conseille d'imbiber
constamment de pus la piqûre d'inoculation.

Eh bien ! que fait-on donc ? Qu'a donc fait M. Auzias ?
il a fait une solution de continuité qui s'est enflammée, qui a produit du pus parfaitement innocent
d'abord, mais qui, ensuite et promptement, est
devenu virulent par son mélange avec le pus dont
on recouvrait incessamment la plaie, ou avec celui
qui, déposé sous l'épiderme ou dans le tissu cellulaire sous-cutané, y a fait épine, y a déterminé une
inflammation phlegmoneuse, non comme pus spécifique, mais comme corps étranger. On peut, de
cette façon, produire successivement un certain
nombre de pustules virulentes.

Que sont devenues les ulcérations du singe ? La
lettre de M. Ricord ne le dit pas ; elle laisse suppo-

ser qu'elles se sont séchées et qu'elles ont disparu ; de sorte qu'il y a eu tout simplement, comme d'ailleurs M. Ricord paraît disposé à l'admettre, un simple dépôt de matière virulente sur l'animal, qui a servi de véhicule entre le malade de l'hôpital du Midi et le courageux confrère allemand qui s'est soumis à l'expérience. En un mot, c'est encore l'histoire de la contagion médiate. Le pus virulent, au lieu d'être déposé sur un corps inerte, comme dans les expériences de M. Ricord et comme dans quelques-unes des miennes, sur l'inoculation médiate, le pus virulent, dis-je, a été déposé, maintenu au chaud dans la peau ou sous la peau du singe.

Je n'ai vu qu'une partie des résultats obtenus par M. Auzias : ce sont les pustules ulcérées que M. Robert de Welz portait sur le bras, et qu'il a eu la bonté de venir me montrer un matin à l'hôpital de Lourcine. Il eût peut-être été de bon goût scientifique à M. Auzias de me faire assister à toutes les phases de l'expérience ; car il connaissait mes travaux antérieurs ; il y avait pris une part active. Ne sait-il pas, d'ailleurs, que, dans tout ceci, je ne suis mû que par l'intérêt de la science, et que je professe pour son caractère et son talent la plus haute estime. S'il fait d'autres essais, je serai heureux de les suivre ; mais, malgré ce qui vient de se passer, je déclare à l'avance que, pour moi, il n'y aura de véritable inoculation de la syphilis primitive de l'homme au singe, que *lorsqu'on aura déterminé une ulcération suppurante, qu'on pourra laver à plusieurs* reprises, afin de la débarrrsser complétement du pus qui l'aura produite, et qu'on transportera ensuite soit sur le singe lui-même, soit sur l'homme. Jusque-là, il ne me sera pas possible de voir autre chose qu'un dépôt avec ou sans production d'inflammation suppurative.

Ce n'est pas un scepticisme exagéré, c'est une rigueur d'expérimentation qui me paraît indispensable, et que ne sera pas surpris de me voir exiger un clinicien du caractère de mon excellent collègue et ami M. Ricord, qui nous a habitués à tant d'exactitude dans l'observation des faits, et à tant de logique dans leur déduction.

CULLERIER.

DIX–HUITIÈME LETTRE.

Pathogénie du chancre.

MON CHER AMI,

Je crois avoir fait aux singes une part assez belle ; provisoirement, je ne m'occuperai plus d'eux. Si, plus tard, on parvient à me prouver qu'ils peuvent contracter autre chose que ce que je vous ai dit, on me trouvera toujours prêt à le reconnaître. Jusque-là je ne vois pas de motifs de changer d'opinion.

En attendant, revenons à la pauvre espèce humaine, à laquelle aujourd'hui personne ne conteste son droit à la vérole comme nue-propriété, ou tout au moins comme usufruit.

Toutefois, avant d'aller plus loin, permettez-moi, d'après tout ce que je vous ai déjà dit, et peut-être même en raison de ce qu'on a pu récemment dire, d'établir la proposition suivante qui me paraît inébranlable :

LE CHANCRE (ULCÈRE PRIMITIF) A LA PÉRIODE DE PROGRÈS OU DE *statu quo* SPÉCIFIQUE, EST LA SEULE SOURCE DU VIRUS SYPHILITIQUE (POISON MORBIDE INOCULABLE).

Déjà, je vous ai dit dans quelles conditions devait être le pus virulent pour agir, vous connaissez aussi celles dans lesquelles doivent se trouver les parties pour en subir l'action. Étudions maintenant les effets de cette action, en d'autres termes, la pathogénie du chancre.

Ce sujet est grave, mais un peu aride. Je compte sur toute votre bienveillance pour suivre mes développements; veuillez ne chercher ici d'autre intérêt que l'intérêt même de la question.

Si, avec une lancette chargée de pus virulent, on fait une piqûre sous l'épiderme, cette piqûre, qui doit saigner à peine, rougit bientôt, devient saillante, son sommet est soulevé par de la sérosité qui ne tarde pas à se troubler pour prendre ensuite les caractères du pus.

Ainsi, piqûre, rougeur, papule entourée déjà d'une auréole, vésicule, vésico-pustule et pustule enfin : telle est la série, la succession constante des phénomènes produits par l'inoculation.

Tout cela se succède sans interruption, sans temps d'arrêt, d'une heure à l'autre, d'un jour à l'autre, c'est un ruban pathologique qui se déroule incessamment, pour arriver à un terme régulier et fatal, c'est-à-dire à la production d'une pustule d'*ecthyma* la plus parfaite, la mieux typée possible.

Cette pustule est souvent déprimée à son sommet, ombiliquée même dans le point qui correspond à la piqûre, et sur lequel on aperçoit le plus ordinairement une petite gouttelette de sang desséché.

Si la pustule n'est pas rompue, le pus qui l'a formée se dessèche pour donner naissance à une croûte conique, brune, verdâtre ou noirâtre.

Cette croûte tend à s'agrandir par sa base ; car elle recouvre une ulcération dont la circonférence tend elle-même à s'accroître.

Dans cet accroissement de l'ulcération sous la croûte, l'épiderme de l'aréole qui l'entoure et la borde est successivement soulevé par la suppuration ; celle-ci se dessèche à son tour pour former un nouveau disque de croûte, tandis qu'une nouvelle aréole se forme à sa circonférence, et ainsi de suite.

Dites-moi sans façon, mon cher ami, si je suis suffisamment clair dans cette description ; il m'importe beaucoup d'être bien compris.

Le cercle rouge (l'aréole) qui borde la croûte est ordinairement tuméfié et l'enchâsse comme le cercle d'une montre enchâsse le verre. Seulement, comme il y a ici une ulcération croissante et toujours du nouveau pus produit, comme la circonférence de la croûte est toujours moins dure que son centre, cette croûte n'est pas ordinairement très-adhérente.

Quelquefois la croûte se forme de bonne heure ; d'autres fois la pustule persiste à l'état purulent pendant un temps plus ou moins long.

Cette pustule peut ne pas acquérir un très-grand volume ; elle n'a souvent au début que l'étendue d'une lentille ; plus tard, sa surface peut égaler celle d'une pièce de 25 centimes et même celle d'un franc ; mais il n'est pas rare de lui voir acquérir des dimensions beaucoup plus considérables.

La pustule offre alors ces transitions qu'on observe si souvent dans d'autres formes et qui lui donnent l'aspect du rupia, soit avant la formation de la croûte, soit quand la croûte est formée. Il n'y a ici, du reste, comme quelquefois dans le rupia, qu'une différence de volume.

Si on rompt la pustule dès le second ou le troisième jour, dans les cas d'évolution rapide; si on la rompt plus tard dans les cas ordinaires ; ou si la croûte se détache, on trouve au-dessous une ulcération occupant toute l'épaisseur de la peau, parfaitement arrondie, à bords taillés à pic, comme si elle avait été faite avec un emporte-pièce.

Les bords de cette ulcération, un peu décollés, tuméfiés, serretés et renversés, restent entourés de l'aréole rouge qui en constitue la marge; ils sont couverts d'une couche diphthéritique, membrane pyogénique spéciale adhérente.

La surface de l'ulcération sécrète un pus mal lié, séro-sanieux, souvent roussâtre et chargé de détritus organiques : c'est le pus virulent inoculable. Quand on déterge cette surface, on trouve une couche diphthéritique plus prononcée que celle des bords, et qui est aussi constituée par une membrane pyogénique spéciale, de couleur grise, d'aspect lardacé et qu'on ne peut pas détacher.

Du reste, le fond de l'ulcération repose sur une base plus ou moins épaisse, plus ou moins engorgée, selon la marche que va suivre l'ulcération, marche, surtout déterminée par la nature du *ter-*

roin dans lequel la *graine syphilitique* a été semée.

L'ulcération que je viens de décrire, et qui a suivi une marche croissante, peut s'arrêter à l'étendue que j'ai déjà indiquée, y persister longtemps, un mois, six semaines et plus, ou bien continuer à croître pour prendre de plus grandes dimensions, et présenter aussi d'importantes modifications.

Dans les nombreuses inoculations que j'ai pratiquées, les choses se sont toujours régulièrement passées ainsi. Évolution incessante à partir de la piqûre, production constante d'un *ecthyma* dont le fond ulcérant présente à son tour, par excellence, les caractères classiques et typiques du chancre : ulcération *à tendance croissante*, ou persistant dans un *statu quo* spécial.

Vous voyez déjà, mon cher ami, l'inoculation artificielle renverser tout ce qu'on était habitué à professer et à se répéter les uns aux autres depuis des siècles ; vous la voyez battre en brèche le physiologisme de Broussais ; vous la voyez réduire aussi à sa juste valeur la doctrine de la *contagion physiologique* de date plus récente.

Et d'abord, la théorie de l'incubation peut-elle se soutenir en présence de ce que produit l'inoculation, de ses résultats que vous pouvez répéter tous les jours ; car, remarquez-le, ce n'est pas un fait unique, exceptionnel, que je vous raconte, ce sont des masses de faits identiques, donnant toujours lieu aux mêmes phénomènes, et dont tout le monde a la preuve sous sa main.

C'en est fait du *mode électrique expansif* de Bru ; il n'est plus possible de croire que le virus syphiliti-que pénètre l'économie comme un éclair, que ce soit un choc de l'individu infectant à l'individu in-fecté. Le chancre, l'ulcère primitif, n'est pas non plus le résultat d'*un choc en retour*.

On ne peut admettre aujourd'hui, à moins d'être aveugle, que le pus virulent traverse nos tissus par une solution de continuité ou autrement, pour aller d'abord infecter l'économie tout entière, se faire *couver* à distance, pour revenir ensuite sur ses pas, *éclore* dans le *nid* où il avait été d'abord dé-posé.

Graine spéciale, le virus syphilitique pousse là où il a été semé ; *ferment particulier,* ce sont les parties qu'il touche immédiatement qui entrent d'abord en fermentation. Tout cela se fait plus ou moins vite, comme nous l'avons déjà dit, selon les dispositions du terrain, selon les aptitudes fermentescibles, mais tout cela a lieu rigoureusement, absolument dans un point d'abord très-circonscrit, dans une sphère très-bornée, que nous parviendrons peut-être plus tard à limiter.

La non-existence d'une période d'incubation, fait si évident, si vrai et si logique, n'est cependant pas encore acceptée ; les préjugés contraires ont trop vieilli pour ne pas avoir force de loi et pour qu'il soit facile de les renverser.

Ceux qui veulent de l'incubation quand même et qui croiraient la virulence de la syphilis compromise

si elle n'existait pas, m'ont fait une première objection. Ils m'ont dit :

Si vous obtenez des effets instantanés et non inter-
rompus par l'inoculation artificielle, si vous n'avez
observé qu'une évolution locale, si vous avez été
frappé d'un silence apparent de l'organisme et que
vous n'ayez rien aperçu qui traduise une participation
générale au drame syphilitique, c'est que vous opérez sur un organisme déjà imprégné, infecté ; vous
inoculez des malades, et ces malades sont déjà inoculés.

Cette objection, vous le voyez, mon cher ami,
rentre dans la fameuse théorie des *outres virulentes*.
Je l'ai réfutée déjà; je vous ai dit ce qu'il fallait
penser de cette opinion à l'occasion des plaies, des
blessures, des opérations faites sur des sujets syphilitiques; je ne peux pas sans cesse y revenir ; permettez-moi de vous renvoyer à ce que j'ai déjà
exposé sur ce sujet. Mais j'ai une autre réponse à
faire à cette objection en dehors des expériences
pratiquées sur les malades eux-mêmes. J'y répondrai par les expériences faites d'individus malades
à des individus sains, et j'invoquerai surtout les
inoculations récentes pratiquées sur l'homme à l'occasion de l'inoculation des singes. Eh bien ! dans ces
cas les résultats de l'inoculation ont été identiques
à ceux que je viens de vous décrire, c'est-à-dire,
action immédiate, évolution non interrompue et
production de la pustule ecthymateuse.

Mais l'inoculation artificielle donne-t-elle toujours

lieu à cette série non interrompue de phénomènes?
N'y a-t-il pas des circonstances dans lesquelles,
entre l'inoculation et la manifestation des symptômes, il s'écoulera un temps d'arrêt, d'inertie, comme
dans l'inoculation du virus vaccinal? Dans la contagion par les voies ordinaires, ne semble-t-il pas
qu'il y ait toujours un temps assez long entre l'action
de la cause et la manifestation des effets ?

Oui, sans doute, et ce sont ces cas-là qui ont pu
justifier et légitimer en quelque sorte la théorie de
l'incubation. Mais quand on prend la peine d'examiner ces faits avec attention, on voit qu'ils ont été
mal appréciés; je vais tâcher de les réduire à leur
juste valeur et de les ramener aux lois précédemment établies.

J'ai déjà dit que, pour ma part, des cas semblables ne me sont jamais arrivés dans mes nombreuses
expériences toujours publiquement faites. Cela tient
évidemment à l'uniformité du procédé que j'ai employé. Mon honorable collègue M. Puche, qui a autant expérimenté que moi, et peut-être plus encore,
n'a vu qu'une ou deux fois les accidents se manifester du deuxième au troisième jour après la piqûre.
Tous ceux qui ont étudié l'inoculation de la syphilis
savent que lorsqu'elle ne réussit pas de suite, c'est
qu'elle est négative.

Cependant, on conçoit qu'une piqûre trop superficielle, que le pus virulent déposé sur des surfaces
à peine dénudées, puissent nécessiter un temps plus
long pour impressionner la partie et pour que les

effets se produisent. Voici ce que j'ai observé sur M. Robert de Welz. Il s'est fait une première piqûre très-superficielle qui n'a pas produit d'effet dès les premiers jours, de sorte que là il y avait quelque chose qui pouvait ressembler à de l'incubation. Mais la seconde piqûre que je lui ai faite moi-même a suivi la marche régulière. — Qu'est-ce à dire? pourraient me répondre les fauteurs de l'influence de l'état général. La première piqûre a eu un développement lent, parce que l'organisme n'était pas encore imprégné. Les effets de la seconde piqûre ont été rapides, au contraire, parce qu'alors le virus avait envahi l'économie tout entière. — C'est fort bien, répondrai-je ; mais voici qui dérange un peu cette belle théorie ; c'est que M. de Welz s'est fait une troisième piqûre, qui, trop superficielle comme la première, n'a donné comme elle que des résultats tardifs.

Là est la clef de l'incubation, mon cher ami. On comprend très-bien, sans son secours, comment, dans la contagion par les modes ordinaires, du pus virulent déposé sur des surfaces plus ou moins dénudées, et par conséquent aptes à recevoir plus ou moins vite l'action virulente, s'affectent aussi plus ou moins vite, et donnent lieu à un travail morbide plus ou moins rapide. Nous savons, et l'observation nous l'apprend tous les jours, et les expériences récentes de M. Cullerier le démontrent d'une manière irréfragable, que le pus virulent peut rester en contact avec des surfaces saines sans les altérer, sans s'altérer lui-même; mais nous savons aussi que des surfaces constamment baignées par du pus virulent, âcre et irritant, finissent par être érodées, et par être mises par ce pus lui-même dans les conditions voulues pour que l'inoculation se fasse. Cette sorte de vésication peut mettre un temps plus ou moins long à se produire avant que les effets spéciaux apparaissent, et simuler l'incubation.

Par exemple, du pus virulent est ramassé dans un repli de la vulve, du vagin, du prépuce, dans l'intérieur d'un follicule ; ce n'est que plus ou moins longtemps après que le pus aura été ainsi déposé que passant par la succession d'action que je viens d'indiquer, il arrive aux effets de l'inoculation. Il n'y a là rien de spécieux, c'est physique et matériel, c'est ce que l'observation *de visu* démontre tous les jours aux yeux qui savent voir. Que de malades qu'on croit tout d'abord affectés d'une balano-posthite, et chez lesquels on voit, dans un temps plus ou moins éloigné, des chancres se produire! Ajoutez à cela l'incurie des malades, l'absence de toute observation en ce qui les concerne, chose si vulgaire dans la pratique, et qui leur fait prendre pour de l'*incubation* le temps qui s'est écoulé entre l'exposition à la cause et ses manifestations apparentes. Dans cette circonstance, mon cher ami, vous trouverez pour le chancre, comme pour la blennorrhagie, l'explication de ces prétendues incubations d'une élasticité de durée si considérable, qu'elles varient entre quelques heures, quelques semaines et même quelques mois.

Vous voyez que j'entre de plus en plus dans le cœur de ces questions syphilographiques importantes et graves. Dans ma prochaine lettre je traiterai des différentes formes que le chancre peut revêtir.

Que votre bienveillance, mon cher ami, que celle de vos honorés lecteurs m'accompagne encore. Elle est pour moi le plus précieux encouragement.

DIX-NEUVIÈME LETTRE.

Suite de la pathogén.e du chancie.

Mon cher ami,

Dans les inoculations positives, les choses se passent toujours ainsi que je vous l'ai dit dans ma dernière lettre.

Quand l'inoculation échoue, la piqûre s'irrite quelquefois un peu, mais elle s'éteint aussitôt.

Cependant, et sans rien enlever à l'inoculation de ce qu'elle peut avoir de précis, il faut reconnaître qu'il y a pour la syphilis, comme pour la variole, comme pour le vaccin, de *fausses pustules*. Leur existence, si l'examen est superficiel, peut induire en erreur. Mon savant collègue, M. Puche, reconnaît aujourd'hui, avec une bonne foi honorable, qu'il a été ainsi trompé par de *fausses pustules*, lorsqu'il a autrefois pratiqué des inoculations avec du muco-pus fourni par des balano-posthites. Aussi, n'accorde-t-il plus aujourd'hui la même valeur qu'autrefois aux faits contenus dans le *Mémoire* qu'il a publié sur ce sujet ; il a mieux étudié ces faits, et ils ont pour lui changé de signification. Vous devez comprendre, mon cher ami, que je ne commettrais pas l'inconvenance de parler ainsi si je n'y étais formellement autorisé par M. Puche lui-même. Mes critiques donc, qui avaient fait grand bruit des inoculations du muco-pus de la balano-posthite non ulcéreuse, qui s'en servaient comme d'une arme contre mes doctrines, qui voulaient prouver par elles que le chancre seul ne fournissait pas du pus inoculable, et que la blennorrhagie, qui s'inoculait pouvait bien n'être pas ulcéreuse ; ces critiques donc ne peuvent plus se servir de cet argument, sans la nouvelle vérification que son auteur croit indispensable.

Ces *fausses pustules* prennent peu de développements ; le plus ordinairement ce sont de simples soulèvements bulleux, au-dessous desquels on trouve une érosion superficielle de la peau. Ce n'est pas là cette térébration complète du derme, en emporte-pièce, ainsi que cela s'observe dans l'inoculation vraie. Dans quelques cas fort rares, une inflammation plus profonde peut survenir et produire quelque chose d'analogue au furoncle ; mais toujours, et dans ces cas même, la marche est très-rapide, la durée éphémère, de trois à cinq, à six jours au plus, et la guérison survient aussi très-vite sans l'intervention d'aucun traitement.

Quoi qu'il en soit, j'ai dit et je persiste à dire que lorsque l'inoculation a réussi, c'est bien et toujours par une pustule que le chancre débute ; voilà qui est incontestable, qui peut être reproduit à volonté et à coup sûr.

Cependant, les syphilographes qui ont rangé parmi les accidents primitifs de la syphilis tant de phénomènes qui n'en doivent pas faire partie, auraient

bien dû y placer cet *ecthyma* développé dans les conditions que je vous ai déjà signalées.

Il est vrai que notre savant confrère, M. Cazenave,
dit que l'ecthyma peut être quelquefois primitif. Il
cite même (1) un fort bel exemple d'ecthyma primitif
de la lèvre, suite directe et immédiate d'une contagion. Mais ce que M. Cazenave dit de ce cas, pour
moi si fréquent et si vulgaire, me prouve précisément
que ni Biett ni lui n'ont connu de cet accident ni
la véritable nature, ni la véritable essence. Relisez ce
passage de M. Cazenave, et vous serez convaincu
qu'il ne considère pas, dans ce cas particulier, l'ecthyma comme n'étant qu'une période du chancre.
Pour lui, l'ecthyma qu'il appelle *primitif* est toujours
une *syphilide*, c'est-à-dire le produit d'une infection
générale, constitutionnelle, en un mot ce que j'appelle, moi, *symptôme secondaire.*

Mais, pour établir que l'ecthyma est toujours le
résultat d'une infection générale préalable, bien que
ce puisse être le seul accident isolé par lequel la
syphilis débute ; pour parvenir à confondre le chancre à début ecthymateux, le véritable ecthyma primitif, *contagieux*, *inoculable* avec l'ecthyma constitutionnel secondaire, M. Cazenave, après avoir si bien
dit que cet accident pouvait être le premier et le
seul résultat de la contagion qui, « à part l'influence
« du virus, a besoin pour se développer de trouver
« des conditions particulières, » conditions qui, en

____

(1) *Traité des syphilides.* Paris, 1843.

définitive, sont celles *que nécessite l'inoculation des accidents primitifs;* M. Cazenave, dis-je, voulant, contre sa propre raison, ramener l'ecthyma parmi les syphilides, donne comme exemples de syphilides pustuleuses primitives, deux observations où cet accident a été parfaitement secondaire et régulièrement précédé d'un accident primitif des doigts.

Cette erreur est très-fréquente chez les personnes qui ne connaissent pas toutes les variétés du chancre. N'est-ce pas ce qui est arrivé pour un de nos malheureux confrères auquel M. Cazenave fait allusion? Ne l'a-t-on pas considéré comme ayant subi une infection constitutionnelle d'*emblée* et comme ayant offert un exemple d'éruptions pustuleuses primitives? Et cependant ce malheureux confrère avait eu un chancre à l'un des doigts de la main droite, chancre suivi d'une adénite sus-épitrochléenne, suivi plus tard, dans l'ordre voulu et régulier, d'accidents secondaires. Tout cela je l'ai constaté moi-même, tout cela a été constaté par mon savant ami, M. Nélaton. Il est vrai qu'une personne qui n'a pas une très-grande habitude des maladies vénériennes, quoiqu'elle ait beaucoup écrit à leur sujet, et qui avait connaissance de l'ulcération du doigt, a prétendu qu'il ne s'agissait là que d'un *tubercule anatomique* qui avait livré passage au virus sans s'inoculer. Je crains bien que le cerveau de cette personne n'ait livré passage à cette belle histoire sans s'inoculer, en passant, d'un peu de vraisemblance et de bon sens.

Je n'en ai pas encore fini avec l'ecthyma primitif.

Vous qui lisez tout, quelquefois par devoir, souvent par goût et toujours avec fruit pour ceux qui vous lisent à leur tour, vous avez dû être surpris de voir dans un *Manuel des maladies syphilitiques*, dont nous tenons tous les deux en grande estime le savant auteur, que cet auteur admettait bien la possibilité de la production d'une pustule par l'inoculation artificielle, mais pas autrement. En effet, M. Gilbert nie résolûment que le chancre non inoculé artificiellement puisse débuter par une pustule ; il assure que c'est par une erreur de diagnostic qu'on a admis cette période du chancre. Je crois que vous voyez déjà de quel côté doit être l'erreur. Si vous admettez, dirai-je à M. Gilbert, qu'on puisse produire une pustule avec la pointe d'une lancette, convenez qu'il ne faut pas un grand effort d'imagination pour trouver dans les procédés de contagion ordinaire quelque chose qui agisse de la même manière, un ongle, un poil, etc., sans compter les autres circonstances, dont, en votre qualité de syphilopathe, vous devez recevoir les lubriques et honteuses confidences.

Voyez, mon cher ami, combien les observateurs les plus haut placés sont néanmoins sujets à l'erreur ! Assurément, M. Cazenave, M. Gilbert savent aussi bien que moi ce que c'est qu'un ecthyma, et pourtant comment se fait-il qu'ils s'obstinent à le rapporter toujours à un état général, et qu'ils en nient l'existence comme produit du chancre ? Pourquoi ?... parce que la théorie jette trop souvent une gaze décevante entre l'observateur et la matière de l'observation ; parce qu'il ne suffit pas, comme vient de nous le dire un autre observateur, de passer dix ans dans un hôpital des vénériens pour bien voir ce qui s'y passe, parce que, hélas ! il est des yeux qui regardent toujours et qui ne voient jamais.

Je vous demande pardon, mon cher ami, de m'être si longtemps arrêté sur la forme pustuleuse du chancre. Si je l'ai fait, c'est qu'à mon avis il est temps enfin de sortir de ce *perroquetage*, qui donne toujours, et sans variations, les mêmes caractères à l'accident primitif, comme s'il était, dans sa forme, immuable et éternel. Rien de plus faux, de moins conforme à l'observation de tous les jours que cette doctrine. L'accident primitif, au contraire, présente des variétés nombreuses, soit à son début, soit pendant sa marche, soit plus tard. Permettez-moi de rappeler ici ce que m'ont appris l'observation et l'expérience.

Dans les cas les plus ordinaires, le chancre commence par une ulcération d'emblée, superficielle ou profonde. L'ulcère primitif ne détruit pas toujours toute l'épaisseur d'une muqueuse ou de la peau. Ainsi, sur la semi-muqueuse du gland et du prépuce, l'ulcération peut être assez superficielle pour faire croire à une balano-posthite ulcéreuse, et justifier certaines réussites d'inoculation.

L'ulcère d'*emblée* se produit alors que le pus virulent a été déposé soit une surface récemment dénudée, soit sur une plaie saignante, soit, ce qui est plus difficile, et par conséquent plus rare, sur une plaie en suppuration.

On voit encore quelquefois, et cela m'a été contesté par des gens qui ont l'habitude de tout contester, le chancre débuter sous la forme d'abcès. Ainsi,
les piqûres de sangsues qui s'inoculent offrent souvent, il est vrai, une forme ecthymateuse ; mais il
arrive aussi que le pus virulent inocule le fond de la
piqûre sans en inoculer les bords ; ceux-ci peuvent
alors se réunir, enclaver pour ainsi dire le virus qui
a inoculé le fond, et ce fond donne alors lieu à un
petit abcès virulent du tissu cellulaire sous-cutané,
qui, lorsqu'il s'ouvre ou qu'on l'ouvre présente, un
foyer chancreux. Les fusées du pus virulent dans le
tissu cellulaire sous-cutané ou sous-muqueux donnent lieu au même phénomène.

Tout cela est de la pratique et de l'observation vulgaires dans mon service de l'hôpital des Vénériens.
Je sais bien qu'on a cherché dans cette théorie si
simple des abcès, comme forme et première période
du chancre, un argument en faveur de l'existence du
bubon d'emblée, existence que je n'admets pas, et
qui semble une contradiction dans ma doctrine.
Mais je reviendrai plus tard sur ces bubons d'emblée,
et de façon, je l'espère, à contenter mes contradicteurs.

Quoi qu'il en soit de ces différentes variétés dans le
début du chancre, ces variétés n'ont aucune influence
sur la forme ultérieure que vont prendre ces ulcérations.

Ce point a son importance ; il se rattache à la
question de l'unité ou de la pluralité du virus syphi-

litique, question assez obscure ou plutôt obscurcie par le vague et le manque de précision des faits. Voici ce que je peux dire pour ce qui me concerne :

Lorsque l'inoculation est faite sur le malade lui-même, le début du chancre étant toujours semblable, l'ulcération qui suit l'inoculation prend, en définitive, la forme et offre les mêmes variétés que le premier accident qui avait fourni le pus inoculable. Ainsi, si c'est à un chancre phagédénique que le pus a été emprunté, l'ulcération prendra le caractère phagédénique; si c'est à un chancre induré, l'ulcération s'indurera, etc. Voilà ce que ma propre expérience m'a montré. Mais, dans les inoculations qui ont été faites d'individus malades à individus sains, les choses se sont-elles toujours passées ainsi? On n'en sait rien, car dans les inoculations qui ont été pratiquées ainsi par d'autres expérimentateurs, on n'a tenu note ni de la forme de l'accident auquel on empruntait le pus, ni de la forme de l'accident qu'on avait produit; on s'est contenté de dire chancre d'un côté, chancre de l'autre, sans aucune description détaillée; de sorte qu'en définitive, ces inoculations ne peuvent être d'un grand secours pour l'élucidation de la question.

Dans la contagion ordinaire, on trouve bien qu'une forme chez un individu peut produire une forme différente chez un autre. Mais comme on n'est jamais rigoureusement sûr de la source où l'infection a été puisée, on peut contester les résultats, on peut supposer que l'individu qui porte une forme différente peut l'avoir puisée à une autre source que celle qu'il accuse. Les résultats des dernières inoculations qui viennent d'être faites de malades à individus sains se balancent et ne peuvent servir ni pour ni contre. Dans l'observation de M. de Welz, le pus a été fourni par un chancre non induré, et ses chancres ne se sont pas indurés, ce qui peut tenir chez lui à un défaut d'aptitude. Dans le fait d'inoculation sur l'interne de l'hôpital du Midi, le chancre s'est induré, et cependant le pus avec lequel il a été inoculé devait provenir d'un ulcère primitif non induré, vu les conditions de syphilis constitutionnelle antérieure sous l'influence de laquelle se trouvait le malade.

Cependant, la différence qui existe entre le chancre *infectant* et celui qui reste local, est si grande, on trouve si fréquemment, je dirais même si régulièrement, que le chancre induré dérive du chancre induré, comme je l'ai si souvent fait remarquer aux élèves qui suivent ma clinique, que l'opinion de nouveau émise par un de mes bons élèves, M. le docteur Bassereau (1), est très-soutenable.

Toutefois, mon cher ami, cette question de la pluralité des virus, si nettement tranchée, depuis longtemps, par quelques médecins anglais, ne me paraît pas encore résolue. Jusqu'à présent donc, il est permis de croire à l'existence d'un seul virus et d'admettre que le chancre est toujours dû à une cause

(1) *Traité des affections de la peau symptomatiques de la syphilis*. Paris, 1852.

identique, et que ses variétés de formes et ses conséquences sont déterminées par les conditions où se trouve l'individu sur lequel il se développe, ou par d'autres causes accidentelles.

En effet, les grandes variétés que l'ulcère primitif présente à la période de progrès, qui se dessinent plus ou moins vite et qu'on peut résumer ainsi :

Chancres simples ;

Chancres inflammatoires, à tendance gangréneuse franche ;

Chancres phagédéniques ;

Chancres indurés,

semblent trouver leurs raisons d'être dans des causes secondaires en dehors de la cause spécifique. Je ne fais pas ici un cours, je n'écris pas un livre de pathologie spéciale, je ne puis, par conséquent, entrer dans de trop longs détails. Mais, pour justifier ma proposition, laissez-moi rappeler quelques-unes de ces causes adjuvantes qui donnent au chancre telle ou telle physionomie, telle ou telle allure, telle ou telle marche.

Par exemple, l'observation démontre ce que produit l'abus des boissons alcooliques, dans les temps chauds surtout. Les chancres les plus simples, sous leur influence, deviennent rapidement inflammatoires, et l'inflammation dans certaines régions, aux organes génitaux surtout, dont le tissu cellulaire s'œdématie facilement, arrive bien vite à la gangrène. L'action de l'alcool, dans ces cas, dont les Anglais nous ont donné de si beaux exemples, est

tellement prononcée, qu'on pourrait appeler ces ulcères *œno-phagédéniques.*

Pour les autres variétés de chancres phagédéniques, pultacés, diphthéritiques, serpigineux, etc., on
en trouve souvent la raison dans certaines conditions
hygiéniques : habitations malsaines, mauvaise nour-
riture, défaut de propreté ; dans l'emploi intempestif et l'abus de l'onguent mercuriel rance dans les
pansements ; dans certains états diathésiques : tubercules, scrofules, vice herpétique, scorbut, et fréquemment dans les différentes conditions qui favorisent la production de la pourriture d'hôpital. Ajoutons à cela, ainsi que nous le verrons plus tard,
l'influence d'une diathèse syphilitique antérieure.

Toutefois, les conditions les plus intéressantes à
connaître, celles qui constituent presque à elles seules la vérole, ce sont celles qui président à l'*induration du chancre.*

Mais le *chancre induré* étant un des points importants de la doctrine que je soutiens et que ces lettres
sont appelées à défendre, vous me permettrez d'en
faire le sujet de ma prochaine lettre.

VINGTIÈME LETTRE.

Du chancre induré.

MON CHER AMI,

Si je me suis bien fait entendre dans ma dernière lettre, vous devez penser que, quoique l'expérimentation n'ait pas encore démontré d'une manière incontestable l'unité du virus syphilitique, j'admettais cependant cette unité ; que je ne cherchais même pas la différence des effets primitifs de ce virus dans son plus ou moins d'activité et d'acrimonie, comme l'ont fait quelques syphilographes ; que ces différences, je croyais les trouver, au contraire, dans les conditions individuelles des personnes qui devaient en subir l'action ; de telle façon, qu'en dépit de quelques observations de Bell et de quelques cas analogues qu'on rencontre quelquefois encore dans la pratique, et dans lesquels il n'y a qu'une simple coïncidence, on ne peut conclure de la gravité de l'accident primitif d'un individu, à la gravité de la maladie de la personne qui le lui a communiqué ; et qu'enfin on ne peut plus dire aujourd'hui à un malade, comme on le disait naguère : Si votre maladie est grave, c'est que la personne qui vous l'a donnée était bien malade, car bien souvent c'est le contraire qu'on observe.

Cette loi de l'unité du virus n'étant pas encore abrogée, je vais m'occuper, comme je vous l'ai promis dans ma dernière lettre, de la variété la plus importante du chancre : du *chancre induré.*

La connaissance de l'induration, de cette condition qu'affectent certains ulcères primitifs, n'est pas chose nouvelle ; quelques personnes prétendent même qu'on pourrait en trouver des traces dans Galien, ce qui ne m'étonnerait pas le moins du monde, moi qui crois à l'antiquité de la vérole. Ce qui est certain, c'est qu'après la grande épidémie du quinzième siècle, quelques-uns des premiers syphilographes observèrent et notèrent ce symptôme remarquable ; il n'échappa pas surtout à l'observation de Jean de Vigo, qui possède encore d'autres titres à notre estime que l'invention de son fameux emplâtre.

Cependant vous savez que c'est à Hunter qu'on a fait les honneurs de la découverte du chancre induré, qui a même reçu le nom de ce grand physiologiste. Le chancre *huntérien,* en effet, n'est autre que le chancre induré. Et pourtant, Hunter effleure à peine ce sujet. Vous vous rappelez ce qu'il en dit : « Le chancre a communément une base épaissie, et, « bien que l'inflammation commune s'étende beau- « coup au delà, cependant l'inflammation spécifique « est limitée à cette base (1). » Mais, comme vous le voyez, Hunter ne fait pas de cet épaississement de la

______

(1) *Traité de la maladie vénérienne,* traduction de M. Richelot.

base une condition constante, et il a raison, car le plus
grand nombre des ulcères primitifs ne présentent pas
cette particularité. Il n'en fait pas non plus la condition de l'infection constitutionnelle, grave et
inexplicable omission pour un homme de la sagacité
et de l'instinct de divination de Hunter.

Les syphilographes venus après Hunter, Bell
même avec sa comparaison de *pois cassé*, n'ont pas
connu toute la valeur de l'induration.

Depuis Bell, la plupart des autres syphilographes
ne se sont pas arrêtés à ce symptôme. M. Lagneau (1) ne semble y ajouter aucune importance,
M. Lagneau qui, cependant, il faut lui rendre
cette justice, avait reconnu, comme Bell et autres,
que le chancre pouvait avoir une période pustuleuse ;
mais, à part cela, vous serez frappé comme moi de
cette espèce de confusion qui règne chez lui, entre
le chancre qu'il appelle *primitif*, et ceux qu'il appelle *secondaires;* dans tous les cas, l'induration ne
compte pas pour lui.

Quant à M. Cazenave, « dont l'ouvrage tout de cir-
« constance et qu'on ne peut prendre au sérieux, »
expressions courtoises dont il vient récemment de
se servir à mon égard, et que je lui renvoie, pour ne
rien garder de ce qui lui appartient; — quant à
M. Cazenave, vous connaissez sa manière d'apprécier les accidents primitifs. Du reste, y a-t-il pour
M. Cazenave des accidents primitifs autres que l'*acte*

______

(1) *Traité pratique des maladies syphilitiques*, 6ᵉ édition, 1828.

infectant? Pour lui, en effet, les autres accidents sont tous ou *primitifs secondaires* ou *secondaires primitifs*. Tirez-vous de là, si vous le pouvez, malgré tout l'esprit dont vous nous donnez journellement des preuves. Dans tous les cas, l'induration, ce phénomène capital, ne paraît pas exister à *l'autre bord de l'eau*, comme aurait dit Lisfranc, de vigoureuse mémoire.

Et cependant, qui peut aujourd'hui méconnaître l'importance de ce phénomène? Ils ont donc des yeux pour ne point voir, ceux qui le laissent passer comme non avenu, après tout ce que j'ai fait pour ma part, après les judicieuses observations du savant professeur Thiry, de Bruxelles, de mon élève et ami, M. Diday, de Lyon, de M. Marchal (de Calvi), de mon savant ami et trop bienveillant partisan, M. Vénot, de Bordeaux, de MM. Acton et de Méric, de Londres, de mes savants collègues, MM. Puche et Cullerier; enfin, après les observations de mes malades d'hôpital eux-mêmes, dont l'éducation, faite depuis vingt ans, laisse peu de chances aux médecins inattentifs de commettre des erreurs.

L'induration, qui peut *doubler* les chancres et les *border*, méritant donc toute l'attention du praticien, permettez-moi de l'étudier avec soin.

Tous les chancres ne s'indurent pas ; ce n'est, assurément, aujourd'hui que le plus petit nombre ; et si mes doctrines sont vraies, ce nombre ira toujours en diminuant.

Mais quelle est la cause individuelle, la condition

nécessaire ultérieure à l'insertion du virus qui fait que le chancre s'indure?

C'est là un des problèmes les plus intéressants que puisse présenter l'étude de la syphilis ; et la solution est aussi l'une des plus difficiles à obtenir.

J'ai cependant la prétention d'avoir dégagé une des inconnues.

Quand on demande à l'âge la raison de l'induration, l'âge ne répond rien.

Le sexe, le tempérament, les habitudes hygiéniques, n'en disent pas davantage.

Les maladies antérieures ou concomitantes, étrangères à la syphilis, pas plus que les médications spéciales subies par les malades, n'arrivent pas à vous éclairer.

Jusque-là, donc, on est obligé de s'en tenir à l'explication banale que vous connaissez, c'est-à-dire aux aptitudes et aux idiosyncrasies.

En effet, on trouve que, chez certains individus, un premier chancre ne s'est pas induré, tandis qu'un second s'indure, et que ceux qu'ils peuvent contracter après ne s'indurent plus.

Où est donc la cause de cette mystérieuse et bizarre condition?

Une des raisons de ces différences, passée jusque-là inaperçue, cherchons-la, mon cher ami, dans les lois générales, si constantes, des maladies virulentes; cherchons-la dans les analogies si grandes qui existent entre la variole, le vaccin et la vérole.

Nous voilà sur la voie.

Le vaccin, par exemple, peut échouer une première fois; ce sera par défaut d'une aptitude qu'on ignore; mais vient-il à réussir, l'insuccès ultérieur de nouvelles vaccinations s'explique; l'effet diathésique du premier vaccin n'est pas encore épuisé; il faut un laps de temps que l'observation moderne tend de plus en plus à préciser pour rendre l'organisme apte à une nouvelle imprégnation vaccinale.

Eh bien! voici un fait capital en syphilogénie, un fait qu'une longue expérience est venue me démontrer, un fait qui a été également observé par deux hommes que j'aime toujours à citer, MM. Puche et Diday, c'est que,

Règle générale, UN MALADE QUI A EU UNE PREMIÈRE FOIS UN CHANCRE INDURÉ, N'EN A PAS D'AUTRE,

Comme pour la vaccine, comme pour la variole, il est probable que cette loi doit présenter des exceptions; j'ajouterai qu'il est même désirable qu'il s'en présente; car cela prouverait qu'on peut arriver à détruire la diathèse syphilitique.

Mais, à coup sûr, ces exceptions sont plus rares pour la syphilis, car MM. Puche, Diday et moi nous sommes encore à en rechercher des preuves irrécusables, que n'a pas données l'observation publiée par M. Follin.

C'est que, mon cher ami, quand il y a chancre induré, il y a forcément *vérole constitutionnelle*.

Avec l'induration, la *disposition* syphilitique, comme l'appelait Hunter, est acquise;

Le *tempérament* syphilitique, comme je disais

autrefois, et comme on l'a répété depuis, est établi ;

Il y a enfin un état *diathésique*, disposition spéciale, particulière, en vertu de laquelle vont se produire des manifestations ultérieures ;

Disposition, tempérament, diathèse qu'on ne double pas, qu'on ne triple pas plus qu'on ne triple la disposition analogue dans le vaccin.

Le chancre induré est à la vérole ce que la *vraie* pustule variolique est à la variole ; ce que la *vraie* pustule vaccinale est au vaccin.

Le chancre *non induré*, c'est la pseudo-pustule, c'est un *faux* vaccin ; c'est le chancroïde, si vous le voulez, d'un de mes bons élèves, M. Clerc.

Voilà, mon cher ami, une loi admirable, une loi qui fait rentrer la vérole dans les règles générales des affections virulentes, une loi qui domine l'étude de la syphilis, comme l'inoculation variolique et vaccinale domine l'histoire de la variole ; une loi qui satisfait l'esprit et qui le repose avec sûreté après un pénible et fastidieux voyage au milieu d'hypothèses décevantes et de théories mensongères ; une loi que l'arithmétique, tant outragée dans sa première règle par un de vos anciens correspondants, servira à établir malgré lui.

Mais je ne suis pas chargé, pour le moment, de faire l'éducation spéciale de l'*élève de province* de votre honoré correspondant ; de lui apprendre à distinguer la différence qui existe entre la diathèse proprement dite et la cachexie, toutes choses sur lesquelles j'aurai sans doute l'occasion de revenir, et sur lesquelles je crains bien que ce pauvre élève n'ait l'esprit un peu troublé.

Pour le moment, qu'il sache — il me pardonnera cette locution magistrale — que la diathèse acquise par un malade qui a eu un chancre induré empêche un nouveau chancre qu'il viendrait à contracter de s'indurer, et que cette espèce d'immunité contre cette forme du chancre, c'est-à-dire contre une nouvelle infection générale, doit aussi se transmettre par voie d'hérédité. Par là on peut comprendre ce que je disais tout à l'heure : cette disposition transmise pourrait bien avoir une influence sur la diminution des chancres indurés et, partant, sur la diminution des véroles constitutionnelles. Il y a là aussi une étude curieuse à faire pour la variole et le vaccin. Cette idée, sortie de mon école, a été bien étudiée dans une thèse remarquable soutenue par un élève distingué du Val-de-Grâce, dont le nom ne se trouve pas actuellement sous ma plume.

Ainsi donc, la non-induration des chancres qu'un malade peut contracter à différentes époques, après avoir eu un chancre induré, est une preuve, facile à vérifier, de l'*unicité*. L'unicité de la diathèse a été, du reste, implicitement admise par Hunter, lorsqu'il a dit qu'on pouvait empêcher la disposition syphilitique de s'établir, mais qu'on ne pouvait plus la détruire une fois qu'elle était établie ; et M. Cazenave ne se doute pas de l'avoir proclamée après nous, lorsqu'il a écrit (1) « qu'il ne sait pas si on parvient

(1) *Traité des syphilides.* Paris, 1843.

jamais à détruire le tempérament syphilitique. »
Certes, en bonne physiologie, M. Cazenave n'admettrait pas un double tempérament sanguin,
bilieux, etc.; en bonne pathologie, il n'admettrait
pas plus un double morveux, un double varioleux,
un triple enragé. Le *non bis in idem* est aussi, dans
l'espèce, une loi pathologique que j'espère mettre
dans tout son jour en étudiant l'évolution des accidents constitutionnels.

Ces points de doctrine établis sur l'étiologie de
l'induration, étudions maintenant ce phénomène
dans son époque d'apparition, dans son siége, dans
ses symptômes propres, dans sa nature et dans sa
marche, pour arriver enfin à en exposer les conséquences.

Tel sera, cher ami, le sujet important de ma prochaine lettre.

VINGT ET UNIÈME LETTRE.

Suite du chancre induré.

MON CHER AMI,

C'est toujours du chancre induré que je dois vous entretenir. Ce sujet est important, mais un peu aride, et j'ai besoin de toute votre bienveillante attention.

Dans cette variété de l'ulcère primitif, la forme reste plus régulièrement arrondie, pour peu que l'ulcère siége en entier sur les tissus homogènes. Les bords ne sont presque jamais décollés. Ils ne sont pas toujours taillés à pic. Un peu saillants, ils se continuent avec le fond, qui est comme évidé *en forme de godet*. La surface de l'ulcération, grisâtre, lardacée, est quelquefois *irisée*. Son centre est alors d'une teinte plus foncée, piquetée, brunâtre : on dirait d'une petite cocarde, qui a fait donner quelquefois à cette forme le nom vulgaire d'*œil de perdrix*.

Mais l'induration qui constitue le caractère principal de cette variété du chancre, à quelle époque commence-t-elle? Quel est le temps qui s'écoule entre l'acte où s'effectue la contagion et sa première manifestation?

La solution de cette question est très-importante, car du moment où l'induration a lieu, la maladie n'est plus seulement locale.

J'ai cherché à déterminer cette époque, mais

cela n'est pas toujours facile ; les malades ne se présentent ordinairement que longtemps après la contagion, et ne connaissant pas l'importance de l'état pathologique dont il est ici question, ils n'en ont pas noté le début.

Ce qui explique, dans la majorité des cas, ce défaut d'attention de la part des malades, c'est que le chancre induré est essentiellement indolent, à marche lente, suppurant peu, et qu'ils ne s'en aperçoivent que très-tard, et que souvent même il passe pour eux inaperçu. Vous vous rappelez que je vous en ai déjà cité des exemples. Je vous en parle encore pour que vous le rappeliez à la mémoire de ceux qui croient toujours au miracle des véroles constitutionnelle d'*emblées*.

On n'est pas toujours sûr de la date du coït ou du contact auquel on doit rapporter le chancre lui-même ; par conséquent, il est difficile de savoir quand a commencé l'induration.

Cependant, dans les circonstances dans lesquelles il a été possible d'arriver à quelque chose de précis, ce n'est jamais avant le troisième jour que l'induration s'est manifestée. Dans tous les cas, c'est toujours dans le cours du premier au second septénaire. Il paraîtrait même certain — à moins que de nouvelles observations plus précises ne viennent à prouver le contraire — que si un chancre existe depuis plus de trois semaines sans induration, il ne s'indurera plus. L'induration est un phénomène précoce et si prompt à se produire dans quelques cas, qu'on pourrait presque le regarder comme initial. Il n'est donc pas exact de considérer, avec M. Thiry, l'induration comme une terminaison du chancre ; ce n'est qu'une de ses conditions possibles, qui se montre presque aussitôt que l'ulcération se forme, qui la caractérise et l'accompagne dans toutes ses phases ; qui persiste, sans doute, le plus souvent alors qu'elle a cessé d'être ; mais qui peut quelquefois disparaître en même temps qu'elle et sans rien laisser après la cicatrisation. Dire que l'induration est une terminaison du chancre, ce serait comme si l'on disait que la base de la pustule vaccinale est une terminaison du vaccin.

Certaines conditions peuvent tromper et faire croire à des indurations tardives. Examinons-les.

L'induration spécifique n'est pas toujours facile à bien reconnaître. Soit à la suite de la contagion ordinaire, soit après l'inoculation artificielle, la partie contagionnée devient souvent le siége d'un travail inflammatoire, ce que Hunter appelait l'*inflammation commune*, et dans laquelle l'induration spécifique est enchâssée et masquée pendant un certain temps ; de telle façon que ce n'est qu'au fur et à mesure que l'engorgement simple, œdémateux, sub-phlegmoneux, ou plus franchement inflammatoire se résorbe, que l'induration spécifique se dessine et se trouve en quelque sorte exhumée de l'atmosphère qui l'entourait. Jusque-là, les caractères de l'engorgement, soit œdémateux, soit inflammatoire, ayant dominé, on ne fait commencer l'induration spécifique qu'à partir

du moment où l'on commence à l'apprécier ; et c'est
comme cela qu'on a pu croire à des indurations tardives, à des chancres qui n'ont commencé à s'indurer
qu'après trois semaines, un mois, et même plus
longtemps après la contagion, et enfin à des terminaisons par induration.

Certaines applications locales, des cautérisations,
donnent quelquefois lieu à des indurations factices,
qu'on peut produire à des époques variées, et qui
souvent trompent. Ces indurations factices peuvent
même compliquer des indurations spécifiques et les
rendre méconnaissables. On sait que feu les antagonistes du virus disaient autrefois qu'on pouvait
avec du sublimé corrosif produire un ulcère semblable au chancre huntérien. Semblable, oui, ils
avaient raison ; mais identique, non. En effet, avec
le sublimé corrosif, le chromate de potasse, l'acétate
de plomb liquide si souvent employé dans la pratique vulgaire, la cendre chaude de pipe, et quelquefois simplement avec le nitrate d'argent, on donne
lieu à des accidents tellement analogues au chancre
induré, que les médecins qui n'ont pas une grande
habitude de cet accident s'y trompent journellement.
Ce n'est qu'à la suite d'erreurs de ce genre qu'on a pu
croire que le chancre induré n'était pas fatalement
suivi d'accidents constitutionnels.

Il est une autre cause d'erreur à laquelle quelques
syphilographes n'ont pas échappé, et, entre autres,
M. Babington, l'annotateur de Hunter. Des malades
peuvent conserver d'une première contagion une

induration, et contracter ensuite, sur cette induration, un nouveau chancre. Si on ne connaît pas bien l'histoire des antécédents, on peut croire que ce dernier chancre a débuté par l'induration, et que celle-ci peut être le premier phénomène de la contagion. La lymphangite indurée de la couronne du gland, si fréquente à la suite du chancre larvé de la région balanique de l'urètre, peut aussi tromper; mais, pour qui sait voir, l'induration spécifique, quelque part qu'on l'observe, n'arrive jamais qu'après l'ulcération.

Les circonstances dans lesquelles on n'a pas tenu compte d'une induration préalable due à une contagion antérieure, ont pu faire croire, lorsque les malades venaient à contracter un nouveau chancre sur cette induration, que ce nouveau chancre s'était à son tour induré : erreur qui pourrait faire admettre plus d'exceptions à la loi de l'*unicité* qu'il n'y en a réellement.

Vous savez qu'il est des syphilographes qui prétendent que tous les accidents primitifs, quels qu'ils soient, peuvent être suivis d'accidents secondaires, et que s'il y avait un privilége, ce serait en faveur de la blennorrhagie. Eh bien! ces syphilographes admettent à plus forte raison que les chancres non indurés peuvent, aussi bien que les chancres indurés, être suivis d'accidents constitutionnels. Il est donc bien important de connaître jusqu'à quel point cela est vrai. Vous avez déjà vu que l'inflammation commune pouvait masquer l'induration spécifique et faire croire à une autre forme de chancre. Il arrive

aussi, dans quelques circonstances beaucoup plus
rares, que l'ulcération, après avoir été indurée, devient phagédénique. Si alors on n'a pas vu les débuts
de la maladie, on peut encore se tromper et croire
à la possibilité d'accidents constitutionnels après le
chancre phagédénique non induré.

D'un autre côté, l'induration, sans perdre de son
immense valeur, ne se formule pas toujours bien ;
elle n'atteint pas constamment le même développement ; elle est quelquefois superficielle ; il faut savoir
bien la chercher pour la découvrir dans l'épaisseur
de la peau ou d'une muqueuse. Elle ne donne quelquefois au toucher que la sensation d'une doublure
de parchemin ; je désigne cette forme sous le nom
d'*induration parcheminée*. Les chancres indurés sont
bien alors souvent pris pour de simples écorchures,
pour de simples balano-posthites, quand ils ne passent
pas tout à fait inaperçus ; car ils sont superficiels,
au niveau des parties saines voisines, et quelquefois
même un peu plus saillants.

L'induration envahit ordinairement toute la base
de l'ulcération ; mais, dans quelques cas plus rares,
elle n'en affecte que les bords, elle est alors seulement annulaire. C'est à cette forme plus rare du
chancre induré qu'on pourrait conserver la dénomination de *syphilis primitive annulaire*.

Lorsqu'il n'existe aucune complication, l'induration est brusquement circonscrite par des tissus
sains ; elle est beaucoup plus étendue que l'ulcération à laquelle elle sert de base. Elle est constituée

par un noyau dur, comme cartilagineux, rénitent, élastique, indolent, parfaitement arrondi; ce noyau soulève l'ulcération au-dessus du niveau des parties saines voisines, et constitue alors une variété de l'*ulcus elevatum*.

L'induration se présente quelquefois sous forme de *crête* plus ou moins saillante, quand l'infiltration plastique qui la constitue ne se fait pas dans des tissus homogènes et qu'elle éprouve de la résistance dans quelques points, comme cela arrive du reflet du prépuce à la rainure de la base du gland, siége où, du reste, on trouve les indurations les mieux caractérisées.

Si on comprime la peau ou une muqueuse sur une induration, ces tissus pâlissent, et on observe quelque chose d'analogue à ce qui arrive quand, en renversant la paupière, on comprime la conjonctive sur le cartilage tarse.

L'induration se produit ordinairement d'une manière lente et graduelle. Quelquefois elle s'accroît par saccades, elle reste dans quelques cas longtemps très-peu prononcée, pour prendre ensuite de grandes proportions. Les tissus s'indurent souvent dans une très-grande étendue; j'ai vu la totalité de la base du gland qui semblait avoir subi une transformation cartilagineuse, et qui avait pu faire croire à une dégénérescence cancéreuse. Une des observations les plus curieuses en ce sens m'a été offerte par un malade qui me fut adressé par M. le professeur Andral.

L'induration, après avoir diminué ou même disparu, est très-sujette à des recrudescences. Il n'est pas rare de lui voir prendre alors des dimensions plus considérables que celles qu'elle avait tout d'abord.

La durée de l'induration n'est pas limitée. Dans celles qui sont superficielles, parcheminées, j'ai vu la résolution complète avoir lieu de manière à ne pas laisser de traces après moins d'un mois de durée. D'autres fois, au contraire, l'induration persiste pendant des mois, et même des années. La rainure de la base du gland, région, comme je l'ai dit, où elle est le plus prononcée, est aussi celle où elle dure le plus longtemps. Sur le gland, sur le col de l'utérus, à l'anneau vulvaire, souvent peu marquée et bien difficile à apprécier, elle disparaît très-vite. Elle est quelquefois très-éphémère dans l'urètre, surtout chez les femmes. A l'anus, dans le vagin, il faut beaucoup d'attention pour ne pas se tromper. Sur la langue, sur les lèvres surtout elle se maintient quelquefois assez longtemps. Dans la grande majorité des cas, quand l'induration commence à disparaître, l'ulcération est déjà guérie depuis longtemps.

Quand la résolution s'opère, l'induration subit des modifications : elle perd de sa rénitence, de son élasticité ; elle devient comme gélatiniforme et finit par laisser à la place qu'elle occupait, lorsque le chancre siégeait sur la peau, une tache ridée, d'une teinte brune cuivrée.

Le chancre induré, qui est moins souvent multiple que les autres variétés, dont la période ulcéreuse spécifique se limite bientôt, *suâ sponte*, ou par

l'effet de l'art, prend cependant, dans quelques circonstances, d'assez grandes dimensions. Il s'étend et
creuse. On croirait alors qu'il va produire de grandes
pertes de substance , eh bien ! lorsque la cicatrisation est complète, on n'en trouve souvent plus de
traces, car c'est l'exsudation plastique qui seule avait
servi de pâture au phagédénisme, en garantissant
les tissus voisins des progrès de l'ulcération. Cette
condition si commune du chancre induré est importante à connaître au point de vue de l'étiologie de la
syphilis constitutionnelle; car ce ne sont pas les cicatrices les plus nombreuses, ni les plus profondes
qui prouvent qu'il y a eu empoisonnement.

L'induration spécifique est la preuve certaine, absolue, que l'infection constitutionnelle a lieu. C'est
le passage de l'accident primitif à l'accident secondaire. En effet, le chancre induré est la variété qui
perd le plus vite le caractère principal de l'accident
primitif, savoir : la possibilité de fournir du pus
inoculable. Mais si elle démontre toujours l'infection, et si son exagération est en rapport avec la gravité des accidents qui vont suivre; si on peut la
considérer, passez-moi l'expression, comme un *sy-
philomètre*, on peut aussi la regarder comme une
excellente mesure du traitement; car c'est un des
accidents qui, d'ordinaire, obéit le mieux au traitement mercuriel. Il y a cependant des circonstances
dans lesquelles l'induration résiste, c'est qu'alors, le
plus souvent, ce n'est plus à l'induration spécifique
qu'on a affaire, mais bien à un tissu organisé qui lui a

succédé, c'est-à-dire à du tissu inodulaire. C'est ainsi que j'ai pu me rendre compte d'une induration que m'a présentée un malade entré dans mon service de l'hôpital du Midi, affecté d'une carie du coronal, survenue trente ans après un chancre de la base du gland, et chez lequel cette induration persistait sous la forme d'un noyau très-prononcé. La différence est encore très-difficile à faire, dans un grand nombre de cas, entre le tissu inodulaire et l'induration spécifique.

L'induration spécifique a pour siége anatomique l'épaisseur de la peau et des muqueuses, le tissu cellulaire sous-cutané et sous-muqueux : mais il semblerait que ce sont les capillaires lymphatiques qui en seraient le siége de prédilection. C'est, en effet, dans les régions où les lacis lymphatiques sont plus dessinés, plus abondants, que l'induration se formule le mieux et qu'elle prend sa plus grande dimension ; ce qui vient encore à l'appui de cette opinion, c'est la manière dont l'induration s'étend, se propage ; on voit que c'est alors en suivant les vaisseaux lymphatiques, qui, à mesure qu'ils deviennent plus volumineux, se dessinent en forme de cordons.

Quant à la nature intime de l'induration, à son essence, à ce qui la constitue, la chimie organique, qui nous a donné tant de merveilles dans ces dernières années, qui nous en a donné peut-être trop, n'a encore rien trouvé, et le microscope, qui promet toujours et qui tient quelquefois ses promesses, n'a encore reconnu dans l'induration spécifique, que du tissu fibro-plastique, proportionnellement très-abon-

dant, mais qui.ne diffère pas de celui qu'on rencontre
ailleurs et dans d'autres conditions de non-spécificité.
C'est au moins ce qui résulte, jusqu'à présent, des
recherches entreprises par un de mes disciples très-
distingués, M. Acton, en Angleterre, et de celles qui
ont été faites ensuite à Paris par MM. Charles Robin
et Marchal (de Calvi). Les mêmes résultats ont été
obtenus par notre savant confrère et laborieux micro-
graphe, M. Lebert, auquel on doit de si beaux travaux.

Tels sont, mon cher ami, les résultats de mes recherches et de mon observation sur le chancre induré. Je vous les donne ici simplement à l'état d'indication, car je suis obligé de le répéter souvent, je
n'écris pas ici un traité didactique de la syphilis, je
rappelle seulement les principaux points de ma doctrine à l'occasion des objections qui me sont encore
de temps en temps et plus ou moins directement
adressées. Les développements sont le sujet de mon
enseignement oral, ils sont le sujet d'une œuvre étendue que je prépare, et dont ces *Lettres*, pour tout
dire, ne sont que le *sommaire*. De cette œuvre,
j'énuclée les principes généraux, les points de doctrine essentiels, en indiquant les principaux motifs
sur lesquels ils s'appuient, et ce travail, quelque
imparfait qu'il soit, n'a d'autre mérite que celui
que leur donne la qualité de vos lecteurs, qui
ne sont plus des élèves, mais des praticiens savants
et éclairés, auxquels ces indications doivent seulement rappeler des études et des recherches antérieurement et complétement faites.

VINGT-DEUXIÈME LETTRE.

Période de réparation et de cicatrisation du chancre.

Mon cher ami,

Comment se réparent, *comment se cicatrisent les chancres ?* Laissez-moi vous dire quelques mots sur ce sujet qui a son importance.

La période de réparation s'annonce par la disparition de l'auréole de l'ulcère. Ses bords se dégorgent, s'affaissent, en s'inclinant sur le fond, et le décollement cesse, s'il avait existé. La marge devient d'une teinte pâle, gris perle, et finit par reprendre la coloration normale des tissus voisins. Le fond se déterge, la couche diphthéritique grise, lardacée, est d'abord comme transpercée de bourgeons charnus qui, plus tard, la remplacent partout, et donnent à l'ulcération un aspect granuleux et une teinte rosée de bonne nature. Le pus alors devient moins abondant, il est bien lié, crémeux, *louable*, comme on peut le dire ici avec une juste raison, car il cesse de pouvoir être inoculé. A mesure que les parties se comblent, l'épiderme s'épanche de la circonférence au centre, et la cicatrisation s'achève comme dans toute plaie qui a suppuré, ou comme après toute autre ulcération qui n'a plus de raison d'être.

La *cicatrice des chancres* peut rester plus saillante que les parties voisines, quelquefois au niveau, et plus fréquemment déprimée, selon l'épaisseur des tissus entamés. Elle est indélébile dans un grand nombre de circonstances ; tandis que dans d'autres elle disparaît complétement, comme cela arrive souvent à la suite du chancre induré, ou lorsque le chancre siége sur une muqueuse.

Mais, comme les hommes qui ont beaucoup vu le savent, la période de réparation peut avoir ses écarts, ses irrégularités. Dans le *chancre serpigineux*, une extrémité se cicatrise souvent, tandis que l'autre continue à croître ; tantôt c'est un côté qui guérit, et l'autre s'ulcère encore ; fréquemment, enfin, la guérison s'opère dans un ou plusieurs points du centre, lorsque la circonférence augmente sans cesse son cercle vicieux.

Vous savez enfin que, sur certains individus, alors qu'un traitement intelligent n'est pas intervenu, lorsqu'on n'a pas su réprimer les bourgeons charnus par des cautérisations, ou que de sots préjugés ont empêché de le faire, ces bourgeons deviennent, comme on le dit, luxuriants, végétants, et donnent à l'ulcération certains aspects qui lui ont valu les noms de chancres *bourgeonnants, fongueux, végétants*. De véritables végétations, variées dans leur forme, peuvent alors se produire ; tissu épigénique accidentel, elles n'en sont pas pour cela de nature syphilitique, comme nous le verrons plus tard.

Enfin, à cette période, je vous l'ai déjà dit, lors-

que le chancre a infecté l'économie, il peut subir lui-
même une transformation sur place, et finir par
présenter les caractères des papules muqueuses
(pustules plates humides, condylomes plats, pustules muqueuses, tubercules plats ou muqueux), et
justifier ainsi l'opinion de ceux qui, faute d'analyse,
n'ont pas connu ces métamorphoses, et ont admis
que ces accidents pouvaient être tantôt primitifs ou
secondaires, et que, dans tous les cas, ils étaient contagieux ; opinion que j'ai déjà combattue.

Mais voici un point de doctrine sur lequel j'insiste
et que je dois vous rappeler, c'est que le chancre
qui peut subir des recrudescences, à différentes reprises, *ne récidive jamais une fois cicatrisé*. Si un
nouveau chancre inoculable se montre plus tard,
après la cicatrisation complète, on peut affirmer qu'il est le résultat d'une nouvelle contagion.

D'après tout ce que je viens de vous dire, il est
bien certain qu'en tenant compte de la moralité des
malades, autant qu'on peut la peser et la mesurer,
en sachant les conditions dans lesquelles ils se sont
placés, en se rappelant le siége de prédilection des
chancres, leur nombre le plus souvent restreint, en
sachant aussi bien apprécier, les diverses variétés
de la période de progrès et de *statu quo* spécifique, la
marche, la durée et les divers aspects qu'ils peuvent
présenter à la période de réparation et même après
la cicatrisation, ainsi que l'influence plus ou moins
prononcée du traitement mercuriel, en certains cas,

on peut arriver le plus souvent à un diagnostic rationnel presque absolu.

La physionomie de l'ulcère primitif est ordinairement si expressive, passez-moi le mot, à la période spécifique, qu'en le voyant on le nomme. Il faut même se méfier de cette première impression ; elle peut faire commettre des indiscrétions qu'on a de la peine à réparer. Vous m'avez permis l'anecdote pathologique, j'use de votre permission ; heureux si je puis vous distraire un peu de l'aridité de mes précédentes descriptions :

Un jour, un de nos savants très-sérieux entre dans mon cabinet, et sans aucun préambule il me montre... un organe malade, en me disant : Qu'est-ce que c'est que cela ? — Je réponds aussitôt : C'est un chancre. — Eh bien ! Monsieur, c'est ma femme qui me l'a donné. — Alors, Monsieur, ce n'est pas un chancre. — Et pourquoi pas, s'il vous plaît ? — Parce que, repris-je, ce qui distingue les ulcérations simples ressemblant au chancre, des véritables chancres, c'est la source à laquelle on croit les avoir puisées. Mon malade ne fut pas dupe d'un argument qui aurait suffi à certains médecins que vous savez, et se contenta de me dire avec beaucoup de dignité et de résignation : Guérissez-moi.

Mais le diagnostic est-il toujours aussi facile qu'on le croit, que le professent quelques-uns de nos classiques ? J'en appelle à M. Lagneau, qui les a de nos jours si dignement représentés. Voyez plutôt si, malgré tout le soin qu'il y met, il parvient à distinguer le chancre primitif de ce qu'il appelle encore, avec tant d'autres, le chancre secondaire. Jetez encore un coup d'œil sur le tableau synoptique et comparatif qu'il a fait des ulcères qu'on peut confondre avec ceux qui sont causés par le virus syphilitique, et vous me direz s'il arrive, et surtout s'il vous fait arriver à établir cette différence avec certitude.

Le mercure, cette pierre de touche si infaillible aux yeux des croyants, et qui a été la base de la division de la *vraie* et de la *pseudo*-syphilis en Angleterre est un réactif trompeur. Il guérit souvent des accidents non syphilitiques, alors qu'il aggrave ceux qui le sont et qui guérissent quelquefois seuls.

Que de chancres méconnus par des praticiens habiles ! Que d'erreurs commises surtout dans les différentes variétés du chancre induré, le plus dangereux de tous ! Tantôt on croit à de simples excoriations, tantôt on a pu se tromper au point d'admettre de véritables dégénérescences cancéreuses. Mon confrère et ami, M. le docteur Vitry, de Versailles, doit se rappeler un malade pour lequel un médecin de Paris m'avait fait appeler, non pas pour juger de la nature de la maladie, mais pour faire l'amputation de la verge. Je reconnus l'existence d'un chancre induré, avec exagération considérable de l'exsudation plastique, et des pilules de proto-iodure remplacèrent le couteau.

Un de nos savants professeurs de la Faculté de Paris, qui connaît aussi bien la syphilis que les autres maladies, dans le diagnostic desquelles il excelle, doit avoir en mémoire l'histoire d'un grand seigneur russe que nous vîmes ensemble chez notre honoré et regretté maître Marjolin, et chez lequel il ne voulut pas reconnaître un accident primitif, parce qu'il ne restait que l'induration spécifique et que ce seigneur ne s'expliquait pas et ne nous expliquait pas comment il avait pu contracter cet accident qui, peu de temps après, ainsi que je l'avais prédit, donna les preuves les plus éclatantes d'une infection constitutionnelle.

Si vous me laissez aller, je vais encore vous raconter une petite histoire. Cullerier neveu m'envoya un jour un écrivain à la mode pour me demander mon avis sur une ulcération qu'il portait à la couronne du gland ; ulcération à base indurée et qui ne présentait pas alors les caractères de bords et de fond exigés classiquement pour constituer un chancre. Je n'en reconnus pas moins l'ulcération aux caractères spécifiques de l'induration que j'ai dernièrement décrite et au rayonnement ganglionnaire que nous aurons à étudier bientôt. Cullerier ne fut pas de mon avis, attendu qu'il avait examiné les deux seules femmes accusées et qu'il les avait trouvées saines. Cullerier neveu n'adoptait pas la contagion médiate ni la syphilis spontanée, et comme il avait foi dans le dire du malade, il ne pouvait pas admettre l'existence d'un ulcère primitif. Moi qui doute souvent, jusqu'à preuve plus certaine, et qui admets toutes les voies rationnelles de la contagion, je restai convaincu que le malade avait été trompé, qu'il se

trompait, ou qu'il nous trompait. En effet, six semaines s'étaient à peine écoulées que des accidents
constitutionnels très-caractérisés, trop caractérisés,
car ils furent très-difficiles à guérir, se montrèrent.
Mais tandis que Cullerier était encore à se demander
comment et pourquoi ce malade avait la vérole,
on me faisait appeler dans une maison de grande
dame.

J'arrive ne sachant ni le but ni le motif de ma
visite. Cette grande dame était mystérieusement
assise dans son boudoir ; et malgré le demi-jour qui
régnait en ce lieu, je pus apercevoir sur sa figure des
témoignages peu trompeurs d'une affection secondaire. — Docteur, me dit-elle, ce que j'ai à vous
dire est bien délicat. Voulant m'empresser de couper
court à un aveu pénible : — Je vois ce que c'est,
madame, lui dis-je, et votre figure me dit assez pourquoi j'ai l'honneur d'être devant vous. — Qu'est-ce
à dire ? reprit-elle avec étonnement. — Que vous êtes
malade, madame, et que sans doute vous réclamez
mes soins. — Mais pas le moins du monde ; et si j'ai
réclamé votre visite, c'est pour que vous nous aidiez
à sauver M. X... (l'écrivain qui m'avait été envoyé
par Cullerier) non-seulement de sa maladie, mais
encore de ses dangereuses liaisons. Et voilà cette
dame qui se met à me faire un portrait peu flatté des
deux femmes que Cullerier avait examinées, qu'il
avait trouvées saines, et qui, selon elle, étaient la
cause de tout le mal. J'eus beaucoup de peine,
comme vous le pensez, à faire comprendre à cette

grande dame que la source où notre pauvre écrivain avait puisé son mal était beaucoup plus rapprochée de moi, et à obtenir l'aveu que le pressant intérêt qu'elle portait à notre malade avait un autre motif qu'une pure affection platonique.

C'est ainsi qu'ils sont tous, mon cher ami ; et voici la morale de cette anecdote : c'est que les hommes du monde ne vous font pas toujours des aveux complets ; c'est qu'ayant des relations avec de grandes dames, ou autres, en qui ils ont confiance, leur esprit est à mille lieues de la vérité ; leur idée ne s'arrête pas sur la source véritable de leur maladie, et qu'ils la cherchent là où elle n'est pas.

Vous voyez donc combien le diagnostic du chancre est souvent difficile, et combien on aurait tort d'en nier l'existence, alors que les malades ne nous aident pas à trouver la source où ils l'ont puisé.

C'est donc parce que je connais toutes les difficultés du diagnostic dans un assez grand nombre de cas ; c'est parce que j'ai vu les hommes les plus habiles commettre de fréquentes erreurs, que j'ai dit, et que je dis encore, malgré les opinions contraires, que le seul caractère positif, univoque, pathognomonique du chancre, à la période de progrès ou de *statu quo* spécifique, *se trouve dans le pus qu'il sécrète*, et qui peut être inoculé, d'où je *conclus* que :

L'inoculation donne le signe le plus certain de la spécificité de l'ulcère.

J'ai dit, dans l'ouvrage que j'ai publié en 1838 (1), que si on devait donner le mercure dans tous les cas où il existe un accident primitif virulent, il faudrait toujours s'assurer de cette virulence en pratiquant à temps l'inoculation artificielle. Mais, rassurez-vous, mon cher ami, cette opération à laquelle quelques personnes peuvent répugner et qu'elles ont même le droit de considérer comme dangereuse, quand on ne sait pas s'en servir, n'est pas nécessaire pour la pratique, et je ne l'ai jamais conseillée comme règle générale. Le pronostic et le traitement du chancre se basent sur d'autres indications que la virulence, car c'est l'induration et ses accessoires que l'inoculation est inhabile à faire distinguer, qui prédit l'avenir de la constitution et commande le traitement spécifique.

C'est ce que j'espère pouvoir démontrer.

(1) *Traité pratique des maladies vénériennes, ou Recherches pratiques et expérimentales sur l'inoculation appliquées à l'étude de ces maladies.* Paris, 1838.

VINGT-TROISIÈME LETTRE.

De la prophylaxie de la syphilis.

MON CHER AMI,

J'aurais bien envie de vous dire un mot du traitement du chancre, mais vous savez que, d'après le cadre que nous avons adopté, je ne puis pas, sous ce rapport, entrer dans de grands détails.

Peut-être me permettrez-vous d'abord de vous dire quelque chose de la prophylaxie et de vous parler de la police médicale, qui a bien gagné depuis quelques années, et cela depuis que j'ai institué et que l'on a adopté, d'après moi, les visites au speculum dans les hôpitaux spéciaux et dans le dispensaire de salubrité publique.

Il est bien certain que, depuis que ce mode d'investigation est généralement employé, on a pu remarquer une grande amélioration dans la santé des filles publiques. Ainsi, d'après Parent-Duchâtelet (1), en 1800, on rencontrait une fille malade sur neuf; on n'en rencontre plus, depuis 1834, qu'une sur soixante. Par conséquent, le speculum a eu sa grande part dans cette amélioration.

(1) *De la prostitution dans la ville de Paris,* considérée sous le rapport de l'hygiène publique, de la morale et de l'administration, t. 1.

Mais si on veut bien faire, il faut arriver, comme je l'ai toujours professé, à visiter les femmes tous les trois jours, sans distinction de rang, qu'elles soient en maison ou en carte, qu'elles habitent Paris ou les barrières. Vous vous rappelez que dès le second jour d'une inoculation artificielle, on peut déjà avoir du pus inoculable. Swédiaur admettait que le chancre pouvait se développer en douze heures; il faut donc des visites fréquentes et toujours faites au speculum pour que la surveillance des filles publiques offre une certaine garantie.

J'écris avec dessein ce mot *garantie*, car il y a des gens qui, après un accident dans leurs aventureuses amours, se croient en droit de réclamer des indemnités de la part de l'administration. Vous croyez peut-être que je ne suis pas sérieux; voici un fait qui va prouver mon assertion. Il y a quelques années, un négociant de Lyon vint chez moi dans un état de très-grande exaspération contre M. le préfet de police. Il venait chercher un certificat constatant qu'il avait contracté un chancre dans une maison de filles publiques, qu'il croyait *garantie* par l'autorité. Son intention était de faire des poursuites en dommages-intérêts. Il ne savait pas que la *tolérance* est une sorte de brevet qui, comme tous les brevets, est sans garantie du gouvernement.

Je me hâte de dire que les améliorations que l'on introduit tous les jours dans la surveillance de la prostitution, et que le zèle de nos confrères chargés du pénible service du dispensaire de salubrité, et de

l'hospice de Saint-Lazare, donneront de plus en plus
d'heureux résultats (1).

Les filles publiques sont un mal nécessaire, on en
convient généralement aujourd'hui ; je ne veux ni
combattre, ni appuyer cette triste proposition ; ce
n'est pas ici le lieu de l'examiner ; mais si ce mal est
nécessaire, il ne faut pas l'étendre sous le rapport du
nombre, ainsi que semblait le vouloir récemment
un savant confrère de Belgique, il faut surtout bien
l'inspecter au point de vue de la qualité.

En exigeant que les filles publiques ne communiquent pas de maladies, on devrait bien s'arranger de
manière à ce que ceux qui ont des rapports avec
elles ne les y exposent pas. Comment faire ? Faut-il
instituer un examen pour les personnes qui les fréquentent, et les empêcher si elles sont malades ? Mais
outre toutes les difficultés d'une semblable institution le danger qu'on voudrait prévenir par cette
institution serait rendu plus grand, car au lieu de
tomber dans un égout que la police peut nettoyer,
les immondices iraient ailleurs.

On ne peut certainement pas penser aujourd'hui
à établir des lazarets, des quarantaines, exiger à
côté d'un certificat de vaccine une patente nette de
vérole, comme l'a écrit dans un moment de louable
philanthropie mon ami Diday, de Lyon, patente qui
serait exigible et indispensable comme le passe-port ;
patente sans laquelle on ne pourrait être admis à

____

(1) Parent-Duchâtelet, 3e édition, t. II, p. 33 et suivantes.

aucune fonction publique. Quoi qu'en ait dit l'ingénieux auteur de cette proposition, les difficultés d'exécution paraissent insurmontables.

Il y a eu un moment, vous le savez, où les vérolés bannis de Paris, étaient condamnés à la corde s'ils y rentraient ; une époque où dans les petites maisons de Bicêtre, on fouettait les malades à leur entrée et à leur sortie. Tout cela n'en avait pas diminué le nombre ; au contraire, les fouettants méritant peut-être à leur tour d'être fouettés ; ces mesures barbares sont tombées en désuétude.

Il faut sans doute soumettre à une rigoureuse surveillance tous ceux qu'on peut atteindre, les militaires par exemple ; séquestrer tous les malades sur lesquels on peut avoir des droits ; mais une certaine tolérance, le pardon d'une faute assez souvent involontaire, et de bons hôpitaux avec les secours qu'on y trouve aujourd'hui et qu'on améliorera encore, voilà les meilleurs moyens de prophylaxie générale, ou ceux du moins qui tendront à rendre la maladie de moins en moins grave.

Du reste, tous ceux qui connaissent les tristes conditions de travail et de rémunération qui sont faites aux femmes dans notre société actuelle, ont depuis longtemps compris et proclamé que là était une des sources les plus abondantes de la prostitution, et par conséquent de la propagation de la syphilis. Améliorer les conditions du travail des femmes, c'est donc faire à la fois une œuvre d'humanité, de morale et d'hygiène publique.

Vous vous rappelez ce que je vous ai dit de la manière dont se produisent les chancres. Il faut s'en souvenir pour les éviter. Ce que la science possède de plus certain, en fait de prophylaxie, c'est de ne pas s'y exposer. Cela paraît un peu naïf; mais que les débauchés s'en souviennent, c'est la vérité vraie. Je vais toucher ici un sujet délicat et rempli d'écueils. C'est encore une question de morale et de déontologie médicale non résolue, de savoir si le médecin peut et doit donner des conseils pour préserver d'un mal ceux qui s'exposent à le puiser à une source infâme. Je n'ai pas la prétention d'être plus rigoureux que l'austère Parent-Duchâtelet, qui a abordé ce sujet avec la pureté des intentions que vous lui connaissez. D'ailleurs, ne suis-je pas rassuré par la nature même du journal qui donne à mes lettres une hospitalité si libérale ? Je m'adresse à des savants, à des médecins, et n'est-ce pas vous qui avez dit, mon cher ami, que la science est chaste, même toute nue ? Rassurez-vous, après tout, je ne ferai que glisser sur ce sujet scabreux.

Il n'existe pas de préservatif assuré et absolu du chancre, voilà ma déclaration.

Si, malgré cela, on veut en courir la chance, quelques précautions peuvent être prises. Il faut d'abord se souvenir du précepte de Nicolas Massa, si énergiquement traduit par Cullerier l'ancien..... Les rapports ne doivent pas être volontairement prolongés; dans ce moment, il faut être égoïste, comme le disait le grave Hunter, mais non pas égoïste à la manière de madame Staël, qui appelait l'amour de l'égoïsme à deux.

Les soins de la plus minutieuse propreté de la part des personnes suspectes. doivent être exigés dans les maisons publiques. Ce que nous savons depuis bien longtemps du dépôt du pus virulent qui peut être tenu en réserve dans les organes génitaux des femmes en démontre la nécessité. C'est un moyen de prévenir toujours les contagions médiates. Je vous ai dit que de nombreuses expériences m'avaient démontré qu'il suffisait de décomposer le pus virulent pour le neutraliser : de l'alcool dans l'eau, de l'eau étendue d'un cinquième de la liqueur de Labarraque, tous les acides étendus d'eau, de manière à ne pas être caustiques, le vin, la solution de zinc et d'acétate de plomb, suffisent pour empêcher le pus virulent d'être inoculable ; tandis que, si ce même pus n'est pas altéré, il suffit de quantités excessivement minimes, homœopathiques, si vous le voulez, pour agir. M. Puche nous a dit, à l'hôpital du Midi, qu'il avait obtenu des effets de l'inoculation d'une goutte de pus mélangé à un demi-verre d'eau !

L'usage des corps gras est très-utile, surtout pour les personnes de l'art qui doivent pratiquer le toucher sur les parties dangereuses. Les lotions astringentes qui tannent un peu les tissus ont souvent fait éviter la contagion.

Mais si les soins de propreté sont nécessaires avant les rapports chez la personne qui peut contagionner, ils ne doivent être minutieux qu'après l'acte chez la personne qui s'est exposée.

Il est un moyen que la morale répudie et dans lequel la débauche a une grande confiance; qui sans doute garantit souvent, mais qui, comme l'a dit une femme de beaucoup d'esprit, est une cuirasse contre le plaisir et une toile d'araignée contre le danger. Ce *moyen* médiat est souvent poreux, ou a déjà servi; il se déplace fréquemment; il fait l'office d'un mauvais parapluie que la tempête peut crever, et qui, dans tous les cas, garantissant assez mal de l'orage, n'empêche pas les pieds de se souiller. J'ai vu, en effet, bien souvent des ulcérations de la racine de la verge, de l'angle péno-scrotal, des bourses, etc., chez des personnes qui avaient pris de ces précautions inutiles.

Beaucoup de personnes se croient à l'abri de la contagion en ne terminant pas l'acte vénérien. Une dame qui me consultait pour elle-même, était très-étonnée d'avoir communiqué une maladie à son amant, attendu, disait-elle, qu'*il ne concluait pas.*

Quelques syphilographes physiciens croyaient que l'infection urétrale en particulier s'effectuait après l'éjaculation qui faisait le vide, et par l'horreur que la nature a du vide. Mais des faits nombreux m'ont enseigné le contraire. L'éjaculation, en effet, doit être considérée comme une puissante injection d'arrière en avant et qui nettoie ainsi l'urètre, et si les affections urétrales déjà si communes ne sont pas plus fréquentes, c'est peut-être à cette condition qu'il faut le rapporter. Aussi un vieil et excellent précepte est celui qui recommande une prompte miction après tout rapport suspect. Dans des temps, heureusement loin de nous, on avait des psylles.

La circoncision du prépuce, l'excision de nymphes trop longues devraient aussi constituer une règle d'hygiène des organes génitaux, car ces appendices favorisent beaucoup la contagion.

Je vous demande pardon de cette digression ; mais il faut que la science cherche à enlever au charlatanisme l'exploitation dangereuse d'une prophylaxie décevante. Il faudrait pouvoir indiquer toujours tout ce qui peut faire éviter la contagion, et partant la propagation de la syphilis, non pour protéger ou favoriser le libertinage, mais pour en garantir la vertu et la chasteté, qui en deviennent trop souvent les victimes.

Il me reste maintenant à vous parler de la cautérisation comme moyen abortif et curatif du chancre.

VINGT-QUATRIÈME LETTRE.

De la cautérisation du chancre.

Mon cher ami,

J'ai promis de vous parler aujourd'hui de la cautérisation du chancre.

Cette pratique, que je me suis efforcé de maintenir dans la thérapeutique, n'est pas cependant encore généralement adoptée, elle a été même l'objet d'un blâme très-vif de la part de quelques praticiens; et j'ajoute avec humilité que peu s'en est fallu qu'elle n'ait subi un jugement très-sévère de la part de l'Académie de médecine, avant que je n'eusse l'honneur de faire partie de cette compagnie.

Rappelez-vous, en effet, qu'un des membres de cette Société savante traita fort rigoureusement la cautérisation, et qu'il renvoya avec un dédain superbe ce procédé *aux corps-de-garde*, dont, dit-il, il n'aurait jamais dû sortir. L'auteur de cette apostrophe, en sa qualité d'ancien chirurgien militaire, aurait dû nous dire au moins si ce procédé guérissait ou non dans les corps-de-garde ; car ce qui importe, c'est d'être fixé sur son efficacité ; et si le moyen est bon, son lieu d'origine est fort indifférent, ceci soit dit sans mauvaise intention.

Je ne suis pas l'inventeur de la cautérisation du chancre; mais je suis un adepte de la doctrine qui la préconise, et, à ce titre, vous savez qu'on ne s'est pas fait faute de m'attaquer. J'ai donc encore à défendre ici les principes que je professe.

Invoquons d'abord l'analogie.

On cautérise la piqûre de la vipère, la morsure du chien enragé, les blessures anatomiques, le charbon malin, la pustule maligne, etc., et on obtient de nombreux succès quand on arrive à temps. Personne ne conserverait une piqûre faite avec un instrument souillé de matière farcineuse ou morveuse. Le chirurgien qui ne cautériserait pas dans ces cas serait très-coupable et très-blâmé. Et cependant les mêmes hommes qui ont la main armée de fer et de feu dans toutes ces circonstances, s'arrêtent dès qu'il s'agit d'un chancre! pourquoi? C'est qu'alors ils cessent de raisonner, ou que leurs raisons sont mauvaises.

Prouvons-le :

Le chancre, quelle que soit sa variété, produit-il toujours des accidents à distance? Infecte-t-il toujours l'économie?

Il existe à ce sujet, comme vous le savez, trois opinions bien distinctes :

Ceux qui ne croient qu'aux choses incroyables, et le nombre en est encore considérable, sont convaincus que le chancre n'est même pas un accident primitif dans la rigueur du mot; mais qu'il constitue simplement une première manifestation de l'infection générale, ou, comme je vous l'ai déjà dit, un accident primitif secondaire, ou un accident secondaire primitif !!!

D'autres qui commencent déjà à pénétrer dans le vrai, — et il faut ranger l'école de Hunter dans cette catégorie, — admettent bien que le chancre est d'abord un accident local ; mais ils pensent qu'il doit fatalement infecter l'économie, si on ne fait intervenir à temps une médication spécifique.

Enfin, les plus raisonnables, ceux qui ont pour eux l'observation, l'expérience, l'évidence et le témoignage des faits, affirment que le chancre est toujours, *au début*, une affection locale, que l'art peut arrêter, et qui, même sans l'intervention de l'art, peut rester locale, dans certaines circonstances bien déterminées, quelles qu'aient été la durée du chancre, son étendue en surface et en profondeur. Ces derniers observateurs soutiennent, et c'est là un des points consolants des doctrines que je professe, que, même lorsque le chancre doit infecter l'économie, ce résultat n'est pas immédiat et instantané, mais qu'il n'arrive jamais qu'après un intervalle qui donne le temps de s'y opposer.

Je ne vous dis rien des physiologistes que j'ai eu autrefois à combattre, et qui n'admettaient d'infection ni avant, ni pendant, ni après. Cette doctrine est bien et dûment enterrée. Et, chose plus singulière, quelques-uns de ses adeptes sont devenus depuis plus virulents que moi. Je pourrais vous en citer qui, d'incrédules qu'ils étaient, au point de vue des croyances virulentes, ont fini par croire à tout, même à l'homœopathie.

Je ne veux point ici entrer dans la discussion du quand et du comment se produisent les bubons; de l'époque à laquelle se fait l'infection constitutionnelle et de son mécanisme, nous y reviendrons plus tard. Je veux seulement vous rappeler les raisons qui ont fait rejeter la cautérisation du chancre comme méthode abortive ou curative, et celles qui me l'ont fait adopter.

Que veut-on faire en cautérisant les chancres?

1° Prévenir l'infection constitutionnelle;

2° Empêcher la production des bubons;

3° S'opposer aux progrès de l'accident primitif, dont les conséquences sont des infirmités plus ou moins grandes, et quelquefois la perte d'organes précieux;

4° Enfin détruire un foyer de contagion.

Ceux qui croient que l'infection constitutionnelle précède toujours le chancre, disent non-seulement qu'il est inutile de le cautériser, puisque le mal qu'on veut prévenir existe déjà, mais ils ajoutent encore qu'il serait dangereux de le faire; car le chancre est *un émonctoire* par lequel l'économie se débarrasse du virus. Si cette opinion était fondée, il s'ensuivrait que non-seulement il serait imprudent de détruire le chancre, mais aussi qu'il faudrait au contraire l'entretenir, l'étendre et le multiplier, pour ouvrir au virus de plus nombreuses et de plus faciles portes de sortie. Voilà qui serait logique.

Mais vous savez, mon cher ami, que ce n'est pas ainsi qu'agissent ces logiciens, et, reconnaissons-le, c'est fort heureux pour leurs malades qu'ils ne soient pas conséquents avec leurs principes.

La différence, du reste, n'est pas grande entre cette école et celle qui, comme je vous l'ai dit, veut que le chancre, d'abord local, produise fatalement l'infection générale. Ses adeptes professent que le chancre est la source de l'infection, dont l'activité serait en raison du nombre, de l'étendue et de la durée de l'accident primitif. Mais, hélas ! à côté de ces beaux principes, voici venir tout de suite une application contraire et une pratique de non-sens. Que prescrivent-ils en effet ? Écoutez-les, et ils vous disent : Gardez-vous de détruire le chancre ; n'en cherchez pas la guérison rapide ; vous allez refouler le virus, le répercuter dans l'économie ; renfermer le loup dans la bergerie et rendre enfin l'infection plus active.

N'admirez-vous pas comme tout cela se déduit et s'enchaîne !

On refoule, on répercute le virus en tarissant la source virulente ! Le loup renfermé dans la bergerie est d'autant plus dangereux, qu'il est mort ! L'infection devient plus active quand on a détruit les éléments qui devaient l'accroître !

Mon intelligence ne peut s'élever aux sublimes hauteurs de ce raisonnement ; êtes-vous plus heureux que moi, cher ami ?

Ce n'est pas tout ; les partisans de cette doctrine

vous disent encore : Respectez le chancre, il vous fait savoir ce que présente actuellement le malade, et ce qu'il présentera plus tard.

Ils ajoutent :

Ne guérissez pas trop tôt l'ulcère primitif, il vous sert à diriger le traitement général et oblige le malade à le suivre.

Que pensez-vous encore de ces préceptes ? Quelle satisfaction, en effet, de savoir chaque jour, à n'en pas douter, que votre malade porte bien un chancre, et d'être ensuite assuré que c'est lui qui a déterminé les autres accidents que vous aurez à combattre plus tard !

L'accident primitif vous sert, disent-ils, à diriger le traitement dépuratif; mais vous savez aussi bien que moi qu'il n'en est pas un de ceux qui professent ces doctrines, qui suspende le traitement général dès que le chancre a été guéri, même par leur méthode. Leur traitement est à peu près le même pour tous les cas : c'est une dose fixe de mercure administré pendant un temps déterminé, quelle que soit la nature de l'accident primitif, quelle qu'ait été sa durée. Et puis, que dites-vous de cette précaution de laisser marcher un chancre, de manière à amputer la verge, pour engager le malade à suivre son traitement : c'est vraiment admirable, et on ne saurait être plus prudent !

On a reproché à la cautérisation d'être une cause fréquente du bubon, et on a souvent cité, à l'appui de cette assertion, la pauvre statistique de Bell, qu'une seule visite à l'hôpital des vénériens de Paris suffit pour réduire à néant.

La loi est celle-ci, vous la vérifierez quand vous voudrez : il y a plus de bubons sans cautérisation préalable des chancres qu'autrement. La cautérisation n'empêche pas toujours les bubons de se produire; elle n'en détermine jamais de spécifiques : elle peut souvent les prévenir.

Elle peut prévenir l'infection constitutionnelle, elle ne la favorise jamais.

Je sais bien qu'on a cité beaucoup d'observations à l'appui de l'hérésie que je combats; mais elles sont toutes de la force de l'observation qu'on trouve quelque part dans Van Swieten. Dans cette observation, il s'agit d'un malade affecté d'un chancre *depuis plus d'un mois, et qui à la suite d'une cautérisation, aurait été affecté d'ulcérations secondaires de l gorge, comme conséquence de la prétendue répercussion!* Oh! vérole, quand donc seras-tu connue?

M. Lagneau, qui se prononce contre la cautérisation, parce qu'entre autres inconvénients *elle débarrasse trop vite de l'accident primitif*, cite, pour la blâmer, un exemple dans lequel elle a un résultat admirable. Mais, pour en mieux juger, laissons parler M. Lagneau. Voici son observation :

« En 1807, un officier supérieur, appelé momen-
« tanément au quartier général impérial qui était
« à Varsovie, s'expose à la contagion vénérienne.
« Peu après, il lui survient deux chancres à la base
« du gland. On allait procéder à leur traitement,

« lorsqu'inopinément l'armée se mit en marche. Ce
« malade ne crut pas pouvoir se dispenser de suivre
« son régiment dans un instant où tout annonçait
« de grands événements auxquels il voulait prendre
« part. Étant attaché à un corps de cavalerie d'avant-
« garde, son service devait être d'autant plus péni-
« ble, que le froid était alors extrêmement rigou-
« reux ; avec cela le régime qu'on suit toujours en
« pareilles circonstances, et plusieurs autres motifs
« très-puissants encore, ne permettaient guère de
« compter sur des remèdes irrégulièrement admi-
« nistrés, pour arrêter les accidents qui ne pouvaient
« manquer de se développer rapidement sous l'in-
« fluence de tant de causes capables de les pro-
« duire. *Je cédai donc aux instances réitérées de cet*
« *officier, et lui touchai ses ulcères avec le nitrate d'ar-*
« *gent*, en le prévenant bien, toutefois, de ce qu'il
« avait à craindre pour l'avenir. *Les chancres se cica-*
« *trisèrent très-promptement, et le malade fit la campa-*
« *gne sans en ressentir la moindre incommodité.* Peu
« après la bataille d'Eylau, l'armée ayant pris des
« cantonnements sur la Passarge, il me fit part de
« son état, comme nous en étions convenus, et je
« l'engageai à prévenir, par un traitement métho-
« dique, les suites de l'infection générale. Il suivit
« ce conseil et n'a pas éprouvé le plus léger symp-
« tôme vénérien depuis cette époque. »

Après une observation aussi concluante en faveur
de la cautérisation, vous n'exigez pas, je l'espère,
que je vous donne les milliers de faits que j'ai pu

recueillir en vingt années de pratique. Celle-là me paraît suffisante.

Pour vous dire maintenant comment je comprends la cautérisation, vous me permettrez de vous rappeler quelques propositions importantes.

VINGT-CINQUIÈME LETTRE.

Méthode de cautérisation du chancre.

Mon cher ami,

En terminant ma dernière lettre, je vous demandais la permission de vous rappeler quelques propositions importantes, avant de vous faire connaître comment je comprends et comment je pratique la cautérisation du chancre.

Voici donc ces propositions :

Le chancre, ainsi que j'ai cherché à vous le démontrer, est, au début, une affection absolument locale, et qui peut rester définitivement locale.

Le chancre peut guérir spontanément ou par un traitement local.

Ce n'est qu'après un certain temps de durée que les chancres affectent telle ou telle forme plus ou moins fâcheuse, et qu'ils peuvent produire des accident de voisinage ou à distance.

Si on détruit les chancres de bonne heure, si on leur applique un traitement abortif dans les premiers moments de leur existence, du premier au quatrième ou cinquième jour de leur apparition, on se met, presqu'à coup sûr, à l'abri de ces accidents. Dans tous les cas, si on arrive trop tard, et qu'on ne puisse plus compter sur le traitement abortif, la cautérisation pourra encore abréger la durée de l'ulcère primitif.

Ces principes posés — et je suis encore à attendre une objection vraiment sérieuse, expérimentale ou clinique — on comprend de suite toute la valeur de la cautérisation comme moyen abortif; elle est tellement importante, elle est tellement efficace, elle donne de si bons résultats, que je voudrais, comme M. Ratier, que ce fût un précepte affiché partout où l'on s'expose, et qu'on ne laissât jamais une érosion, une ulcération suspectes subsister un instant, sans qu'elles fussent immédiatement détruites par ce moyen.

Mais pour conclure aux bons effets de la cautérisation, comme traitement abortif et préventif de tout accident ultérieur, plusieurs conditions sont nécessaires :

D'abord, il ne faut pas compter l'*âge* du chancre du moment où les malades se sont aperçus de son existence, mais bien à partir du contact contagieux qui a dû le produire. En prenant cette précaution, on verra, comme je l'ai dit, que le chancre détruit avant le cinquième jour de son existence, est véritablement mort et ne produit plus d'accidents consécutifs.

Pour pouvoir encore compter sur la cautérisation abortive, il ne faudra pas se contenter d'avoir touché, avec un caustique quelconque, une ulcération; mais il sera nécessaire qu'à la chute de l'escarre, on trouve, à la place de l'ulcère virulent, une plaie simple, autrement le caustique n'aura rien fait. C'est à la suite de cautérisations manquées, ou pratiquées trop tard, qu'on a pu voir survenir des accidents qu'on n'avait plus le droit de lui imputer. En effet, si déjà des bubons existent ; si le chancre est induré ; si, partant, la diathèse est établie, et qu'à plus forte raison il y ait déjà des accidents secondaires, elle ne peut plus servir qu'à modifier l'accident primitif, à activer la période de réparation, à réprimer les bourgeons charnus, à diriger la cicatrice, et à abréger enfin la durée de l'ulcère.

C'est dans l'inoculation artificielle qu'on peut bien étudier la cautérisation comme méthode abortive, comme moyen neutralisant.

Et ici il est important que je vous dise d'abord que dès qu'une piqûre a été faite avec un instrument chargé de matière virulente, ou dès que, par tout autre procédé, le poison morbide a pénétré dans les tissus, non-seulement les lotions simples ne suffisent plus pour empêcher la contagion ; mais même on ne peut en arrêter les effets, en appliquant sur la partie contaminée les différents agents susceptibles de neutraliser le virus, comme je vous le disais naguère, quand on les mélange avec lui avant l'inoculation. Ces mélanges pe uvent bien détruire *la graine syphilitique* à l'état de graine et hors du terrain où elle doit être semée, mais aussitôt qu'elle est semée, ils sont impuissants pour l'empêcher de germer ; seules, la cautérisation ou l'excision faites à temps jouissent de ce privilége.

J'ai fait, à ce sujet, de nombreuses expériences : j'ai mis aussi sur les *piqûres d'inoculation artificielle*, au moment où je venais de les faire, soit des emplâtres de *Vigo cum mercurio*, comme on l'a conseillé pour le traitement abortif de la variole, soit des plumasseaux de charpie enduits d'onguent mercuriel double, et l'inoculation a marché quand même.

Je n'ai jamais pu empêcher le chancre de se développer, qu'en détruisant la partie contaminée. Le moyen proposé par M. Rodet, de Lyon, doit-il toujours mieux réussir?

Dans tous les cas, il faut se rappeler, quand déjà la pustule est formée, ou que l'ulcère existe, que la virulence n'est pas tout entière dans le pus sécrété, qu'elle n'est pas même limitée à la couche diphthéritique qui tapisse le chancre; car si l'on déterge l'ulcère, si on enlève le pus qu'il fournit, si on détruit sa pseudo-membrane pyogénique, il se reproduit encore, avec sa spécificité. Il y a donc, à une certaine distance, *une sphère d'activité virulente*, dont les rayons sont en raison de l'étendue de l'ulcération et de sa durée. Il faut, par conséquent, et ceci est fort important en pratique, que le caustique dépasse le champ de l'inflammation spécifique, si on veut qu'elle soit efficace.

Je vous l'ai dit, tout chancre, quelle que soit son étendue, est limité par des tissus qui ne sont pas à l'état *de virulence*, et dans lesquels on peut faire une plaie simple, dont on obtiendra ensuite facilement la cicatrisation. Cette limite que doit atteindre le caustique, n'est pas facile à préciser. Ce que je puis dire, c'est que j'ai toujours réussi lorsque j'aip ratiqué la cautérisation dans une étendue double de celle de l'ulcération et en traversant toute l'épaisseur des tissus. On conçoit que l'étendue de certaines ulcérations, leur siége particulier, ne permettent pas de mettre toujours ce précepte en pratique; aussi échoue-t-on très-souvent. C'est, du reste, ce qui arrive presque toujours quand on se sert de nitrate d'argent. Ce caustique, dont l'action est très-superficielle, ne peut convenir qu'aux accidents les plus récents, les plus légers.

La pâte de Vienne m'a le mieux réussi. Jamais je n'ai échoué lorsque j'ai voulu détruire une pustule d'inoculation du cinquième au sixième jour. Une seule application suffit dans ce cas, et, presque toujours, il se forme une escarre sèche qui est peu à peu détachée par une cicatrice qui se forme au-dessous. Si l'escarre tombe trop vite, ou qu'elle soit chassée par la suppuration, c'est une plaie simple qu'elle laisse à découvert.

La pâte arsenicale m'a aussi donné de fort bons résultats; mais employée d'une manière positive, c'est-à-dire allopathiquement; car vous savez que cet agent thérapeutique a failli avoir un succès homœopathique, entre les mains d'un savant confrère.

Le fer rouge est aussi un excellent moyen, le meilleur peut-être, s'il n'était aussi effrayant pour beaucoup de malades, et si on était en droit d'abuser

du chloroforme toutes les fois qu'on a une cautérisation de ce genre à pratiquer.

J'expérimente en ce moment, d'après les bons
résultats signalés en Belgique et en Angleterre, l'a-
cide nitrique monohydraté, non-seulement contre
les chancres phagédéniques, mais aussi contre les
chancres plus simples et comme méthode abortive.
D'après ce que j'ai vu, dans un très-grand nombre
de cas où j'ai parfaitement réussi, il semblerait qu'on
pourrait neutraliser les ulcérations sans la nécessité
de détruire autant de tissus qu'avec les autres caustiques. Il faut cependant dire que son action est
très-douloureuse, que la douleur dure plus longtemps qu'avec la pâte de Vienne, et qu'on est ordinairement obligé de faire plusieurs applications à
deux ou trois jours d'intervalle, si déjà l'ulcère primitif est un peu étendu.

Je fais usage, en ce moment, d'un nouveau caustique qui me paraît préférable à tous les autres. C'est
une pâte formée d'acide sulfurique concentré et de
poudre de charbon végétal.

Du reste, quel que soit le caustique employé, il
faut répéter les applications aussi souvent qu'à la
chute de l'escarre on retrouve le fond lardacé de
la période de progrès. Plus tard, on ne doit avoir
recours à une cautérisation moins puissante que
pour diriger la cicatrisation.

Hunter, qui, comme vous le savez, est partisan de
la cautérisation du chancre, a aussi conseillé l'excision. Toutes les fois qu'on peut exciser des nym-

phes trop saillantes qui servent de siége à des ulcères primitifs, qu'on peut emporter un prépuce trop long, dont le limbe est contaminé, et qu'on peut couper assez loin des parties malades, on réussit, et cette opération doit aussi, dans ces circonstances, être préférée, parce qu'en même temps on emporte la maladie et on fait disparaître une difformité. Mais si le siége du chancre ne permet pas de couper assez loin, comme cela a le plus ordinairement lieu, il faut renoncer à ce procédé.

Comme la cautérisation, l'excision est inutile contre le chancre induré. Les excisions les plus précoces de l'*induration spécifique* n'ont jamais empêché les accidents d'infection constitutionnelle de se manifester.

Dans tous les cas, quel que soit le procédé employé pour détruire plus ou moins rapidement un chancre — excision ou cautérisation — on ne devra jamais négliger de remplir toutes les autres indications qui pourraient se présenter.

Mais laissez-moi terminer cette lettre, mon cher ami, ou, si vous aimez mieux, ce *post-scriptum* à ma dernière épître, en vous répétant que la cautérisation du chancre est un admirable moyen, et que c'est encore, au point de vue social, le prophylactique le plus puissant, puisqu'en détruisant le plus sûrement et le plus promptement les accidents contagieux, il éteint les foyers d'infection. Tout ce que je viens de vous dire résulte d'une observation de plusieurs milliers de faits et d'une expérimentation aussi sévère que soutenue.

Permettez-moi encore d'ajouter, au point de vue de la prophylaxie du chancre, que ce serait une très-grande erreur de croire qu'au fur et à mesure que des chancres se développent, ou que des contagions successives s'effectuent, que les nouveaux accidents survenus sont moins *actifs* que ceux qui les ont précédés, et que le chancre va en perdant de son intensité, en raison du nombre, et qu'il finit par ne plus pouvoir se produire.

On observe très-souvent le contraire : les derniers chancres contractés peuvent être plus *actifs* que les premiers, et même ils peuvent prendre la *forme phagédénique*, ce qui arrive peut-être plus souvent lorsqu'il y a *diathèse syphilitique*, ou *syphilisation* (comme le disent ceux qui n'aiment pas se servir du langage accepté). Cela même est si vrai, que j'ai pu considérer la *diathèse syphilitique comme une cause de phagédénisme*. La preuve de tout cela, je m'engage à vous la fournir quand vous voudrez, à l'hôpital des Vénériens. Je reviendrai, du reste, plus tard, sur tous ces points de doctrine; en attendant, les lois qu'on cherche à déduire des expériences faites sur les animaux, prouveraient que l'inoculation du virus syphilitique donne des résultats non pas *identiques*, mais essentiellement *différents*, selon qu'on la pratique sur l'homme ou sur les animaux. Ces lois, si vraiment ce sont des lois, n'infirment enrien, jusqu'à ce jour, tout ce que je vous ai dit à ce sujet.

Donc, attendons mieux.

Il vous souvient peut-être que Frike, de Ham-

bourg, qui, lui aussi, a fait des expériences sur l'i-
noculation, croyait avoir observé que les inoculations successives perdaient de plus en plus de leur
intensité, et que leur effet devenait *nul* à la *sixième*,
quand on les pratiquait sur un même individu. J'ai
poursuvi les inoculations du chancre jusqu'à la hui-
tième génération et je n'ai jamais constaté la moindre différence entre elles. Frike, à qui j'ai montré
ces résultats, les a reconnus comme moi, et a dû
convenir qu'il s'était trompé.

Dans ma prochaine lettre, j'aborderai l'exposition
de ma doctrine sur le bubon.

VINGT-SIXIÈME LETTRE.

Du bubon.

Cher ami,

Et d'abord, excuses et regrets de mon trop long silence. Je n'ose pas rappeler la date de ma dernière lettre. Mieux vaut confesser ses torts que de donner une mauvaise excuse. Je confesse donc qu'il y a bien longtemps que j'ai promis de vous parler des bubons. Admirez au moins comme je suis logique; car, vous le savez, je n'admets pas le bubon d'*emblée*.

Les bubons, aussi vieux que l'homme, n'en dé- plaise à Astruc, à moins que le premier homme n'ait été dépourvu de ganglions lymphatiques; les bu- bons, très-connus des Juifs, qui, au dire d'Apion, y étaient déjà sujets dans leur voyage en Judée, et dont le bon roi David me paraît aussi avoir eu beau- coup à se plaindre, constituent un accident impor- tant à bien connaître et très-intéressant à étudier.

Vous comprenez, mon cher ami, que ce ne serait plus la forme épistolaire qu'il faudrait prendre, mais bien la forme magistrale et didactique, s'il fallait tout vous dire; non, je reste dans les limites que je me suis imposées et que vous avez acceptées.

Ce que je vais vous exposer, il y a si longtemps que je le professe, que c'est en grande partie passé

dans le domaine public; et cependant il y a encore
des retardataires, il y a des gens qui n'ont pas encore
oublié ce qu'ils apprenaient à l'École, en 1828, dans
le livre de M. Lagneau (1).

Quoi qu'il en soit, le bubon, envisagé comme accident vénérien, peut-il se développer sans qu'un autre
accident l'ait précédé? Peut-il être la première conséquence d'un contact impur, d'une contagion? Peut-il
enfin survenir, comme on le dit, d'*emblée*? Cette opinion, qui date du temps des mystères, sur quoi est-
elle basée? Qu'est-ce qui en prouve la vérité? Analysez, mon cher ami, ce qu'on a dit de tout temps,
disséquez surtout les observations publiées à l'appui,
et vous verrez partout défaut d'appréciation des
causes, fausses analogies, erreurs de diagnostic,
ignorance des lois d'évolution et de leurs conséquences possibles.

Pour les causes, un contact, un rapport suffit,
pourvu *qu'il soit suspect*, à n'importe quelle époque
plus ou moins éloignée de l'apparition du bubon.
C'est toujours la même facilité, la même élasticité,
pour le temps dit d'incubation. C'est toujours, dans
les relations antérieures, à la personne qui inspire
le moins de confiance, qu'on se reporte, pour expliquer un engorgement ganglionnaire dont on ne sait
pas trouver la cause, et sans savoir, le plus ordinairement, ce qu'avait la personne accusée. Avec cette
manière de raisonner, il n'y a pas d'engorgement

______

(1) *Traité pratique des maladies syphilitiques.*

RICORD. 18

ganglionnaire qui ne puisse être considéré comme
étant de nature vénérienne. Mais s'il suffisait de
simples contacts, du dépôt du pus virulent sur des
surfaces non dénudées, pour donner lieu à des
bubons, sans produire au préalable d'autres accidents, les plus rares de tous, au dire même de
ceux qui les admettent, seraient les plus fréquents ;
car les circonstances dans lesquelles on touche à des
parties contagieuses, sans s'écorcher, sont bien les
plus nombreuses.

Dans la multitude des malades qu'on a sous les
yeux, dans de grands hôpitaux comme à l'hôpital
des Vénériens de Paris, et chez lesquels existent souvent des chancres multiples, fournissant beaucoup
de pus à la période spécifique et qui va souiller les
parties voisines, voit-on jamais survenir des bubons
en dehors de la voie des lymphatiques qui puisent
directement dans ces ulcérations? Il est vrai que dans
des observations de ce genre, il faut prendre garde
de se laisser aller aux illusions de M. Schals
de Strasbourg, et à la naïveté de ceux qui l'ont
cité.

A ceux qui. comme moi et bien longtemps avant
moi, rejetaient le bubon d'emblée, on dit : Mais
pourquoi ne voulez-vous pas que le virus vénérien
traverse la peau et les muqueuses pour se rendre
aux ganglions sans enflammer ou ulcérer celles-ci,
puisque nous voyons beaucoup d'autres corps, d'autres matières, être absorbés sans la nécessité d'une
lésion préalable? D'abord, j'aurais beau ne pas le

vouloir, si cela était, il faudrait bien l'accepter; mais cela n'est pas.

De ce qu'on peut faire pénétrer du mercure dans l'économie par de simples frictions ,sans solution de continuité, peut-on conclure qu'on puisse faire également pénétrer de la potasse caustique? Le suc cadavérique sans écorchure, la bave du chien enragé sans morsure, le venin de la vipère sans piqûre, agissent-ils jamais? Notre excellent collègue, M. Bousquet, compterait-il beaucoup sur des applications de virus vaccin sans production de pustules vaccinales? A-t-on jamais vu des adénites vaccinales sans pustules de vaccin? Du temps où on inoculait la variole, voyait-on, et aujourd'hui, y a-t-il des adénites varioleuses sans variole? Non, sans doute. N'invoquez donc pas de fausses analogies. Si certaines causes ont une manière d'agir, il n'est pas dit que toutes agissent de la même façon; c'est ce qui les distingue, et sous ce rapport la syphilis a sa spécificité; elle ne pénètre pas sans effraction, et la surface qu'elle lèse d'abord conserve plus ou moins longtemps son empreinte, avant qu'elle n'aille plus loin.

Les auteurs qui admettent le bubon d'emblée vous disent tous qu'ils ont rencontré des malades affectés d'engorgement des ganglions *inguinaux*, qui n'avaient ni blennorrhagie, ni chancres ; ils en ont tous observé quelques cas. Bell en a peut-être vu une vingtaine, quand il aurait dû en voir des centaines, si leur existence était réelle. M. Lagneau qui, à l'imitation de ceux qui l'ont précédé, en donne quelques observations, ajoute qu'on en trouve toujours des exemples à l'hôpital des Vénériens. Oui, c'est parce qu'il y a toujours à l'hôpital des Vénériens un assez grand nombre de ces prétendus bubons d'emblée, que j'ai pu comprendre comment on s'était si longtemps trompé.

Je ferai ici une observation assez curieuse, c'est que dans l'histoire des bubons d'emblée, leurs partisans n'en ont jamais cité d'exemples d'autres régions que des régions inguino-crurales, et à part l'observation du docteur Schals, où on a pris un engorgement axillaire, suite d'un panaris, pour un bubon survenu par l'absorption de vapeurs blennorrhagiques à travers une cicatrice récente au doigt, on ne dit pas qu'on ait observé des bubons d'emblée au-dessous des mâchoires, où aboutissent pourtant tant de baisers douteux.

Pour admettre qu'un engorgement ganglionnaire est de nature vénérienne, pour avoir le droit de le considérer comme étant la conséquence d'un contact plus ou moins récent, le résultat du passage du *pus virulent en substance* à travers les surfaces cutanée ou muqueuse restées saines, pour admettre que cet engorgement est la première manifestation syphilitique, que c'est enfin un bubon d'emblée et que ce n'est pas un bubon secondaire, car les fauteurs de cette doctrine admettent des bubons secondaires, il faudrait qu'on donnât des signes diagnostiques différentiels entre ces deux espèces. Or, vous savez comment on les distingue : si le malade a déjà eu quel-

que chose antérieurement, le bubon est réputé constitutionnel ; quand on n'a pas d'autres antécédents,
on s'arrête au dernier contact, et il est alors rangé
dans la catégorie des accidents primitifs ; car sous
le point de vue du siége, de la forme, des symptômes, de la marche et des terminaisons, on ne donne
rien d'absolument différent.

Mais les ganglions lymphatiques obéissent-ils seulement aux causes vénériennes en général, et au virus syphilitique en particulier? Non sans aucun
doute; je n'ai pas besoin de vous dire ici tout ce qui
peut les affecter, c'est trop vulgaire ; mais ce que j'ai
besoin de vous rappeler, c'est qu'alors que la syphilis leur est tout à fait étrangère, on ne trouve pas
toujours la cause qui a agi sur eux, comme cela arrive dans beaucoup d'autres maladies dont les causes
nous échappent, on dit alors que les adénites sont
essentielles, idiopathiques. Mais ces mêmes adénites
ne peuvent-elles pas se présenter avec leur cause
occulte et leur même nature, chez des individus qui
ont subi des contacts suspects? Incontestablement
oui ; eh bien ! est-on arrivé, par les signes que vous
savez, à établir une différence ? Certainement non.
On n'a pas donné un seul signe pathognomonique
incontestable. Le plus souvent, c'est le siége particulier, considéré comme spécial, qui a fait trancher la
question. On a fait pour les régions anatomiques, ce
que M. Charles Dupin a fait pour les départements
de la France, au point de vue de l'instruction; ce
que Parent-Duchâtelet a fait pour les quartiers de

Paris, sous le rapport de la prostitution (1) : on a assombri les régions inguino-crurales. Tel engorgement ganglionnaire qui est taxé de bubon vénérien là, serait innocenté dans l'aisselle et surtout sur les parties latérales du cou, comme si tous les ganglions lymphatiques n'étaient pas égaux devant la constitution humaine ; comme si les mêmes causes ne pouvaient pas les atteindre partout, avec seulement des différences de fréquence.

Non-seulement on ne différencie pas par la symptomatologie ordinaire ces engorgements ganglionnaires simples, sans causes connues ou appréciées des bubons dits vénériens ; mais même, on n'est pas parvenu à établir une différence tranchée entre les adénopathies strumeuses et les adénopathies vénériennes. Que pensez-vous, en effet, de ces caractères, qui consistent dans « la connaissance du tempérament du malade, l'aspect particulier des bubons écrouelleux, qui sont communément *mous*, *œdémateux* et d'un *rouge violacé !* » Ajoutez-y même l'*élasticité* spéciale au scrofule, de mon savant confrère et ami M. Boyer, qui a le bon esprit, du reste, de ne pas admettre de bubons d'emblée, et vous comprendrez qu'avec de tels moyens d'établir les différences, il n'est pas étonnant qu'on ait tout confondu et qu'on ait institué le bubon primitif ; mais ce qu'il y a vraiment de primitif, ce sont ceux qui les admettent.

(1) *De la prostitution dans la ville de Paris* considérée sous le rapport de l'hygiène publique, de la morale et de l'administration ; ouvrage appuyé de documents statistiques.

Nous verrons plus tard ce que sont les bubons vénériens dans leur ensemble et les bubons syphilitiques en particulier. Quant à présent, contentons-
nous de terminer cette lettre en disant qu'on n'a, ni
par l'expérimentation, ni par des observations incontestables, démontré l'existence, la possibilité même
des bubons d'emblée; que le règne du bon plaisir
est aussi passé en pathologie, qu'en conséquence ils
sont déchus, pour nous, du cadre nosologique, et
que, pour proclamer leur déchéance, il me suffit de
citer ici la condamnation prononcée contre eux,
dans un moment d'abandon, par un de leurs plus
glorieux soutiens, par Hunter, qui dit, en parlant du
bubon d'emblée : « Si les parties étaient explorées
avec beaucoup plus de soins, si les malades étaient
minutieusement interrogés, il est probable qu'on
découvrirait souvent qu'un petit chancre est la cause
de l'infection ; c'est ce que j'ai vu plus d'une fois.
En effet, quand on considère combien l'absorption
est rare dans la gonorrhée, où le mode d'absorption
est le même, on a peine à admettre que l'infection
puisse être le résultat du simple contact du pus vénérien, lorsque l'application de ce pus a une si
courte durée. On pourrait supposer, il est vrai, que
la répétition du contact tient lieu de sa durée; mais
on ne peut admettre une telle opinion, car cette
même répétition exposerait au développement d'une
affection locale. »

Après Hunter, aujourd'hui, je n'ai plus rien à vous
dire.

VINGT–SEPTIÈME LETTRE.

Du bubon (suite).

MON CHER AMI,

Cette lettre va peut-être vous paraître un duplicata des discussions de la Société de chirurgie, dont l'*Union médicale* a rendu compte ; mais vous savez que ce n'est pas ma faute, si on m'oblige à redire souvent la même chose : cela tient à ce qu'on ne veut pas comprendre, car je ne dirai pas qu'on a intérêt à ne pas comprendre. A mes adversaires, je ne suppose qu'un intérêt, celui de la science et de la vérité; mais j'ai le droit aussi qu'on ne m'en suppose pas un autre. Je vais donc continuer à vous parler des bubons.

Après avoir nié, de la manière la plus absolue, par le raisonnement, l'observation et l'expérimentation, l'existence du bubon vénérien essentiel de quelques syphilographes, ou bubon dit d'emblée, je dois vous dire, aujourd'hui, ce que sont les adénopathies vénériennes, telles que je les comprends. C'est certainement un des points les plus clairs de la patholooie, pour ceux à qui il reste une pupille transparente, une rétine sensible et un cerveau sans préjugés. Il faut d'abord faire la part du malade, puis celle de la maladie; il faut savoir quels sont et dans quel état se trouvaient les ganglions qui appartenaient, avant le délit, au sujet *inculpé*, pour les distinguer de ceux qui ne sont devenus malades qu'après un accident réputé vénérien. Cela posé, d'après la loi qui veut que les maladies vénériennes ne soient pas les seules causes des affections ganglionnaires, qu'elles peuvent compliquer, ou qui les compliquent souvent, voyons ce qui arrive réellement sur les sujets qui n'ont pas d'autre prétexte pathologique.

Dans la plus grande acception du mot, les accidents vénériens, virulents ou non, la blennorrhagie et le chancre, peuvent donner lieu à des adénopathies sympathiques ; le mot est bien ici à sa place, pour des maladies qui sont elles-mêmes, dans leurs causes premières, le résultat de malheureuses sympathies. Ces bubons sympathiques, de nature essentiellement inflammatoire, ne siégent ordinairement que dans un seul ganglion superficiel ; ils obéissent assez facilement aux antiphlogistiques et aux résolutifs, et dans les cas rares où ils suppurent, ils ne donnent jamais *un pus inoculable*. Ce sont les seuls qui puissent accompagner la blennorrhagie, quand celle-ci n'est pas symptomatique d'un chancre urétral. De telle façon qu'on peut dire : *Qu'une blennorrhagie, qui, dans tout son cours, n'aura jamais fourni de pus inoculable, ne donnera jamais naissance à un bubon virulent.* C'est encore une de ces lois contre lesquelles les anarchistes ne pourront rien, et que la puissance de la lancette, qu'ils viennent de reconnaître, leur fera subir au besoin.

Mais ces bubons sympathiques, ces adénites in-flammatoires, que tant d'autres causes peuvent pro-duire, telles que des cautérisations mal faites ou inopportunes, ou tout autre irritant, ne constituent par conséquent pas un accident spécial ; les maladies vénériennes ne sont pour elles que des causes com-munes, et elles ne leur appartiennent qu'indirecte-ment, ou comme simple complication.

Les bubons spéciaux, que nous avons à étudier ici, distincts des autres maladies des ganglions lym-phatiques, ne peuvent être que la conséquence des affections vénériennes virulentes, c'est-à-dire de la syphilis. Ils sont ou le produit médiat successif, si vous le voulez, de la contagion, ou bien le résultat de l'infection constitutionnelle ; ce qui constitue deux espèces parfaitement différentes et très-importantes à connaître.

La première espèce de bubons syphilitiques ren-ferme deux variétés, presque toujours confondues, par la plupart des syphilographes. Vous pourrez surtout vous convaincre de cette déplorable con-fusion dans certains traités récents.

La première variété du bubon médiat ou successif, est celle qui suit le chancre *non* induré et ses diffé-rentes variétés phagédéniques. Ce bubon d'*absorp-tion* n'est pas *fatal*. Tout chancre non induré n'y donne pas rigoureusement lieu. On pourrait même dire qu'il y a plus de chancres non indurés sans bubons qu'autrement. Ces bubons sont les aboutis-sants obligés des lymphatiques *directs*, dont les extrémités baignent dans le chancre, soit du même côté, soit du côté opposé, quand les vaisseaux croisent la ligne médiane. Ce rapport est nécessaire, et lorsqu'il ne se rencontre pas, les bubons n'ont pas lieu. On peut ainsi expliquer leur fréquence à la suite des chancres du frein, par exemple, et comprendre pourquoi je n'en ai jamais vu survenir à la suite des nombreuses inoculations que j'ai faites à la partie supérieure de la cuisse.

Le bubon qu'on observe avec le chancre non induré, non-seulement ne précède jamais celui-ci, *ce qui devrait avoir lieu souvent, ou au moins quelquefois, s'il pouvait arriver sans lui,* mais il ne se montre ordinairement qu'après le premier septénaire, dans l'ecours du second, et, dans certaines circonstances, beaucoup plus tard : après des mois de durée, des années même, pourvu que l'ulcère primitif persiste encore à la période spécifique. Chez un malade de mon collègue, M. Puche, ce fut après trois ans de durée d'un chancre serpigineux, que se manifesta un bubon virulent. C'est toujours la loi : ce n'est qu'alors que l'ulcération arrive plus tôt ou plus tard, à rencontrer les rapports voulus, ou qu'elle *ne les a pas détruits par ses progrès*, qu'elle laisse passer son pus virulent dans les vaisseaux lymphatiques, qui le portent directement aux ganglions, sans s'infecter eux-mêmes, ou qui se contagionnent en le charriant.

Avec le chancre non induré, patent, ou caché dans l'urètre, dans l'anus, dans le vagin, l'adénite est le plus souvent mono-ganglionnaire, quand le chancre est unique : elle n'affecte *jamais que les ganglions superficiels*, de telle façon que cette division de bubons en superficiels et profonds, ne peut nullement s'appliquer aux bubons virulents. L'adéuite d'absorption virulente, symptomatique du chancre non induré, est inflammatoire et ordinairement très-aiguë ; elle doit fatalement tendre à la suppuration. Que le pus virulent, fourni par le chancre à la période spécifique, se soit arrêté dans un lymphatique, ou qu'il soit arrivé à un ganglion, c'est une sorte d'inoculation qu'il produit et qui, en raison des dispositions individuelles, donne lieu à des accidents analogues à ceux dont il émane ; c'est-à-dire à des chancres des lymphatiques ou des ganglions, à tendance croissante et suppurative. Mais dans cette inoculation *intra-lymphatique* et par absorption, si je puis m'exprimer ainsi, il survient, comme dans les inoculations sur la peau et sur les muqueuses, une inflammation *commune* du voisinage ou de périphérie. Et tandis que les lymphatiques et les ganglions infectés vont spécifiquement suppurer, leur atmosphère phlegmoneuse ne fournira que du pus simple. Ces deux deux couches si distinctes, si indépendantes d'abord, si faciles à comprendre, n'ont pas été toujours connues ; vous vous rappelez même qu'un de vos récents correspondants a trouvé étonnant qu'on les distinguât, lui qui aime tant à tout confondre. Eh bien ! ces deux couches concentriques ont des propriétés différentes que vous prévoyez déjà et qui vous expliquent comment quelques expérimentateurs, tels que Cullerier oncle et neveu, avaient pu soutenir que le pus des bubons n'est jamais inoculable. En effet, si le jour de l'ouverture d'un bubon dans lequel le pus n'a pas séjourné trop longtemps, on inocule avec le premier pus qui s'échappe, c'est-à-dire avec le pus de la couche phlegmoneuse, le résultat est négatif; tandis que si on arrive à prendre le pus des couches profondes, c'est-à-dire le pus virulent fourni par les ganglions, le résultat est positif.

J'ai rencontré des cas dans lesquels les ganglions infectés, sortes de kystes virulents, étaient disséqués et mis à nu par la fonte phlegmoneuse périphérique ; je pouvais alors inoculer le pus d'*entourage* sans résultat, ouvrir ensuite le ganglion et obtenir un pus à action spécifique. Quand on a beaucoup tardé d'ouvrir un bubon virulent, de manière à ce que le pus ganglionnaire ait eu le temps de s'épancher dans le pus phlegmoneux, et de s'y mélanger, comme aussi quand il est ouvert déjà depuis un certain temps, tout le pus qu'il fournit est inoculable.

Hunter, ce prophète de la syphilis, avait déjà constaté que le pus virulent du bubon d'absorption est identique au pus du chancre, et que, comme lui, il est inoculable : le bubon, dans ce cas, étant un *chancre ganglionnaire*, contagieux à la manière des autres chancres. C'est même le pus d'un bubon virulent qu'il a comparé au pus d'un accident réputé secondaire, dans l'observation citée à la Société de chirurgie, et dont on a si commodément *désarticulé* la fin.

Mais chose remarquable, le pus virulent, *primitif*, ne se rencontre jamais au delà des premiers ganglions en rapport direct avec les chancres qui ont été la source de cette contagion. Jamais, dans les ganglions profonds, dans les lymphatiques qui en émanent, ou dans leurs aboutissants, on ne trouve de pus inoculable; il y a une barrière que le pus *primitif* n'a jamais franchie ; c'est l'expérimentation, mon cher ami, c'est l'inoculation artificielle qui a enseigné tout cela, n'en déplaise à ceux **qui**, après l'avoir tant calomniée, l'invoquent aujourd'hui. Ici donc encore, s'il arrivait qu'on fût dans le doute, si ce que produit le pus du fond d'un foyer sur les lèvres des ouvertures spontanées ou artificielles d'un bubon, ne suffisait pas pour établir un diagnostic certain, dans la très-grande majorité des cas, l'inoculation négative, pour les bubons inflammatoires et scrofuleux, et POSITIVE DANS LE SEUL CAS DE BUBON VIRU-LENT, fournirait le signe pathognomonique incontestable.

VINGT-HUITIÈME LETTRE.

Du bubon (suite).

Mon cher ami,

La seconde variété du bubon *médiat*, successif, est celle qui succède au chancre induré. Cette forme de l'adénopathie symptomatique mérite la plus grande attention et doit être étudiée avec soin. Elle diffère autant de la variété précédente que le chancre induré lui-même diffère des autres variétés de l'ulcère primitif.

L'engorgement des ganglions est ici, peut-être, généralement plus précoce que celui qui succède au chancre non induré. Il est rare qu'on passe le premier septénaire sans qu'il se manifeste, et on peut dire qu'il ne tarde presque jamais au delà du second. Si on ne l'a pas rencontré plus tôt, c'est qu'on n'a pas su le chercher. Avec le chancre induré, l'adénopathie est facile dès le début. On ne la voit jamais arriver très-tardivement, comme j'ai dit que cela pouvait avoir lieu à la suite des autres formes de l'accident primitif.

Je n'ai pas observé de chancre *spécifiquement* induré, sans l'engorgement symptomatique des ganglions voisins. Cela est tellement régulier, cet engorgement est tellement caractéristique, qu'il peut servir à indiquer la nature du chancre qui a précédé quand celui-ci a déjà disparu, lorsqu'il est caché dans quelques régions profondes, ou que sa base est moins nettement *formulée*.

Pour ceux qui connaissent bien cette forme de l'adénopathie, le siége de l'accident primitif, sorte d'entrée obligée de la vérole constitutionnelle, est toujours facile à trouver, pourvu qu'on arrive encore à temps ; car de tous les accidents de la syphilis, le chancre seul en est la cause absolue. On peut facilement se convaincre de cette vérité sur les malades qui ont en même temps des accidents secondaires, et qui n'ont régulièrement cette variété d'engorgement ganglionnaire qu'au voisinage de l'accident primitif. On peut même, par son témoignage, reconnaître certaines transformations *in situ*, dédoubler en quelque sorte certains accidents secondaires, et retrouver leur véritable point de départ, comme cela arrive dans certains cas de papules, ou plaques muqueuses réputées primitives, et qui ont succédé, *sur place*, à des chancres. Je puis aujourd'hui affirmer que c'est faute d'une appréciation rigoureuse, d'une analyse précise, et pour n'avoir pas vu la maladie au début, ou parce qu'on s'est laissé tromper par de simples coïncidences qu'on a pu croire que le *tubercule* muqueux (accident secondaire) pouvait toujours donner lieu à l'engorgement des ganglions voisins. On pourra facilement s'assurer toutes les fois que cet accident, comme tous les autres accidents secondaires, se développera sur plusieurs régions en même temps, que c'est là seulement où le chancre aura existé, qu'on trouvera rigoureusement l'engorgement ganglionnaire tel que je vais le décrire.

Comme dans l'adénopathie aiguë, virulente, symptomatique du chancre non induré, une lymphangite peut précéder et accompagner l'engorgement ganglionnaire dont il est question. Ici, le cordon lymphatique est dur, indolent, quelquefois noueux sur le trajet des valvules ; on peut facilement le soulever et le circonscrire, quand il siége sur la face dorsale de la verge. A la couronne du gland, sous la *conjonctive préputiale,* on trouve des cordons flexueux, serpentants, et pour peu qu'on tende, sur eux, la semimuqueuse, celle-ci se décolore et les cordons restent blanchâtres, ce qui n'a pas lieu dans les lymphangites inflammatoires. Cet état des vaisseaux lymphatiques, à la suite du chancre induré, pourrait être confondu avec d'autres lésions de ces mêmes vaisseaux, si on n'avait, pour le différencier, le chancre induré d'où les vaisseaux malades émanent, et l'affection des ganglions auxquels ils aboutissent. Du reste, dans cette espèce d'angiopathie lymphatique, la peau voisine, sans changer de couleur, est fréquemment œdémateuse ; mais c'est une variété d'œdème en quelque sorte gélatiniforme, et sur lequel le doigt ne fait pas d'empreinte.

Les ganglions, comme dans les autres variétés, se tuméfient bien plus du côté correspondant au chancre, quand il n'en existe qu'un ; ce côté peut rester seul affecté, mais souvent le côté opposé est également pris. Que ce soit un seul côté ou les deux à la fois qui soient malades, l'infection est très-rarement bornée à un seul ganglion. Dans la très-grande majorité des cas, l'adénopathie est multiple. C'est une règle, sinon absolue, au moins très-générale, de voir se former dans le rayonnement lymphatique des chancres indurés, ce qu'on peut appeler des *pléiades* ganglionnaires.

C'est d'abord une simple tension *indolente*, qui passe presque toujours inaperçue des malades et même des médecins, comme on a pu en avoir la preuve dans l'observation de M. Boudeville, dont il a été question à la Société de chirurgie. Il est rare, à moins de dispositions lymphatiques prononcées, ou de complication strumeuse, que le gonflement prenne un grand volume et dépasse celui d'une noisette, d'une noix. A moins aussi de causes accessoires d'inflammation, tout à fait étrangères à la nature du chancre induré, les ganglions restent indolents, durs, rénitents, donnant au toucher une sensation aussi analogue que possible à celle de l'induration spécifique du chancre ; ils ne se soudent pas entre eux, pour former une seule masse, comme cela arrive dans les adénopathies strumeuses, car le tissu cellulaire périphérique ne s'engorge ordinairement pas ; ils sont donc habituellement mobiles sur leur base, mobiles sous la peau qui ne leur adhère pas et qui ne change ni de couleur, ni de température. Chez les personnes grasses, chez les femmes surtout, ils sont en quelque sorte noyés dans le tissu cellulaire graisseux, et il faut les chercher avec soin pour les reconnaître. Ces bubons se terminent presque toujours par une résolution lente, mais complète, et cela, assez fréquemment, longtemps après la disparition du chancre qui leur avait donné naissance. Quelquefois les ganglions, ainsi que les vaisseaux lymphatiques, restent à l'état hypertrophique indéfini. Ils sont très-rarement le siége d'un travail inflammatoire franc, et quand celui-ci a lieu, il est toujours la conséquence de causes communes en dehors de la spécificité. Si les bubons successifs du chancre induré suppurent, ce qui est encore plus rare, ils ne fournissent jamais de *pus spécifique*, ainsi que l'a souvent constaté notre savant confrère de Bruxelles, M. le docteur Thiry. et comme je l'ai constaté moi-même : c'est du *pus simple*, qu'ils donnent, si ce n'est du pus d'accident secondaire ; mais, dans tous les cas, il ne *s'inocule pas*. Il est bien entendu qu'il ne faut pas se laisser tromper par de nouveaux chancres que le malade pourrait contracter sur d'anciennes indurations, et qui, suivant alors la loi des chancres non indurés, pourraient donner lieu à des adénites virulentes à pus inoculable. Ces chancres nouveaux, à base indurée, *d'emprunt*, sont assez fréquents.

L'adénite indolente que je décris ici comme la base d'*induration spécifique* du chancre induré, est déjà un accident de transition secondaire, dont nous trouverons la continuation plus complète dans les bubons constitutionnels proprement dits, ou les adénopathies cervicales postérieures, constituant la seconde espèce d'adénopathie syphilitique dont j'aurai à vous entretenir plus tard.

D'après ce qui précède, permettez-moi, mon cher ami, les deux propositions suivantes, dont vous comprendrez toute la portée, au point de vue du pronostic, et qu'une expérience de plus de vingt années m'autorise à formuler avec certitude :

1° Tout bubon qui suppure spécifiquement, c'est-à-dire qui fournit du pus inoculable, n'est jamais suivi d'accident d'infection constitutionnelle. C'est un signe plus précieux que l'absence de l'induration du chancre qui a précédé et qui peut tromper.

2° L'adénite indolente multiple, à la suite d'un chancre induré, est une preuve de plus, et quelquefois la seule preuve, quand on n'a pas pu constater l'induration du chancre, que l'infection constitutionnelle s'est à coup sûr effectuée.

Maintenant, voulez-vous encore me permettre quelques réflexions thérapeutiques, qui découlent des principes que nous avons posés et admis?

Et d'abord, on ne peut plus aujourd'hui admettre une méthode unique de traitement pour le bubon vénérien ; car, comme nous venons de le voir, le bubon vénérien ne constitue pas une individualité pathologique : il s'en faut de beaucoup qu'il soit toujours le même, et que ses différences ne consistent principalement que dans sa plus ou moins grande profondeur, dans son plus ou moins d'acuïté.

On ne peut pas, comme au temps de Bell, sans tenir compte de leur point de départ, de leur nature intime, avoir la prétention d'empêcher, à coup sûr, la suppuration des bubons, ou de la déterminer à volonté. Ces rêves candides des syphilographes d'une autre époque se sont évanouis. Aujourd'hui, personne ne croit plus qu'on puisse faire passer, juste par le même vaisseau lymphatique qui a livré passage au virus, une quantité suffisante d'onguent mercuriel pour aller détruire ce virus dans le ganglion où il s'est arrêté. Nous savons trop bien que les préparations mercurielles mises en contact direct avec du pus virulent, sur des ulcères vénériens primitifs, ou sur des bubons chancreusement ulcérés, non-seulement ne neutralisent pas toujours la sécrétion morbide spécifique, mais que très-souvent, au contraire, elles l'activent beaucoup.

Si on peut, dans la très-grande majorité des cas, empêcher la suppuration des bubons sympathiques, par l'usage méthodique des antiphlogistiques et des résolutifs, on échoue dans le bubon d'absorption, qui suit le chancre non induré. On ne parvient jamais non plus, quels que soient les moyens qu'on emploie, à déterminer une suppuration *spécifique* viru-lente, dans l'adénopathie symptomatique du chancre induré. C'est faute d'avoir déterminé les espèces, qu'on a pu si souvent se tromper et croire à certains résultats.

Vous savez qu'il est toujours convenu que je ne

me perdrai pas dans trop de détails ; mais vous me permettrez bien de poser quelques sangsues. Eh bien ! donc, lorsque les adénites aiguës succèdent à des accidents vénériens non virulents, à la blennor-rhagie, par exemple, on peut appliquer des sangsues à des époques assez avancées, sans beaucoup s'in-quiéter si les piqûres sont plus ou moins éloignées du centre du foyer inflammatoire. Dans les cas, au contraire, où le point de départ du bubon est viru-lent, où c'est un chancre non induré qui a précédé et où le diagnostic rationnel permet d'admettre l'existence d'une adénite virulente, si on peut en-core combattre l'inflammation par les sangsues, il faudra les concentrer sur le point même enflammé ; car si la suppuration survient et que le foyer s'ouvre, ou soit ouvert, chaque piqûre de sangsue, qui ne sera pas encore cicatrisée, s'inoculera par le contact du pus que ce foyer fournira.

J'ai vu arriver, dans des cas semblables, pour n'a-voir pas connu les lois de l'inoculation, des accidents très-graves : de nombreuses piqûres de sangsues se contagionner successivement, et donner lieu à au-tant de chancres, dont la succession n'avait pas di-minué, tant s'en faut, l'intensité. L'exemple le plus remarquable m'a été fourni, il y a un assez grand nombre d'années, par un financier, chez lequel trente piqûres de sangsues devinrent autant de chan-cres, qui prirent ensuite la marche serpigineuse. L'accident primitif avait coûté dix mille francs ; la cure ne fut pas aussi chère, quoique le traitement durât plus de six mois. Une jeune fille, qui avait été témoin d'un accident semblable chez son amant, vint un jour me consulter pour une adénite sympathique aiguë. Je lui conseillai des sangsues ; elle se mit aussitôt à pleurer. Je lui demandai si c'était la crainte de la douleur que devaient occasionner les morsures qui la tourmentait. Elle me répondit que non ; mais que c'était à cause de sa profession, qui consistait à poser pour des peintres. Tout à coup, cependant, elle se consola, en me disant : — Après tout, cela peut se faire, puisque je pose, en ce moment, pour une sainte habillée. En effet, au salon suivant, je reconnus ma malade en Magdeleine repentante!! Ceci, mon cher ami, est historique, et vous me l'avez permis.

Pour l'ouverture des bubons suppurés, quand ils ne sont pas virulents, que vous fassiez une ou plusieurs ponctions, vous réussissez le plus souvent à obtenir une prompte guérison dont le résultat tient bien plus à la nature de la maladie qu'au procédé opératoire. Mais pour les bubons à foyer spécifique, que vous fassiez une ou plusieurs ouvertures, le pus qui traverse ces ouvertures en inocule les bords et les transforme bientôt en chancres qui, le plus ordinairement, en s'accroissant, se réunissent et opèrent, quoi qu'on fasse, dans un grand nombre de cas, la destruction de toute la peau qui recouvrait le foyer. Ceux qui croient à l'efficacité constante des ponctions multiples, n'ont pas tout vu ou n'ont pas tout dit. Quand le foyer est peu étendu, il ne faut faire qu'une ponction ou une incision; quand la peau est encore épaisse et le foyer trop grand, on peut avoir recours aux ponctions multiples; mais si le décollement est considérable, la peau amincie, altérée, le caustique de Vienne, sagement et intelligemment employé, donne une guérison plus rapide, en détruisant plus tôt, dans des limites convenables, ce que la nature malade, et moins intelligente alors, met plus longtemps à *ronger* irrégulièrement. Quand on sait faire, les traces du savoir, ou, si vous aimez mieux, les cicatrices artistiques sont bien moins visibles et difformes que celles qu'on obtient autrement.

Dans tous les cas, lorsque l'on croit avoir affaire à un bubon virulent, il faut ouvrir plus tôt que plus tard.

Ne vous impatientez pas, mon cher ami, je n'ai presque plus rien à vous dire, car j'arrive aux bubons symptomatiques du chancre induré, pour lesquels un grand nombre de personnes se donnent beaucoup de peine inutile, et qui, à moins de complications qui réclament un traitement particulier, antiphlogistique si c'est de l'inflammation qui intervient, ou antistrumeux si ce sont les scrofules qui accompagnent, ne laissent presque rien à faire localement : le traitement antisyphilitique mercuriel général étant la condition essentielle, on pourrait dire unique de leur guérison. Que le mercure pénètre par les voies digestives ou par la peau, il agit efficacement contre cette espèce de bubon, sans la nécessité d'enfiler tel ou tel vaisseau, et sans suivre rigoureusement tel ou tel trajet. Ceci n'exclut pas l'utilité des frictions directes, l'usage des emplâtres fondants et les bienfaits de la compression.

VINGT-NEUVIÈME LETTRE.

De la syphilis constitutionnelle.

Mon cher ami,

J'arrive à une question, comme on le dit, toute palpitante d'actualité : il s'agit de la constitution ! Mais, n'ayez crainte de messieurs du parquet, il ne s'agit, bien entendu, que de la constitution syphilitique. Hélas ! pour celle-ci, on n'est pas plus d'accord que pour l'autre ; et tous les efforts que j'ai faits, jusqu'à présent, pour arriver à une *fusion*, n'ont fait qu'entraîner les opposants à la négation même des principes qu'ils ont toujours professés. Oui, mon cher ami, les prétendus *conservateurs*, les classiques, ceux qui ne veulent croire qu'aux dogmes posés par les *Pères* de la vérole, sont devenus hérétiques ; ils nient aujourd'hui ce qu'ils ont écrit hier ; ils renieront demain ce qu'ils écrivent aujourd'hui. Véritables révolutionnaires rétrogrades, faisant table rase des immortels travaux des Fernel, des Hunter, etc. ; nous replongeant dans les ténèbres, dans le désordre et dans la confusion du xve siècle, ils veulent nous reporter à cette époque où la vérole, activée par un génie épidémique jusqu'alors inconnu, frappa malades, médecins et le monde entier d'une stupeur profonde, et fit croire aux choses les plus

merveilleuses. Protée aux formes indéfinies et in-
saisissables ; caméléon aux couleurs sans cesse chan-
geantes et sans cesse trompeuses ; dernier fléau sorti
de la boîte de Pandore, ou tombé des astres, selon
le politique et poétique Fracastor (1), la syphilis alors
se propageait, agissait, infectait, détruisait sans
frein, sans mesure, sans règles, sans limites ni de
temps ni d'espace, et traînait à sa suite le désolant
cortége et les innombrables théories de toutes les
infirmités humaines. Mais, mon cher ami, sommes-
nous aujourd'hui en 1851 ? Agréez que je reste de
mon temps et de mon siècle, et que j'étudie la
vérole avec d'autres méthodes et d'autres procédés
que ceux dont se servaient les historiens de l'épidémie de la fin du XVe siècle. Or, que voyons-nous aujourd'hui ? C'est que si la *teinture* d'Alexandre Be-
nedicti ne s'est point effacée, elle a au moins perdu,
grâce aux progrès de l'hygiène et de la thérapenti-
que, de sa vivacité, et l'œil moins troublé peut en
saisir toutes les nuances.

Si j'ai été un de ceux qui ont le plus résisté aux
entraînements de l'école physiologique, pour sauver le virus syphilitique de la tempête de l'*inflammation* qui menaçait de tout emporter, je lutterai avec
la même énergie contre ces révolutionnaires à recu-
lons, qui ne veulent plus de lois en pathologie, qui,
cherchant à tout livrer aux caprices du hasard, ap-
portent dans cette partie du domaine médical je ne

(1) *La Syphilis*, poeme.

sais quel amour de cette anarchie empruntée à d'autres dogmes fort étranges.

Bien que je sois souvent forcé de mettre un long intervalle entre ces lettres, que j'ai tant de plaisir à vous adresser, vous n'avez pas oublié, ou perdu de vue, l'ordre logique, qui est l'ordre clinique, dans lequel se sont jusque-là produits les premiers accidents vénériens que nous avons eu à examiner ; j'ai bien insisté sur leur nature différente qui en constitue deux ordres : *les non virulents et les virulents* ; et les variétés de ces derniers, qui appartiennent seules à la syphilis.

Je vous ai déjà dit, et c'est ici, surtout, qu'il faut que je vous redise, que l'empoisonnement syphilitique général, la syphilis constitutionnelle, la diathèse vérolique, comme vous le voudrez, ne pouvait s'établir qu'à la suite du chancre, quel que fût le siége de celui-ci, ou par voie d'hérédité. Je ne vais point reproduire, rassurez-vous, tous les arguments sur lesquels je me suis appuyé pour établir cette importante proposition et séparer définitivement la blennorrhagie proprement dite, de l'ulcère qui constitue le premier accident obligé de la syphilis de contagion, et qui ne manque que dans celle que produit l'hérédité.

Pas de vérole constitutionnelle sans chancre, ou sans père ou mère vérolé. Voilà une vérité que je peux dire plus consolante que la doctrine que je combats, doctrine qui fait de la vérole un indomptable ennemi du genre humain, présent partout, et partout invisible, qui, comme le lion des Écritures, est sans cesse en éveil, *quærens quem devoret*. Oui, c'est mon espérance, dans un avenir prochain, cette doctrine fantasmagorique sera par tous appréciée à sa juste valeur, elle n'effraiera plus que ceux qui ne voudront pas s'en approcher de près. Ce qui augmente mon espoir, ce sont précisément les efforts tout récemment tentés pour la remettre en honneur, et si vous ne nous donniez pas d'aussi fréquents exemples de polémique courtoise, j'ajouterais que ce sont les dernières convulsions d'une polémique expirante.

Mais le chancre produit-il toujours l'infection générale? S'il ne la produit pas toujours, quelles sont les circonstances dans lesquelles il la détermine, et que se passe-t-il après cela ? Ce sont des questions auxquelles je voudrais bien pouvoir répondre *in extenso*, mais que le cadre épistolaire va étreindre forcément. Et d'abord, vous avez vu que le chancre était le seul accident qu'on pouvait produire avec le pus inoculable, celui que tous les inoculateurs ont produit, et Vidal, lui-même, quand il a inoculé M. Boudeville. Vous avez pu vous assurer aussi que la nature ne fait pas autrement que l'art, quand on sait la prendre sur le fait. Le chancre est donc le premier accident qui suit la contagion, et par conséquent l'accident primitif, malgré les *inoculateurs du lendemain, qui inoculent les accidents secondaires de toute pièce*, et qui, par conséquent, ne veulent plus de chancre comme accident primitif. Il y a pour eux des syphilis primitives, des bubons d'emblée ; mais d'ulcères primitifs, il n'y en a plus ! Lisez leurs livres, lisez leurs journaux ; je ne sais même pas si, un jour, le coït infectant ne deviendra pas pour eux un accident consécutif!... Ce serait un peu primitif.

Mais en admettant *l'autocratie* du chancre, je vous ai déjà dit que l'observation journalière prouvait que tous les chancres ne donnaient pas plus fatalement lieu aux bubons qu'à la vérole constitutionnelle. Je vous ai déjà dit que le *chancre induré* seul déterminait infailliblement l'adénopathie, et surtout l'infection syphilitique. Que l'induration était la preuve de l'empoisonnement général, et en quelque sorte la première manifestation secondaire. On m'a fait dire qu'il n'y avait pas de syphilis constitutionnelle sans chancre induré, lorsque j'ai dit seulement, qu'il n'y avait pas de chancre induré qui ne fût suivi d'accidents constitutionnels : ce qui n'est pas tout à fait la même chose. En effet, on voit quelquefois, mais rarement, survenir des manifestations constitutionnelles dans des cas qui semblent exceptionnels, mais qui ne le sont pas réellement. Je vous ai dit tout ce qui pouvait tromper dans la recherche de l'induration spécifique du chancre, et comment on pouvait compléter le diagnostic par la connaissance de l'adénopathie symptomatique. Le véritable chancre non induré, sans retentissement ganglionnaire, ou avec adénites *spécifiquement suppurées*, n'infecte jamais l'économie. Ces propositions sont absolues; mais pour les établir, il faut un diagnostic rigoureux, il ne faut pas faire ce que mon savant confrère, et ancien disciple, M. Diday, de Lyon, a fait, lorsqu'il a voulu trouver des chancres non indurés, qui pussent donner lieu à la vérole constitutionnelle ; il ne faut pas se contenter d'une statistique faite de morceaux comme ceux que de très-honorables confrères lui ont fournis de mémoire, sans symptomatologie *directe* ou *accessoire*, et que la nécessité seule lui a fait accepter : il faut mieux et beaucoup mieux que cela.

Il y a donc des chancres, et c'est peut-être le plus grand nombre, qui n'infectent pas l'économie et qu'on peut le plus souvent reconnaître. Je ne reviendrai pas sur l'ensemble de cette question que j'ai déjà traitée en partie dans mes précédentes lettres ; je veux seulement réfuter ici une objection, qu'on a regardée comme péremptoire, à la doctrine consolante qui veut que le chancre puisse n'être qu'un accident local. On a dit : Comment voulez-vous qu'un poison, qu'un virus, soit mis en contact avec la circulation sans que celle-ci s'en empare ? Ne voit-on pas, au contraire, cet empoisonnement s'effectuer dès qu'un point de l'économie est contaminé ? Mais ceux qui tiennent ce langage oublient donc les cas nombreux dans lesquels les inoculations de variole ont échoué, ceux dans lesquels il n'est plus possible de vacciner. les nombreuses observations de pustules malignes, de charbons malins, localisés ou détruits sur place ? Pourquoi le virus syphilitique, déjà moins actif, ne jouirait-il pas du même privilége ? Mais n'insistons pas, puisqu'on ne veut pas être convaincu. et abordons d'autres questions.

Vous savez déjà que l'infection constitutionnelle n'est ni en raison du siége, ni en raison du nombre, ni en raison de l'étendue, ni en raison de la durée absolue du chancre, et qu'elle ne survient que dans certaines circonstances que j'ai tâché de spécifier. Aussi, n'est-ce pas de cela que je vais vous entretenir : c'est du temps qui sépare les manifestations constitutionnelles de l'*implantation* du virus, ou de'la production de l'accident primitif. Quel intervalle y a-t-il entre le chancre et les premiers accidents secondaires ?

Quel que soit le mécanisme par lequel l'infection se fait en traversant d'abord les lymphatiques, ou en agissant immédiatement sur le sang ; que le virus soit un ferment qui trouve dans nos humeurs une matière fermentescible d'où résulte un nouveau toxique qui a perdu la propriété de s'inoculer, ou que l'empoisonnement se fasse autrement, le temps d'incubation, comme l'entendait Jacques Catanée, est-il impossible à préciser ? Ici encore, mon cher ami, nous retrouvons la fameuse doctrine de caoutchouc, qui permet aux accidents secondaires de se montrer quelques semaines après la contagion, ou un nombre indéterminé d'années plus tard : de quinze jours à trente ans et plus ! Est-ce là la vérité clinique ? est-ce ce que montre l'observation quand on sait réellement d'où on part et qu'on tient sérieusement à savoir où on doit arriver ? Il est bien certain que si l'on ne sait pas reconnaître les accidents réputés primitifs, si on ne parvient pas à discerner celui qui seul a

dû produire l'infection, et que l'on considère la vérole constitutionnelle, dans tous les cas, comme la
conséquence de tout ce qui a pu précéder, comme
la somme ou la résultante de toutes les blennorrhagies, de toutes les ulcérations, de tous les engorgements ganglionnaires qui auront antérieurement
existé, à n'importe quelle distance les uns des autres,
on arrivera aux résultats auxquels est arrivé l'auteur
du *Traité des syphilides*, qui, rejetant tout accident
primitif, en admet, en définitive, trop et plus qu'il
n'en faut. On arrivera, comme point de départ d'une
vérole constitutionnelle, chez quelques malades, à
avoir cinq ou six blennorrhagies, souvent autant de
chancres et de bubons, à des années d'intervalle, de
telle façon que l'infection aura pu commencer trente
ans auparavant, pour ne se manifester que trente ans
plus tard, alors que des additions successives de virus auront produit la quantité nécessaire pour agir.
Si vous croyez que j'exagère, lisez les titres de la
plupart des observations du livre auquel je fais allusion en ce moment, et vous serez étonné de ce que
vous y verrez. C'est absolument, ainsi que je vous l'ai
déjà dit, comme si on vous donnait des observations
de varioles dues à des contagions, à des infections
successives, en traversant diverses épidémies, à des
années d'intervalle et ne se manifestant qu'en dernier
lieu, après une accumulation suffisante de virus variolique. C'est aussi comme si l'on venait vous dire
que la vaccine qui réussit une dernière fois chez un
individu qui a été vacciné à plusieurs reprises

sans succès, n'est pas le résultat de la dernière vaccination, mais bien le produit de toutes celles qui avaient été faites antérieurement? Vous répondriez que ceux qui soutiennent de pareilles erreurs ne connaissent pas les lois des affections virulentes, et que c'est probablement pour cela qu'ils les nient, et je dois reconnaître que je serais entièrement de votre avis.

Mais revenons à ce que l'observation clinique enseigne si régulièrement tous les jours, à ce que je prends l'engagement de faire vérifier, quand on le voudra, aux mécréants. Voyons ce qui arrive après le chancre *dûment diagnostiqué* et flanqué, passez-moi le mot, de ses pléiades ganglionnaires. Eh bien ! lorsqu'aucun traitement dit spécifique n'a été fait, que la maladie a été abandonnée à elle-même,

IL NE SE PASSE *jamais six mois*, SANS QU'IL SURVIENNE DES MANIFESTATIONS DE L'INTOXICATION SYPHILITIQUE.

C'est encore là une loi fatale qu'il n'y a moyen d'éluder qu'à l'aide d'un traitement. Demandez-le plutôt à mon consciencieux et persévérant collègue, M. Puche, qui l'a vérifié sur des centaines d'observations recueillies par lui-même, et sans avoir jamais trouvé une exception. Six mois, oui six mois, et c'est encore un très-long temps, car le plus souvent c'est du quatrième au sixième septénaire que surviennent les accidents secondaires, fréquemment du second au troisième mois, et bien plus rarement du cinquième au sixième. C'est une vérité, mon cher ami, qu'on ne saurait trop répéter, qui a des conséquences immenses et dont je suis aussi convaincu que de celles que soutenait Galilée.

Cela posé, et avant d'aller plus loin, permettez-moi de vous dire un mot de la *disposition* syphilitique, comme l'appelait Hunter, de cet état que détermine l'accident primitif et qui va donner lieu à d'autres accidents. C'est bien certainement une intoxication, un empoisonnement qui ne peut avoir lieu, comme pour la variole, le vaccin, la fièvre typhoïde, etc., qu'en vertu d'une prédisposition qui n'existe pas toujours, et qu'une première infection empêche de se produire une seconde fois ; mais c'est, par cela même, un empoisonnement persistant qui imprime à l'économie une modification profonde, d'où résulte un tempérament morbide, c'est-à-dire une diathèse. Cependant, vous savez que, dans certains traités de pathologie générale, on ne considère pas la syphilis constitutionnelle comme un état diathésique ; et pourtant, y a-t-il une autre diathèse qui soit plus caractérisée? Y a-t-il un autre état général où des symptômes plus spéciaux se produisent, se répètent et se transmettent plus régulièrement par voie d'hérédité? Mais que n'a-t-on pas contesté?

On a surtout contesté l'ordre d'évolution dans les différentes manifestations constitutionnelles. Plus arriérés que Thierry de Hery, oublieux des préceptes du judicieux Fernel, et sourds à l'ingénieuse voix de Hunter, on veut soutenir aujourd'hui, comme je vous l'ai dit en commençant cette lettre, que la syphilis est vagabonde et sans ordre, elle, si systématique, si symétrique et si rangée (telle que nous l'entendons), qu'un illustre professeur de pathologie générale, M. Andral, me disait un jour qu'elle devrait, en quelque sorte, servir de clef à toute la pathologie.

Il est encore, ici, bien entendu que, pour comprendre, pour apprécier cet ordre, il faut observer la maladie à l'état *de nature* et sans influence artificielle, sans modifications thérapeutiques. Dans ce cas, et l'école physiologique nous a fourni naguère une vaste moisson, on voit des accidents qui se succèdent et qui diffèrent, selon le temps de leur apparition, le plus ou moins d'ancienneté de l'infection, par leur siège, leur nombre, souvent par leur arrangement, leur forme, leur durée, leur terminaison, leur influence sur la génération et l'hérédité, et enfin par leur plus ou moins d'obéissance à tel agent médicamenteux, à tel ou tel spécifique, si vous le voulez.

La syphilis peut être comparée à un ruban qu'on déroule plus ou moins vite, mais dont les nuances changent après un certain nombre de tours, et dont le *bout libre*, qu'a tenu la personne qui a communiqué la maladie, ne ressemble plus à l'autre extrémité adhérente à la bobine, ou, si vous l'aimez mieux, au squelette de l'individu affecté.

Ces nuances si tranchées, si bien placées, si souvent exactement distancées, vous ne pourrez jamais les rendre, les exprimer par l'état aigu et l'état chronique ; car chacune d'elles peut être aiguë ou chronique, sans que cela change en rien les autres caractères sur lesquels se base ma classification. Non, il n'y a pas entre les accidents primitifs, secondaires et tertiaires la seule différence de l'état aigu à l'état chronique. La syphilis, dans son ensemble, est d'autant plus chronique, qu'elle a duré plus longtemps, cela va sans dire, c'est une de ces grosses vérités qui n'ont pas besoin de démonstration ; mais la durée absolue de la maladie n'est pas la seule cause des différences de siége et de forme des accidents qu'elle détermine : ainsi, la roséole qui, pour certaines personnes, est un accident aigu, peut se reproduire plusieurs fois dans le cours de la première et de la seconde année de l'infection, et, peut-être, quelquefois plus tard ; tandis que les affections osseuses, que les mêmes personnes doivent ranger parmi les accidents chroniques, se montrent, dans quelques cas, dès les cinq ou six premiers mois de l'empoisonnement constitutionnel.

Vous me permettrez, la prochaine fois, de revenir sur ce sujet et de vous donner les caractères distinctifs de ces différents accidents.

S'il ne nous survient pas d'accidents étrangers à ces lettres, nous finirons, bien que la vérole nous paraisse infinie de sa nature.

TRENTIÈME LETTRE.

De l'inoculation des accidents secondaires de la syphilis.

Mon cher ami,

Il faut que je fasse une petite infidélité à mon programme. Vous me la pardonnerez en faveur de l'actualité. Vous savez qu'il s'agit, en ce moment, de l'inoculation des accidents secondaires de la syphilis. Un gros mémoire allemand vient d'être publié sur ce sujet. Je n'ai jamais mieux compris, à cette occasion, ce que me disait un jour un de nos plus spirituels confrères prussiens qui habite Paris, à savoir : qu'il remerciait Dieu, tous les matins, de l'avoir fait naître Allemand. Tout en rendant, autant que qui que ce soit, justice à la savante Allemagne, je lui fis observer qu'on pouvait être presque aussi content d'être né Français, Anglais, Américain, etc., et que je ne comprenais pas bien ses actions de grâces ! — Si je suis reconnaissant envers l'Être suprême, me dit-il, c'est que je connais l'allemand et que je n'ai pas besoin de l'apprendre. Cette raison me parut suffisante, à moi qui n'ai jamais su cette langue admirable, et qui, cependant, en comprends toutes les difficultés.

Dans mon ignorance donc de la langue tudesque, j'ai dû attendre que l'étonnant travail de M. Waller, de Prague, sur la contagion et l'inoculation des accidents secondaires, fût traduit pour vous en parler. La traduction a été donnée par deux journaux, deux amis : la *Gazette des hôpitaux* et les *Annales* de certaines maladies de la peau et d'une syphilis particulière. Ces deux journaux ont fait preuve de beaucoup d'abandon et de courtoisie envers moi, et je les en remercie. La *Gazette des hôpitaux* blâme vertement M. Waller d'avoir imité Vidal, et d'avoir communiqué la syphilis à des individus sains ; les *Annales*, moitié contentes, moitié flagellées par M. Waller, ne publient le travail de ce dernier que *sous toutes réserves*, et certes, c'est avec raison.

Quoi qu'il en soit, grâce à ces traductions, j'ai donc pu lire le travail de M. Waller, qui est divisé en deux parties : une partie clinique, une partie expérimentale, avec un préambule de généralités.

Faut-il vous le dire, mon cher ami, d'un bout à l'autre du travail, j'ai toujours cru lire de l'allemand ; c'est-à-dire une langue que je ne comprends pas.

Je n'ai pas compris, en effet, comment M. Waller, qui va chercher à prouver la contagion des accidents secondaires, la possibilité de les transmettre par voie d'inoculation et même la transfusion de la syphilis secondaire, par l'inoculation du sang *syphilitique*, reprochait à M. Cazenave d'admettre, sans preuves, des syphilides primitives et osait lui dire que de pareilles assertions ne sont guère que des opinions ; et comme l'expérience n'en démontre nullement l'exactitude, elles ne sauraient rien prouver contre les arguments des adversaires. En effet, M. Waller trouve, comme je l'ai déjà fait, que les prétendues syphilides primitives de M. Cazenave sont toutes consécutives à *des chancres* bien et dûment constatés.

Mais le médecin de Prague, qui veut arriver à démontrer la transmission possible des accidents secondaires, par la contagion dite physiologique et par l'inoculation artificielle, prétend que si je n'ai pas réussi dans mes expériences, c'est que, 1° j'ai voulu produire des ulcérations primitives par l'inoculation des formes secondaires ; et que 2°, à une exception près, je n'avais inoculé que des vénériens : c'est-à-dire le même malade déjà affecté de syphilis secondaire.

Mon cher ami, je comprends que M. Waller n'ait pas compris mes expériences, s'il ne comprend pas mieux le français que je ne comprends l'allemand. Quand j'ai dit, et redit ensuite avec tous ceux qui ont répété mes recherches, que les accidents secondaires *rigoureusement diagnostiqués* ne s'inoculaient pas, je n'ai pas seulement constaté qu'ils ne produisaient pas de chancre, mais aussi qu'ils ne donnaient lieu à aucun autre résultat. Quant à l'inoculation pratiquée sur les malades eux-mêmes, me voilà encore à ne pas comprendre comment des gens qui admettent que des plaques muqueuses du scrotum ou des grandes lèvres, peuvent se transmettre, par voie de contagion, à la peau de la cuisse voisine, n'admettraient pas, si leur sécrétion était vraiment contagieuse, qu'on pût artificiellement produire cette contagion dans les mêmes conditions, et qu'elle ne serait possible que d'un individu malade à un individu sain. J'avais cependant cru, jusqu'à présent, que la logique à Prague était la même qu'à Paris, et que la différence des langues n'y faisait rien. M. Waller dit que : dans les nombreuses expériences que j'ai faites, un seul sujet sain a été inoculé avec du pus d'ecthyma secondaire, et qu'après avoir constaté qu'au troisième jour il n'était survenu aucun résultat, le malade a été *expédié*. La personne inoculée n'a été ni malade, ni expédiée, car l'inoculation a complétement échoué, et cette personne était M. le docteur Léon Rattier, qui a rédigé toutes les observations de mon *Traité sur l'inoculation de la syphilis*, et qui est resté dix ans auprès de moi, temps d'incubation plus que suffisant peut-être pour faire éclore quelque chose, si véritablement il avait eu quelque chose à couver.

Mais arrivons aux faits cliniques auxquels M. Waller accorde une grande valeur, une valeur tellement grande qu'il les a crus insuffisants et qu'il réclame pour eux cette foi à laquelle la science sévère n'oblige heureusement pas. Croire et être sûr n'ont jamais été pour moi synonymes, et tant qu'un fait ne me sera pas démontré, je resterai dans les *douteurs*.

Il est certain qu'il n'est pas rare de voir des individus ayant des plaques muqueuses (quelle que soit la synonymie) réclamer des secours des médecins, en affirmant qu'ils n'ont jamais eu d'ulcération primitive, ni de chaudepisse ; chez ces individus, on ne peut non plus découvrir aucune cicatrice de chancre. Mais pour qui sait chercher l'accident primitif et le reconnaître ; pour qui sait que le malade peut avoir intérêt à le dissimuler, ou qu'il ne l'a pas constaté ; pour qui sait qu'il peut être partout et très-souvent caché ; pour les médecins expérimentés et qui savent que le chancre qui infecte est surtout celui qui, dans *la très-grande majorité des cas*, ne laisse *aucune cicatrice*, le dire des malades ou le défaut de trace de l'accident primitif ne suffisent pas pour conclure légèrement, comme le veut M. Waller. Comme, lorsque quatre-vingt-dix-neuf fois sur cent, et je prends ici une faible proportion pour faire la part belle à mes adversaires, vous trouverez le chancre ou l'hérédité pour vous rendre compte d'une syphilis constitutionnelle, et qu'une seule fois on vous aura trompés, ou que vous vous serez trompés, au lieu de rester au moins dans le doute, vous prendrez cette exception apparente pour une règle générale ! Quant à moi, la profession de foi que j'ai toujours faite et que je fais encore, est celle-ci : Les faits cliniques que j'ai recueillis en aussi grand nombre, et peut-être en plus grand nombre que mes opposants, ne m'ont point donné la preuve absolue, incontestable de la propriété contagieuse des accidents secondaires ; mes expériences m'ont prouvé, jusqu'à ce jour, qu'on ne pouvait pas les inoculer.

Dans les observations cliniques citées, a-t-on jamais, comme on peut le faire si souvent, quand il s'agit de la contagion du chancre, constaté, au moment de cette contagion, l'état du malade qui avait transmis, et suivi le malade contagionné, dès les premiers jours du contact suspect, après s'être assuré rigoureusement de son état sanitaire antérieur ? Non, jamais ! Dans toutes ces histoires, dans tous ces contes des *Mille et une Nuits* de la syphilis, que voit-on ? — des malades qui vous arrivent plusieurs semaines, plusieurs mois après la contagion, et juste à une époque suffisante pour qu'eux et ceux qui les ont infectés en soient à la période secondaire. Voyez plutôt, mon cher ami, les observations de M. Waller lui-même, que je crois de très-bonne foi, et dites-moi si elles diffèrent en quoi que ce soit de celles que j'ai déjà eu si souvent l'occasion de commenter dans mes précédentes lettres.

Il s'agit d'abord « d'une respectable famille bourgeoise de Prague, » et telle que, sans amour-propre, nous en avons beaucoup à Paris. Dans cette famille, une fille, enfant de deux ans, présente des plaques muqueuses aux deux grandes lèvres, au périnée et au pourtour de l'anus. Le père et la mère assurent n'avoir jamais eu de maladies vénériennes ; les autres enfants, *au nombre de huit, se portent bien et ont toujours joui d'une bonne santé* (1). En cherchant la cause de cet accident, on découvre que la bonne (quelle bonne !), admise dans la maison depuis *trois mois seulement*, porte des plaques muqueuses au coin de

____

(1) Quelle chance que toute la maison, comme le village de Portal et la ville de Vercelloni, n'ait pas été infectée.

la bouche et à la face interne des lèvres, sur la langue, les amygdales et le voile du palais; il existe chez elle des points isolés couverts d'une exsudation solide; on trouve des plaques muqueuses sur les grandes lèvres, et (nous y voilà) sur la fourchette, la *cicatrice distincte d'un chancre!* » Ah! monsieur Waller, jamais la France n'a accusé la savante et consciencieuse Allemagne de légèreté, il s'en faut de beaucoup; et cependant, que penser de votre distraction, en citant une semblable observation, quand vous n'y étiez pas obligé?

Trois cas qui suivent sont parfaitement analogues : dispensez-moi de les citer; dispensez-vous de les lire; car vous serez toujours, comme moi, convaincu que vous lisez une langue étrangère, et que vous ne comprenez pas l'allemand.

Enfin, pour ne pas fatiguer le lecteur, et comme morale des fables précédentes, M. Waller cite l'observation de trois pédérastes qui avaient des plaques muqueuses ulcérées à l'anus, et qui lui avaient affirmé que la maladie avait commencé par là et comme cela; l'un d'eux l'avait communiquée à son frère, en couchant avec lui! Heureusement que l'histoire finit là.

Après ces preuves admirables de la contagion du tubercule muqueux, M. Waller, ne paraissant toujours pas plus comprendre le français que je ne comprends l'allemand, prend, dans l'ouvrage que j'ai publié en 1838, pour miennes, les opinions que je commente et que je combats, relativement au tubercule muqueux. L'erreur est ici difficile, à moins que, toujours pour les mêmes raisons, il n'ait pas compris mes propositions, qu'il cite, et que je vous demande la permission de reproduire, attendu que depuis 1838 je n'ai fait que les confirmer de plus en plus :

1° Le tubercule muqueux ne s'inocule jamais (c'est aussi l'opinion de Vidal).

2° Il doit être rapporté aux accidents secondaires ; il est une preuve de vérole constitutionnelle.

3° La sécrétion qu'il produit peut, en agissant comme matière irritante, déterminer l'inflammation des tissus avec lesquels elle est mise en contact.

4° Lorsque les tubercules muqueux ou pustules muqueuses ont transmis à un autre individu la vérole, c'est qu'au moment de la contagion il y avait d'autres accidents *spécifiquement contagieux, comme dans les observations de M. Waller.*

5° Comme les autres symptômes secondaires, le *véritable* tubercule muqueux ne peut se transmettre que par voie d'hérédité.

Les efforts que j'ai faits pour arriver à ces conclusions ne sont pas aussi grands que veut bien le croire M. Waller, et ne m'ont nullement fatigué. J'ai pris seulement la peine d'étudier le chancre comme vous savez, de le suivre dans toutes ses phases, et j'ai ainsi appris à ne pas le confondre avec le tubercule muqueux, auquel non-seulement il ressemble à une certaine période, mais dont il finit par prendre aussi non-seulement l'aspect, mais même la nature, c'est-à-dire qu'il passe de l'état d'accident primitif inoculable, à l'état d'accident secondaire qui ne s'inocule plus. Ce n'est pas ma faute, mon cher ami, si la nature fait cela, et si le chancre n'est pas le même à son début et à sa fin; j'obéis à la nature, et voilà tout. Du reste, cela ne me tourmente pas; car je ne crois pas, comme M. Waller, que ce soit *très-heureux* qu'il n'y ait que des accidents primitifs et des accidents secondaires, et que ce fût un grand malheur, si la science venait à découvrir le procédé de fusion entre la branche aînée et la branche cadette de la syphilis.

Nous voilà encore avec les nourrices ! C'est la nommée Watzka, N° 2950, qui va fournir une preuve accablante en faveur de la transmission de la syphilis secondaire du nourrisson à la nourrice, *et vice versâ*.

Cette femme, au moment de son admission, présente à la base de chaque mamelon une plaque muqueuse oblongue, ayant au sein droit le volume d'une fève, au sein gauche celui d'un pois, *reposant sur une large base* et couverte d'une exsudation plastique; il existe une ulcération profonde sur chacune des amygdales, et une inflammation catarrhale de la gorge. Le 9 mars, il se joint aux phénomènes précédents un exanthème maculé et papuleux, extrêmement abondant, sur toute la surface cutanée. Les parties génitales, à part quelques cicatrices, suites d'accouchement, ne présentent rien d'anormal. Le mari de la malade est bien portant (1). Elle prétend avoir été

______

(1) Il paraît que les accidents secondaires ne sont pas contagieux pour lui.

infectée par son nourrisson qui lui avait été confié par l'établissement des Enfants-Trouvés, trois mois auparavant (décembre 1847). A la fin du troisième mois, vers le milieu de février, elle avait remarqué d'abord au sein gauche, et sept jours après au sein droit, un point rouge un peu excorié, qui s'est élevé peu à peu et qui plus tard a acquis la forme tuberculeuse déjà décrite; quant à l'affection de la gorge, l'absence de symptôme subjectif ne permet pas à la malade d'en préciser le début. D'ailleurs, au bout de quatre semaines, elle guérit par l'emploi du proto-iodure de mercure et des bains chauds. L'enfant trouvé qui lui avait été confié était une fille (Catherine Holub) qui, à ce moment-là, était parfaitement bien portante et n'avait par conséquent ni accidents primitifs, ni accidents secondaires; mais qui, bientôt après, eut au visage et surtout aux lèvres une éruption pustuleuse, à en juger par la description qu'en fit la nourrice. Ce n'est qu'au bout de trois mois qu'elle restitua le nourrisson à l'établissement des Enfants-Trouvés, où il mourut peu de temps après à l'âge de quatre mois. *Je n'ai pu, il est vrai, me procurer des renseignements sur la manière dont la syphilis s'était comportée du vivant de l'enfant;* seulement, sur le registre de l'hôpital, j'y vis qu'il avait été traité dans la division des enfants malades pour un pemphigus syphilitique. Dans le compte-rendu de l'autopsie, on mentionnait aux signes de l'inspection extérieure des écailles, des escarres, des points cicatriciels d'un rouge bleuâtre et foncé, surtout à la bouche et au cou. *Comme cause de mort, on avait noté une anémie générale, avec catarrhe des bronches et du côlon.*

En même temps qu'elle allaitait cet enfant trouvé, Watzka nourrissait aussi son propre enfant, petite fille forte et robuste. « Celle-ci, âgée de neuf mois, eut, au dire de la mère, quelques jours avant son entrée dans l'établissement, une éruption à la cuisse droite, éruption que nous reconnûmes être formée par des *tubercules syphilitiques* de la peau. Ils étaient épars sur la partie externe de la cuisse, avaient le volume d'un pois, étaient presque circulaires et d'une teinte rouge sale; quelques-uns étaient secs, d'autres couverts d'écailles, d'autres enfin commençaient à s'ulcérer. Sur le reste du corps existait un exanthème maculé et papuleux, semblable à celui de la mère. Quelques doses de calomel; plus tard des lotions avec le sublimé et des bains chauds, guérirent cette enfant dans l'espace de trois semaines.

« Déjà la marche de la maladie, chez la mère et chez l'enfant, m'avait frappé par sa singularité et m'avait fait penser à une contagion par l'enfant trouvé; mais ce qui me confirma encore plus dans cette supposition, ce fut de voir le 1er avril se présenter dans mon service la mère de Watzka, vieille femme de soixante-dix ans, maigre et chétive. A l'exception des plaques muqueuses des mamelons, elle présentait les mêmes manifestations syphilitiques que sa fille, à savoir : ulcérations profondes aux deux amygdales, exanthème maculé et papuleux de tout le corps. Les syphilides étaient excessivement nombreuses et elles s'étaient d'abord développées à la joue gauche et au côté gauche du cou, où cette femme, qui soignait les enfants allaités par sa fille, avait l'habitude de porter le nourrisson malade quand elle voulait l'apaiser ou l'endormir. Les parties génitales n'offrent pas de trace de maladies syphilitiques antécédentes. Cette malade fut guérie par l'emploi du sublimé à l'intérieur. »

Ah! monsieur Waller, vous qui trouvez les autres légers et parfois obscurs, êtes-vous grave et clair ici; avez-vous mis votre savoir et votre expérience clinique à contribution dans cette observation? Comment, sans hésiter, ne tenant aucun compte du temps depuis lequel Watzka était malade, vous appelez tubercules muqueux les ulcérations des seins que vous décrivez si bien avec une *large base?* Je ne sais pas comment sont faits les tubercules muqueux à Prague; mais à Paris, vos tubercules muqueux seraient de fort beaux *chancres indurés à large base* et à la période de réparation saillante (*ulcus elevatum*). Vous ne dites rien des ganglions voisins, on voit que vous n'avez pas l'habitude d'analyser avec soin vos malades et que vous vous contentez toujours d'un examen superficiel. Quoi qu'il en soit, je puis vous assurer que si vous aviez inoculé le pus de ces prétendus tubercules muqueux, bien qu'ils procédassent évidemment d'un chancre, ils ne vous auraient rien donné.

Poursuivons. Il est bien évident qu'à la suite des

deux chancres indurés des seins, Watzka a eu une bonne vérole. Mais qui lui a communiqué ces chancres des mamelons? Est-le nourrisson *trouvé*? Celui-ci n'avait rien au momont où il a été pris en nourrice, on vous l'a dit du moins, vous ne l'avez jamais vu, on ne savait rien de l'histoire de ses parents, on n'a pas vu le début de la maladie chez lui. Il est devenu malade dans ses rapports avec la femme qui le nourrissait, dit-on, il est peut-être mort plus tard de la vérole, c'est possible, c'est probable même ; mais qu'est-ce qui prouve que cette femme ne l'a pas infecté comme elle a infecté son propre enfant? Comment affirmer que les chancres des seins de Watzka ne lui ont pas été communiqués par un de ces procédés que j'ai déjà fait connaître, ou par quelque autre plus ingénieux? Prouvez-moi le contraire autrement que par l'assertion de la malade. Allez-vous invoquer en faveur de votre hypothèse ce qui est arrivé à la mère de Watzka, à cette femme de soixante-dix ans (non exempte pour cela d'accident primitif, ainsi qu'on a pu en voir autrefois des exemples dans mon service), qui, ayant l'habitude d'appuyer les enfants que sa fille allaitait sur sa joue gauche, avait contracté, sur cette joue, une syphilide pour première manifestation; syphilide primitive par conséquent. Mais cette preuve, vous ne pouvez pas l'invoquer, vous qui n'admettez pas, avec raison, les syphilides primitives de M. Cazenave.

Soyez léger, monsieur Waller, je vous le permets, car, par goût, je n'aime pas les gens lourds, mais soyez logique. D'un autre côté, vous n'avez pas trouvé de traces de maladie syphilitique aux parties génitales. Avez-vous examiné au speculum, et, quand même vous l'auriez fait, vous savez comme moi que sur le vagin, sur le col de l'utérus, le chancre ne laisse pas de traces quatre-vingt-dix-neuf fois sur cent. Tenez, ne parlons plus de cette observation.

Passons à la seconde, à Nowak. Qui est-ce qui a établi le diagnostic de la maladie de l'enfant, qui a établi le diagnostic des premiers accidents de la nourrice? C'est la malade elle-même ! Et vous acceptez ce diagnostic, sans conteste, en ne voyant la malade, pour la première fois, que trois mois après le début. Comment ! lorsque je vous conteste votre diagnostic, à vous, médecin d'hôpital de vénériens, lorsque j'appelle chancre *induré caractéristique*, ce que, par système, vous voulez appeler plaque muqueuse, vous ne doutez même pas de la science et de la juste appréciation de Nowak? Cette femme, qui pouvait avoir la vérole, malgré son érythème noueux de la grosseur d'un œuf de poule, ce que la syphilis n'empêche pas, mais ne produit pas en France, n'avait, dites-vous, que des cicatrices suite d'accouchement aux parties génitales! Je vous serai très-reconnaissant, dans votre prochain travail, de me faire connaître comment, dans tous les cas, vous distinguez les cicatrices suite de chancre, de celles qui résultent d'accouchement, surtout quand elles existent ensemble sur les mêmes régions. Pour moi, je confesse ma profonde ignorance, je les confonds souvent. Que vous dire aussi du plus jeune enfant de cette femme, que vous reçûtes en même temps qu'elle, c'est-à-dire trois mois après le début de la maladie, et chez lequel la mère avait d'abord *diagnostiqué* des plaques muqueuses de la vulve, qui n'existaient plus au moment où elle fut soumise à votre observation? Je vous dirai que je n'accepte pas plus ce diagnostic que celui dont vous m'avez fourni les éléments dans votre première observation.

Et le fils du mari de cette femme, garçon *âgé de quatorze ans*, qui a *une syphilis des os et du périoste*, siégeant aux deux tibias, avec des ulcérations superficielles des amygdales et des plaques muqueuses de l'anus ! Par où et comment a commencé la maladie? Est-ce par l'anus? Est-ce par l'allaitement? Les deux filles de Rosalie Nowak, qui demeurent, conjointement avec le fils du mari, dans la maison paternelle, accusent également depuis longtemps des douleurs dans les os ! Oh ! Voltaire, on vous vole ; car c'est l'histoire que vous avez donnée de notre infortuné confrère Sidrac, qui prit la vérole de sa femme la première nuit de ses noces, et auquel cette chaste moitié donna pour excuse que c'était un mal de famille. Avec la bonhomie de Sidrac, on comprend que les fables de Portal et de Vercelloni aient eu du succès ; mais avec le savoir et l'esprit juste de notre confrère et ami, M. Bouchut, on donne les faits pour ce qu'ils valent ; et là où il reste des doutes, on fait ce que j'ai cru devoir faire, on reste dans les *douteurs*.

Mais, mon cher ami, depuis un bon moment, j'écris à Prague, au lieu de vous écrire à Paris. Pardon, je reviens à vous. C'est une question de sang que nous avons à traiter. M. Waller n'attaque pas trop la chloro-anémie syphilitique, nous y reviendrons alors plus tard. Il ne s'agit, du reste, que d'une différence de quelques globules de plus ou de moins dans le sang du vérolé. Le point important, c'est la contagion *clinique* de la syphilis par le sang, comme prélude de l'inoculation, ou de la transfusion expérimentale de la syphilis par le sang! Ceci, mon cher ami, m'a fortement ému. D'abord, je sais que nous vivons dans le monde du possible, jusqu'à l'impossible exclusivement. J'ai donc lu attentivement les deux observations à l'appui de cette assertion, en me défiant toujours de l'idiome que je ne comprends pas, et j'ai trouvé qu'un jeune homme, qui n'avait jamais vu de femme, jamais eu de chancre, ni de blennorrhagie, se lia avec une fille, et vécut avec elle pendant longtemps. Quelquefois il arrivait, après un coït répété, que cet acte était accompagné, chez tous les deux, de l'écoulement de quelques gouttes de sang. Or, quelques mois après le commencement de cette liaison, le jeune homme aperçut, à la couronne du gland, des condylômes *acuminés,* qui, malgré des ablations répétées et des cautérisations, récidivèrent plusieurs fois durant deux mois; enfin, un psoriasis syphilitique sur tout le corps s'y ajouta.

La traduction s'arrête là, dans les *Annales* de la

syphilis particulière de M. Cazenave. Je ne pense pas
cependant que le savant traducteur, M. Axenfeld,
soit aussi peu avantagé que moi, et qu'il n'ait pas
compris l'allemand de la dernière phrase qui a été
donnée par l'intelligent traducteur de la *Gazette des
hôpitaux*, M. Marc Sée. Voici cette fin remarquable :
« *Le malade n'avait jamais pu trouver le moindre mal
syphilitique chez sa maîtresse, et une inspection minutieuse ne m'en fit pas découvrir la moindre trace!!!* »
Merci, M. Sée, car ceci est vraiment prodigieux.
Voici deux individus qui d'abord n'ont absolument
rien, qui s'écorchent et saignent, et dont un des
deux contracte la syphilis constitutionnelle par *la
propriété contagieuse du sang syphilitique* de l'autre
qui n'a rien !!! Me voilà encore entortillé par l'allemand, je ne comprends pas le moins du monde
cette observation (1).

J'ai vu quelque part, dans un ouvrage français,
dans Richond, représentant du peuple, une observation qui m'a semblé être la même, et si Richond
avait été à Prague, je l'aurais soupçonné de nous avoir
fait une importation de Bohême. Mais Richond n'a
donné son observation, tout aussi candide, que pour
arriver à prouver que la syphilis pouvait, physiologiquement, naître spontanément entre deux individus
sains ; il ne lui est jamais venu à la pensée de la citer
à l'appui d'une transmission par voie de contagion.

(1) M. Waller ne connaît pas les contagions médiates. Je lui
conseille de lire un peu les anciens, ce que j'ai écrit à ce sujet, et
les expériences de M. Cullerier.

Maintenant, mon cher ami, je n'ose pas vous parler de la seconde observation qui a pour garant M. le docteur Cejka. Je suis comme Confucius, je respecte dans les autres les croyances que je n'ai pas, quand ces croyances sont d'une bonne âme et qu'elles ne peuvent nuire à personne ; aussi, s'il s'agissait d'un fait de pratique privée et dans une consultation, je n'aurais jamais rien dit et je me serais contenté de donner mon avis, sous le point de vue du traitement ; mais puisque c'est un fait scientifique, je demande pardon à mon honorable confrère de Bohême, il y a des pères, des mères et des maris qui se croient aussi sûrs de leurs enfants et de leurs femmes que lui l'était de sa cliente, et qui ont été tout aussi trompés que lui. Voici du reste cette observation qui n'a pas besoin de commentaire, et qui témoigne de la loyauté de M. Cejka :

« Un homme d'une trentaine d'années, bien portant d'ailleurs et vigoureux, eut au mois de décembre 1848 un chancre qui fut traité par les pilules de Dzondi, et se cicatrisa vers le milieu du mois de février 1849. En avril, il y eut un léger mal de gorge qui se dissipa de lui-même. Vers la fin de juin survint une iritis syphilitique, qui fut traitée par un médecin pendant trois semaines et guérit au bout de ce temps. Quinze jours après, l'autre œil se prit également ; au bout de sept semaines, la maladie fut guérie dans les deux yeux et disparut sans laisser de trace. Quelques semaines plus tard, cet homme se maria avec une jeune fille que le docteur Cejka

voyait presque tous les jours, dont il connaissait parfaitement les relations dans la maison de ses parents,
et qui n'avait jamais eu de rapports sexuels. Dans le
commencement du mariage, le coït se faisait avec
beaucoup de ménagement; mais en décembre 1849
les deux époux eurent pendant le coït un léger écoulement de sang. En janvier 1850, la femme eut un
psoriasis syphilitique sur le cuir chevelu et la face
et une éruption maculée sur tout le corps. En mars,
deux petites ulcérations se montrèrent sur les lèvres,
et plus tard des condylômes aux grandes lèvres de
la vulve. Quant au mari, il n'avait aucune manifestation ni primitive ni secondaire; aujourd'hui encore
il est en parfaite santé. » Ainsi chez lui le même coït
n'avait développé aucun accident morbide ; sa
femme, qui n'avait jamais vu d'homme avant lui, ne
fut *pas écorchée la première nuit de ses noces*, mais
seulement quelques mois plus tard ! Cela se fait peut-
être ainsi à Prague ?

Et voilà comme quoi... le sang des syphilitiques
peut transmettre la syphilis par inoculation !

Toutes ces histoires de Bohême ont cependant
trouvé à Paris, auprès de quelques personnes, un
grand crédit. Le croiriez-vous, mon cher ami ?
Croiriez-vous que des hommes qui ont la bouche
pleine des mots *observation, rigueur scientifique, analyse sévère* et le reste, accueillent avec empressement
des faits de cette nature, qui pèchent par toutes les
règles de l'observation, et ne supportent pas un instant d'examen et d'analyse ! Ah ! si j'avais l'impru-

dence ou l'ignorance de soutenir mes doctrines par des faits de cette sorte, y aurait-il assez de récriminations contre moi? Elles seraient justes, et je ne m'en plaindrais pas. Mais ces faits arrivent de l'étranger; ils semblent venir en aide à une opposition si indigente, qu'il lui faut de tout bois faire flèche ; ils seraient dirigés contre toute autre doctrine pathologique, on les laisserait obscurs et ignorés dans leur gangue, mais contre la doctrine syphilopathique que je défends, on cherche à les polir, à les tailler, à leur donner les apparences de diamants précieux ; on a beau faire, on a beau dire, ce ne sont que des pierres fausses et sans valeur ; le goût éclairé et le tact sûr de vos nombreux lecteurs ne s'y laisseront pas prendre.

Ne me demandez rien aujourd'hui sur la vaccine, comme moyen de propagation de la syphilis. La vaccine a ses ennemis comme tout le monde. On l'accuse déjà, à tort ou à raison, d'être la cause de la fièvre typhoïde, en ayant empêché les enfants qui devaient mourir plus tard de cette dernière, de mourir plus tôt de la variole. On peut bien aussi l'accuser de transmettre la syphilis. Mais vous connaissez les déplorables et ridicules observations sur lesquelles on s'appuie et vous avez jugé, comme moi, celles qu'on a fait valoir contre M. le docteur Hübner, et qui ont motivé le déplorable jugement du tribunal de Bembey. Vous êtes convaincu, comme tous ceux qui ont présentement étudié cette question au point de vue historique, critique, clinique et expérimental,

que le vaccin ne transmet que le vaccin, sans empêcher la syphilis de se propager par ses voies ordinaires et trop souvent mystérieuses.

Je termine, mon cher ami, car il ne s'agit plus
dans la première partie du travail remarquable de
M. Waller, je dirai même extraordinaire, que de la
syphilis héréditaire, sur laquelle tout le monde est
à peu près d'accord, et de la transmission par le lait,
contre laquelle je proteste et que M. Waller croit,
à tort, que les inoculateurs de la veille admettent.

TRENTE ET UNIÈME LETTRE.

De l'inoculation artificielle des accidents secondaires.

MON CHER AMI,

Je n'en ai pas fini avec M. Waller, de Prague, et je ne peux quitter ce bon confrère de Bohême, sans vous dire quelques mots de la seconde partie de son travail, c'est-à-dire de l'inoculation artificielle des accidents secondaires.

Je vous l'ai dit, malgré « *la vraisemblance* de la nature contagieuse de la syphilis secondaire, » M. Waller n'a *pu* ni *voulu* s'en tenir là. C'est donc aux sécrétions, aux produits morbides des accidents secondaires, qu'il s'est adressé directement, pour en pratiquer l'inoculation. Jusqu'à ce jour, comme moi, comme tous ceux qui ont expérimenté avec les produits des divers accidents secondaires, M. Waller avait échoué. Ses expériences, comme celles des autres, avaient été faites sur les malades eux-mêmes ; et, bien que ces malades dussent souvent avoir été soumis plusieurs mois à son observation, il n'avait jamais vu, à ce qu'il paraît, pas plus que les autres expérimentateurs, survenir, à aucune époque, d'accidents dans les points inoculés, pas plus d'accidents primitifs que d'accidents secondaires.

Cela tenait-il à ce que les malades, déjà sous l'influence de la syphilis secondaire, n'étaient plus aptes à subir une nouvelle contagion secondaire ? Mais les manifestations successives, les recrudescences si fréquentes, les récidives si communes, devraient permettre, au contraire, dans les idées de mes adversaires, de considérer l'individu, déjà sous l'influence de la diathèse, comme constituant un terrain tout préparé à recevoir la semence de la syphilis constitutionnelle, et à produire de toute pièce l'accident secondaire. Vous le savez, on avait, à ce sujet, paraphrasé une expression napoléonienne célèbre; on vous disait, lorsqu'il s'agissait de prouver que l'inoculation du chancre, chez des individus déjà infectés, n'était que le résultat de leur constitution véroleuse, qu'il suffisait *de gratter un vérolé pour mettre la vérole à découvert*. Mais quand on demandait pourquoi, chez ces mêmes sujets, lorsqu'on inoculait, lorsqu'on grattait avec la sécrétion d'accidents secondaires, on n'obtenait rien, on se taisait, ou bien on répondait que l'inoculation était incertaine, et que les accidents, qui n'étaient pas inoculables, *étaient par cela même contagieux*. Singulière et commode réponse qui rappelle celle que Pascal a si bien flagellée dans ses *Provinciales*.

Permettez-moi, ici, mon cher ami, de rappeler un argument qui m'a souvent été porté. On m'a dit : Si le pus du chancre seul s'inocule, c'est qu'il est dans toute sa primeur, dans toute sa force, dans toute sa virulence ; tandis que les sécrétions morbides des accidents secondaires sont peut-être modifiées, affaiblies de manière à n'être plus inoculables, mais seulement physiologiquement contagieuses. Vous figurez-vous, mon cher ami, deux assassins, et le virus syphilitique mérite bien ce titre, l'un très-fort, l'autre très-faible, qui veulent s'introduire dans un domicile : le plus fort attend qu'on lui ouvre un passage ; c'est le pus chancreux qu'introduit la lancette ; le plus faible, la sécrétion mucoso-purulente des plaques muqueuses, au contraire, enfonce les portes et traverse tout, pourvu qu'on ne lui prépare pas les voies ! Le produit des accidents secondaires a son *passe-partout* physiologique, et voilà comment il pénètre sans que vous le voyiez passer. Lorsque l'école de Broussais invoquait autrefois, pour expliquer la production des accidents vénériens, l'orgasme spécial et les fonctions des organes génitaux, elle disait quelque chose d'à peu près physiologique ; mais dans l'acte physiologique de boire un verre d'eau, d'avaler un potage, où est l'orgasme de la part du verre ou de la cuiller qui ont servi à un vérolé *secondaire*, pour infecter l'individu sain qui s'en sert après lui ? Quelles sont les conditions physiologiques particulières qui ont lieu alors dans les lèvres, dans la langue, et qu'on ne rencontrerait plus, si on les cherchait à l'aide de l'inoculation ? Nous avons vu un très-grand nombre de ces contagions physiologiques, nous en avons déjà parlé, et, quand on a su chercher, nous avons trouvé le chancre inoculable sur le bord, ou au fond de la coupe empoisonnée.

« Cherchez et vous trouverez. »

Mais revenons au confrère de Prague. Il a voulu, dans ses expériences, mettre toute la rigueur, toute la précision possibles ; il a voulu que les faits qu'il présentait fussent à l'abri de toute contestation. Voyons s'il a réussi.

Et d'abord, pourquoi M. Waller n'a-t-il pas inoculé les malades qui fournissaient la matière supposée inoculable, en même temps qu'il allait inoculer des individus réputés sains ? Il ne nous a pas dit qu'il les crût indemnes à l'endroit des inoculations secondaires, bien qu'il n'ait jamais réussi à produire quelque chose sur eux ; mais seulement il n'a pas voulu le faire, de crainte, dit-il, qu'en cas de réussite, les résultats ne fussent contestés. Cette raison n'est pas bonne ; jamais, quand on a à prouver quelque chose de très-contestable, de très-contesté, une preuve de plus ne peut nuire.

J'engage donc notre confrère, dans ses prochaines expériences, à ne point négliger cela, ne fût-ce que pour prouver que le pus qui ne s'inocule pas chez le malade lui-même, n'empêche pas l'individu sain sur lequel on l'inocule, d'avoir plus tard des accidents dont il reste à trouver la véritable source.

Cependant l'expérimentateur de Bohême, dans une première expérience, a inoculé un enfant de douze ans, *bien portant*, mais atteint d'une teigne faveuse, et placé dans un hôpital où la syphilis est admise, et partant endémique, facile à rencontrer d'une salle à l'autre, et dans une même salle, et se prêtant ainsi à toutes les inoculations, à toutes les contagions accidentelles.

On a appliqué un scarificateur sur la partie antérieure de la cuisse droite de cet enfant, et dans les plaies encore saignantes, faites par cet instrument, on insinue *le pus* de plaques muqueuses, qu'on fixe ensuite à l'aide de charpie qui en est imprégnée. Mais la matière inoculée où a-t-elle été prise ? C'est la nommée Némec qui l'a fournie. Cette femme présentait bien, au moment de l'expérience, « *la cicatrice d'un chancre ;* elle avait, sur les grandes et les petites lèvres, des plaques muqueuses couvertes d'une exsudation en partie *croupeuse,* en partie *purulente.* De plus, des exsudations croupeuses existaient dans toute la gorge et s'accompagnaient d'un commencement d'ulcération sur les amygdales; une éruption de taches était répandue sur tout le corps. Cette femme avait, en même temps, une *blennorrhagie vaginale.*

« Le lendemain (7 août), et les jours suivants, les plaies des scarifications et la peau située entre elles sont très-légèrement enflammées, mais au bout de quatre jours toutes les plaies sont fermées ; il n'y a pas de traces d'inflammation, toute cette surface en général n'a plus d'autre aspect que celui d'une scarification guérie.

« Le 15 août, je remarquai à l'endroit où l'inoculation avait été faite quelques taches rouges, et le 30 août, par conséquent vingt-cinq jours après l'inoculation, j'y découvris déjà quatorze tubercules cutanés dont la plupart avaient pris naissance dans les cicatrices mêmes des plaies du scarificateur. Ces tubercules étaient presque tous confluents ; quatre seulement, situés sur les bords, étaient isolés ; leur base était large, leur volume celui d'une lentille, et pour beaucoup d'entre eux celui d'un pois ; durs au toucher, ils étaient la plupart d'un rouge sale, quelques-uns d'un jaune sale ; leur forme était presque exactement arrondie ; sur quelques-uns on apercevait une légère desquamation : rien de morbide dans d'autres régions du corps (traitement nul).

« Les jours suivants, les tubercules augmentent encore de volume et se confondent tous ensemble, ils représentent alors une plaque de la largeur d'un thaler, noueuse, saillante d'une demi-ligne au-dessus du niveau de la peau et recouverte d'écailles grisâtres, qui s'épaississent et finissent par former une large croûte, commune à tous les tubercules. En nettoyant cette surface avec de l'eau tiède, la croûte se détache, et les tubercules apparaissent alors sous forme d'élevures plates, légèrement excoriées, mais qui se recouvrent promptement de nouvelles écailles minces, sèches et grisâtres.

« Le 27 septembre, vingt-sept jours après l'apparition des tubercules, et cinquante-deux après l'inoculation, il se manifeste sur la peau du bas-ventre, de la poitrine et du dos une syphilide maculée ; ce

sont des taches unies pour la plupart, quelques-unes
un peu saillantes, isolées, de la largeur d'un grain de
mil ou d'une lentille, ovalaires et allongées, d'une
teinte, pour les unes jaune pâle, pour les autres gris
rougeâtre sans auréole, sans démangeaison ni douleur, complétement sèches, sans croûtes ni écailles.
Le lendemain et les jours suivants, le nombre de ces
taches augmente prodigieusement, et tout le corps
en est couvert ; il n'existe ni mouvement fébrile, ni
symptôme de catarrhe, etc. Dans les premiers jours
d'octobre, quelques-unes de ces taches se soulèvent
en papules, d'autres en tubercules, et l'ensemble
prend une physionomie tellement caractéristique
que, sans s'enquérir des antécédents, tout médecin
pouvait, sur-le-champ, reconnaître la syphilis. Il n'y
a pas encore de mal de gorge ; mais comme cette syphilis maculée, papuleuse et tuberculeuse prouve
suffisamment le succès de l'inoculation, je puis,
dès à présent, livrer ce cas à la publicité. »

Analysons d'abord la malade à laquelle le pus à
inoculer a été emprunté. Elle avait une CICATRICE DE
CHANCRE. Mais de ce qu'un chancre était déjà cicatrisé, cela empêchait-il d'autres chancres de persister encore et d'être inoculables? Les plaques dites
muqueuses des grandes et des petites lèvres, avec
leur exsudation *croupeuse*, n'étaient-elles pas encore
des ulcères primitifs avec leur *couche diphthéritique*,
leur surface spéciale et spécifique? Où est le diagnostic différentiel fait par M. Waller? Suffit-il qu'il nous
dise, d'autorité, que c'étaient des plaques muqueuses,

lorsque nous savons qu'il ne reconnaît pas les différentes variétés de formes que peut revêtir l'accident primitif, selon son siége, son temps de durée et les transformations qu'il peut subir? Pour M. Waller, vous le savez, le chancre est un et toujours le même, peut-être aussi avant, pendant et après son existence : tout ce qui n'est pas circonscrit dans la formule descriptive que les perroquets de tous les temps et de tous les climats ont toujours répétée, et répètent encore, n'est plus le chancre, et doit être alors quelque autre chose ; des plaques muqueuses, au besoin ! Je suis exigeant, n'est-ce pas ? Mais comment voulez-vous que je prenne au sérieux le diagnostic de gens qui confondent à tout moment, comme je vous le disais dans ma précédente lettre, les plaques muqueuses elles-mêmes avec les végétations frambœsiées, sous la dénomination erronée de *condylômes?* Après une aussi grossière faute, il leur est bien permis de confondre quelquefois le chancre avec les plaques muqueuses ; mais indépendamment de l'erreur possible du diagnostic des plaques muqueuses, nées on ne dit pas combien de temps après le chancre dont on avait encore la trace, on se demande ce qu'était la blennorrhagie vaginale de Némec? Quel était l'état du vagin, celui du col de l'utérus au moment de l'expérimentation, et par conséquent quelle était la nature de la sécrétion vaginale qui venait souiller les surfaces ulcérées de la vulve, auxquelles on allait peut-être emprunter une matière qui leur était étrangère? Vous n'en dites rien, monsieur Waller, vous qui visez toujours à la précision. Comment, dans des expériences de cette importance et d'après lesquelles vous allez rapidement conclure à l'intronisation d'une vérité que vous avez crue jusque-là méconnue, vous négligez les conditions les plus vulgaires, vous ne nous dites pas que vous avez examiné cette femme de la manière la plus rigoureuse, et que le speculum n'a rien laissé de douteux au fond du puits ! Croyez-moi, ce sont des expériences à refaire, car elles pèchent par les conditions les plus élémentaires; je ne sais pas du tout, malgré votre bonne foi que je ne mets nullement en doute, ce qu'était la matière que vous avez recueillie sur les organes génitaux de Némec.

Il y avait un moyen de sortir de là, c'était d'emprunter à l'exsudation *croupeuse* des amygdales la matière à inoculer. Si elle avait été de la même nature que celle des organes génitaux, vous auriez dû réussir. Je vous conseille, une autre fois, de faire cette expérience, et vous m'en donnerez des nouvelles. Vous savez, comme moi, que la différence du siége n'y fait rien, et que si les accidents secondaires des organes génitaux sont inoculables, ceux de la gorge doivent l'être aussi, car le chancre de la cavité buccale s'inocule comme celui de toutes les autres parties du corps.

Arrivons à l'enfant. Vous l'inoculez en lui faisant des plaies profondes de scarifications. Au bout de quatre jours tout est fermé, il n'y a même pas de trace d'inflammation. Mais que deviennent les parties lésées, comment sont-elles mises à l'abri de toute contamination ultérieure, si faciles, si fréquentes dans un hôpital de vénériens? Les avez-vous mises sous *cloche*, sous vos beaux verres de Bohême, comme je le fais ici? les avez-vous isolées, protégées d'une manière quelconque? Il paraît que non; et vous voulez que je ne témoigne aucun doute!..... Soit, car huit jours après commence l'évolution des accidents primitifs qui, par leur lenteur et leur marche, et par leur forme, modifiée par les conditions artificielles imprimées aux tissus où ils siégeaient, se rapportent parfaitement bien aux *chancres indurés croûteux*, *etchymateux*, comme cela a lieu pour les chancres cutanés, et sont régulièrement suivis comme eux et dans le temps classique voulu (*quarante-sept jours* après *la première* manifestation des accidents primitifs) d'accidents secondaires caractéristiques.

Que dites-vous, mon cher ami, de cette observation traduite en français syphilographique? Ne vous semble-t-il pas, à part les petites incorrections et les petites négligences d'observation que j'ai dû signaler dans le texte primitif, qu'il s'agit d'un cas très-ordinaire d'inoculation d'accidents primitifs, donnant lieu à toute la séquelle des accidents constitutionnels, comme cela est arrivé dans la fameuse observation de M. Boudeville? Y manque-t-il quelque chose? Dites-le-moi, je vous fournirai le complément, je vous dirai comment se comporte le pus virulent déposé dans le tissu cellulaire et au-dessus duquel des plaies, dont les lèvres ne se sont pas inoculées, peuvent momentanément se fermer; je vous rappellerai comment se conduisent certaines piqûres de sangsues contaminées par des chancres voisins, je vous expliquerai encore, comme je l'ai déjà fait dans les notes que j'ai ajoutées à Hunter (1), comment M. Babington avait pu se tromper, et croire que le chancre commençait quelquefois par l'induration, ou, si vous le voulez, dans le langage de M. Waller, par *des tubercules*.

Je crois encore ici que l'expérimentateur de Prague aurait bien fait de ne pas citer cette observation qui compromet sa doctrine.

Deuxième expérience,— *avec le sang d'un individu affecté de syphilis constitutionnelle :*

« Friedrich, jeune garçon de quinze ans, inscrit sous le N° 15676, avait été rachitique, dans son enfance, et portait, depuis sept ans, un lupus exfoliatus à la joue droite et un au-dessous du menton (2); ce lupus, de la largeur d'un thaler, était guéri, à l'exception d'un petit point de la joue, à la suite d'un traitement prolongé par les cautérisations et l'iodure de potassium. Cet enfant n'a jamais eu de syphilis, et, comme tel, il était propre à l'inoculation, qui fut entreprise, le 27 juillet 1850, à la cuisse gauche. Pour cette expérience, je pris le sang d'une femme (Preund), chez laquelle la syphilis secondaire s'était

---

(1) *Traité de la maladie venérienne*, traduction Richelot, 3º édit. Paris, 1859.

(2) Il fallait être bien convaincu que l'inoculation devait échouer pour expérimenter sur un tel sujet, chez lequel, en cas de réussite, il y avait tout à craindre d'une vérole constitutionnelle.

développée sous nos yeux. Cette jeune fille, autrefois superbe, avait contracté dans les derniers temps cinq ou six fois des ulcérations primitives, sans cependant avoir jamais eu de syphilis secondaire. Mais pendant le traitement des deux derniers chancres, qui s'étaient succédé à quatorze jours d'intervalle, elle commença à maigrir, à pâlir, et lorsque le dernier chancre fut guéri et qu'il ne restait plus qu'un catarrhe de l'urètre, il se forma des tubercules à la peau du visage et des taches sur tout le corps.

« L'inoculation fut faite de la manière suivante : la peau de la malade fut scarifiée avec un scalpel neuf, et à l'aide d'une ventouse on lui soutira trois à quatre drachmes de sang. Malgré la rapidité avec laquelle se fit cette dernière opération, le sang était cependant déjà en partie coagulé, avant qu'on ne l'eût transporté de la chambre de la malade dans celle où allait se faire l'inoculation. Les plaies des scarifications (faites sur l'enfant comme dans l'expérience précédente) (1) furent exactement nettoyées et débarrassées des caillots sanguins par le lavage avec un tampon trempé dans de l'eau chaude ; puis le sang à inoculer fut insinué dans ces plaies, en partie à l'aide d'une baguette de bois, en partie au moyen de charpie imbibée de ce liquide, puis appliquée et fixée sur la partie scarifiée. Il ne survint

____

(1) On ne dit pas combien on fit de scarifications pour savoir quel a été le nombre de celles qui ont eu la chance d'échapper à l'inoculation. Mais cela ne doit pas étonner de la part d'un expérimentateur si peu attentif.

ni inflammation ni suppuration ; au bout de trois jours les plaies étaient complétement fermées. Le malade allait toujours bien

« Le 31 août, trente-quatre jours après l'inoculation, je remarquai à la cuisse gauche, là où l'inoculation avait été faite, deux tubercules distincts, ayant la largeur d'un pois, d'une teinte rougeâtre pâle, vus à leur surface, sans démangeaison ni douleur. Les jours suivants ils s'agrandirent, se réunirent par leur base, se couvrirent d'écailles, et une aréole d'un rouge obscur les entoura tous deux. La base des tubercules, c'est-à-dire la peau sous-jacente et le tissu cellulaire sous-cutané, devint ferme, résistante (indurée), et à la surface des tubercules une ulcération se forma, qui donna lieu à la production d'une croûte mince et brune. C'est de cette façon que se forma, vers le 15 septembre, un ulcère dont la base avait les dimensions d'un œuf de pigeon, dont une aréole rouge cuivré entourait les bords, et qui était recouvert par la croûte en question. Cette croûte étant enlevée, le fond de l'ulcération devint visible; il était enfoncé en infundibulum, lardacé, et saignait facilement sur les bords. Depuis quelques jours, il s'était aussi formé à l'épaule droite *un tubercule isolé*, gros comme un pois, rougeâtre et couvert de rares écailles, *sans que le malade pût préciser le jour de la première apparition de cet accident*. La santé générale se maintient.

« Le 26 septembre et les jours suivants, Friedrich se plaint d'inappétence et d'insomnie ; le 1ᵉʳ octobre,

soixante-cinq jours après l'inoculation, et trente-
deux jours après l'apparition des premiers tubercules, il survint un exanthème à la peau du bas-
ventre, du dos, de la poitrine, des cuisses ; exanthème
que nous reconnûmes être une roséole syphilitique
des mieux caractérisées. C'étaient des taches exactement semblables à celles décrites plus haut (dans
la première expérience), seulement, dans certains
points, elles étaient un peu plus élevées. L'ulcération de la cuisse avait acquis la largeur d'un thaler,
tout en conservant son aspect infundibuliforme, son
fond lardacé et son bord cuivré.

« Dans les jours subséquents, l'éruption des taches
devint tellement abondante, que le corps entier, sans
excepter le visage, en fut semé et paraissait tout
tigré. Il n'y a d'ailleurs ni démangeaison, ni douleur,
ni symptôme de catarrhe ou de fièvre.

« Le 6 octobre, plusieurs taches, notamment à la
partie interne des cuisses et au ventre, se soulèvent
en papules et en tubercules, et dès lors le diagnostic
de la syphilide, même sans connaissance des antécédents, devint aussi facile que dans le cas précédent. »

Dans cette expérience, le sang qui a servi paraît
bien avoir été emprunté à une femme affectée de
syphilis constitutionnelle ; mais est-ce bien le sang
de cette femme qui a donné la syphilis au malheureux enfant sujet de l'expérience ? Enfant scrofuleux,
affecté d'un lupus, avec la peau telle que vous la
connaissez chez ces malades, vivant, après l'expé-

rience, parmi des vénériens, toujours sans précautions aucunes, sans garanties, sans qu'on ait protégé les cicatrices si sujettes à s'irriter, à s'excorier chez de tels sujets, et à fournir plus tard une porte facile aux contagions, *en circulation* presque constante dans les hôpitaux des vénériens. Aussi, comme ce n'est point à la malade qui a fourni le sang qu'il faut attribuer tous les accidents qui se sont montrés par la suite, nous voyons *deux tubercules* ne se développer que trente-quatre jours après l'expérience, et, pour nous, *après un autre mode de contagion* dont on n'avait pas su garantir ce petit malade ! Car, tandis que l'évolution des chancres *à base indurée* se fait à la cuisse de la manière la plus régulière, dans des proportions un peu gigantesques seulement, puisque la base de ces chancres était de la grosseur d'*un œuf de pigeon,* ce qui tenait probablement à l'état pathologique concomitant de ce petit malade, nous voyons un autre tubercule, de même forme, de proportion plus régulière, sur l'épaule droite, dont *on ne sait ni l'origine, ni l'époque de la première apparition*, et qui n'est probablement pas le résultat direct de l'inoculation, à moins qu'une lame du scarificateur ne se soit égarée. Mais ce tubercule de l'épaule, qu'est-ce qui l'a produit? D'où vient-il? Qu'importe? on ne se charge pas de l'expliquer; il suffit d'expliquer le développement de ceux de la cuisse, par le fait de l'inoculation du sang, pour qu'on n'ait plus rien à demander. Cependant, ce tubercule de l'épaule n'est pas encore un accident consécutif aux premiers accidents *secon-*

daires d'inoculation ; car il se montre en même temps qu'eux ; tandis que les véritables manifestations secondaires bien régulières, *bien classiques,* ne sont apparues que *trente-deux jours après les accidents primitifs.*

Ces derniers accidents ont été constatés par de nombreux et honorables confrères, dont je ne mets nullement le savoir en question ; qui ont bien dit ce qu'ils ont vu et parfaitement reconnu. Mais, malgré leur nombre et l'autorité de leur nom, devant lequel je suis prêt à m'incliner, s'ils avaient réuni et offert leurs témoignages, pour certifier que l'infection n'avait dû et pu se faire que d'après la théorie de M. Waller, je serais resté convaincu que M. Waller ne se serait pas trompé seul.

Mais M. Waller n'est pas heureux. Je croyais que Wallace était mort ; j'avais même la prétention d'avoir ajouté quelques mots à son oraison funèbre. Il paraît que je me suis trompé.

Quoi qu'il en soit, si j'avais commencé la lecture du travail de Bohême par la fin, au lieu de commencer par le commencement, je me serais peut-être dispensé de commenter cette dernière et étonnante observation, car l'attaque violente de son auteur contre mon ami Diday, de Lyon, m'aurait laissé penser qu'il ne croyait pas à la possibilité d'inoculer la syphilis constitutionnelle, à moins que ses prétentions ne s'arrêtent aux accidents secondaires, et que le sang des tertiaires ne soit plus malfaisant, malgré l'influence des vérolés de cette période sur l'hérédité, dont M. Waller invoque l'analogie quand elle lui est nécessaire. M. Waller a ici raison contre lui-même, en affirmant que mon ami Diday n'a rien produit en inoculant le sang des tertiaires, mais M. Diday peut dire, à son tour, à M. Waller, qu'il n'a pas plus fait que lui, sous ce rapport, avec le sang des secondaires, car si on ne l'innocente pas de la vérole qu'il a communiquée au malade de sa première expérience, on doit lui donner l'absolution la plus complète pour celui de la seconde.

Je fais une proposition aux propagateurs parmi nous des opinions de M. Waller : qu'ils osent présenter les faits que je viens de citer à la *Société anatomique* et à la *Société médicale d'observation*.

Mais ils ne l'oseront pas !...

Après cela, mon cher ami, vous me permettrez de vous dire que je n'ai toujours pas fait un pas de plus dans la connaissance de la langue allemande, et que je ne comprendrai les nouvelles propositions de M. Waller et ses conclusions, au point de vue de la *police sanitaire et de la médecine légale*, que lorsqu'il nous aura donné des observations que je ne pourrai pas traduire, sans allemand, par le simple bon sens, comme j'ai pu traduire celles qu'il vient de nous donner avec tant de prétention.

C'est à vous, et surtout à vos nombreux et impartiaux lecteurs, de décider si j'ai gagné ma bataille de Prague.

TRENTE-DEUXIÈME LETTRE.

Des manifestations de la syphilis constitutionnelle.

MON CHER AMI,

Avant notre excursion à Prague, nous en étions restés aux manifestations de la syphilis constitutionnelle.

Je vous disais qu'alors qu'aucun traitement n'avait été dirigé contre le chancre, on voyait ces manifestations se faire dans un temps donné, et suivre un certain ordre, qui permettait de les classer.

En effet, en dépit des efforts de l'obscurantisme, dès que l'infection constitutionnelle a lieu, à la suite de l'accident primitif, le malade a acquis ce que Hunter appelait avec raison la disposition syphilitique : c'est-à-dire la *diathèse*, et, dès ce moment, des accidents vont se montrer plus ou moins tôt et marcher plus ou moins vite, dans des siéges et sur des tissus différents.

Et d'abord, dans ce qu'on peut considérer, jusqu'à un certain point, comme une période d'incubation, les premiers effets qu'on observe souvent, sont déjà des troubles plus ou moins prononcés de l'hématose et de l'innervation.

Avant toute autre manifestation, j'ai pu, dans un grand nombre d'analyses du sang, faites avec le plus

grand soin par M. Grassi (1), constater la diminution des globules du sang, la chloro-anémie, qui
va accompagner les accidents secondaires proprement dits, et qui, souvent, est très-prononcée.

A cette époque aussi, et fréquemment avant
l'apparition de tout autre symptôme, et comme
première conséquence, surviennent quelquefois des
troubles de la vision, de l'affaiblissement des forces
musculaires, des douleurs névralgiformes de la
tête, des douleurs *rhumatoïdes* des membres. Ces
douleurs secondaires précoces, qui peuvent aussi se
montrer un peu plus tard, en même temps que
d'autres accidents secondaires, récidiver seules, ou
avec eux, ne se retrouvent plus à une autre période,
quand on sait les reconnaître, et qu'on ne les con-
fond pas systématiquement avec un autre ordre
de douleurs.

Il n'entre pas dans mon plan de vous faire l'histoire détaillée de ces espèces de névroses prodromi-
ques ou de la période secondaire de la syphilis,
névroses qui ne sont pas obligées, qui manquent
même souvent, mais qui ont des caractères com-
muns qu'il me suffit de vous rappeler.

Elles consistent dans des douleurs intermittentes
nocturnes, qui se manifestent particulièrement sous
l'influence de la chaleur, celle du lit surtout; aussi

_____

(1) *Recherches cliniques et analytiques sur la composition du
sang dans la syphilis,* consignées dans la thèse de mon élève
D. J. Mac-Carthy : *Du diagnostic et de l'enchaînement des symptômes syphilitiques,* 12 février 1844.

22.

les malades qui font de la nuit le jour, *et vice versâ*, intervertissent-ils souvent ces espèces d'accès. Les douleurs de cette période ne reviennent pas régulièrement chaque fois dans le même siége, et, pendant les intermittences, la pression ne les rappelle pas. Souvent même quelques malades éprouvent du soulagement dans le moment des plus grandes souffrances, non-seulement en exposant les parties douloureuses à l'action du froid, mais aussi en les comprimant. Le mouvement des membres où siégent les douleurs rhumatoïdes, soulage plutôt qu'il n'accroît ces douleurs, que les malades n'accusent du reste qu'au voisinage des articulations, et quelquefois dans la région dorso-lombaire. Dans ces cas, il n'existe aucun changement de couleur à la peau, aucun changement de température, aucune tuméfaction. Dans quelques circonstances, ce sont de simples courbatures, qui cessent assez ordinairement quand d'autres symptômes, quand des éruptions cutanées viennent à se montrer.

A cette période des accidents précoces, on trouve, surtout comme une des manifestations les plus constantes, des adénopathies, auxquelles on peut donner rigoureusement le nom de bubons secondaires.

L'affection des ganglions lymphatiques, à la période secondaire, mérite une attention toute particulière; elle est, en quelque sorte, caractéristique de cette période.

Cette variété d'adénopathie manque rarement, et

constitue souvent, quand on sait la reconnaître, une
des premières preuves de l'infection. Elle succède
quelquefois dès la troisième semaine, mais plus
souvent à partir de la sixième, à l'adénopathie multiple indolente, *symptomatique obligée* du chancre
induré.

Son siége de prédilection est la région cervicale
postérieure ou cervico-céphalique. Il est beaucoup
plus rare qu'on en trouve autre part. Cependant, j'ai
vu sur un petit nombre de sujets, d'autres ganglions
tuméfiés ; mais il faut alors bien faire attention de
ne pas se laisser tromper par d'autres causes de tuméfaction ganglionnaire, et surtout par des accidents primitifs de *siége inaccoutumé,* ou par des
dispositions strumeuses qui favorisent partout l'engorgement des ganglions lymphatiques, mais
certainement moins dans les régions cervicales
postérieures, que partout ailleurs.

Les véritables adénopathies secondaires n'ac-
quièrent jamais un grand volume, elles sont indo-
lentes, le plus souvent multiples ; elles ne suppurent
jamais, ou au moins elles ne suppurent *jamais
spécifiquement.* Jamais elles ne fournissent de pus
inoculable.

Sans doute, ainsi que la plupart des observateurs
l'ont constaté, on n'observe cette variété d'adénopathie qu'alors que déjà la peau est le siége d'une
éruption, et ordinairement d'une éruption superficielle ; mais je puis affirmer que j'ai trouvé l'engorgement des ganglions cervicaux postérieurs, occi-

pitaux, mastoïdiens, chez des malades qui ne présentaient pas la moindre trace d'éruption du cuir chevelu. Mon collègue à l'hôpital du Midi, M. Puche, m'a dit avoir fait la même observation. Ce qu'il y a de certain, c'est que si cette variété d'adénopathie est liée à certaines formes d'accidents secondaires avec lesquels seuls on la rencontre, ces mêmes accidents secondaires ne la produisent pas fatalement et toujours, dans toutes les régions ; comme le chancre induré produit ses satellites ganglionnaires, qui, à part cette *solidarité obligée*, sont très-analogues, identiques même, sous les autres rapports. Dans tous les cas, si ces deux variétés de l'adénopathie syphilitique, pouvaient être quelquefois confondues, on les distinguerait toujours de celle que détermine le chancre non induré et *non infectant*, qui suppure et *qui fournit du pus inoculable*.

Ces adénopathies secondaires, vous ne les trouverez plus passé une certaine époque ; vous ne les verrez pas se produire, *pour la première fois*, à la période secondaire tardive, et à plus forte raison à la période tertiaire de la syphilis. — Si avec des accidents tardifs vous rencontrez des ganglions malades, cherchez et vous trouverez d'autres raisons, pour vous en rendre compte, et leur manière d'être sera différente ; ou bien les malades vous diront que ces engorgements ont survécu aux premiers accidents

Au début de la vérole constitutionnelle, au moment de cette première explosion, on rencontre aussi souvent un accident que des observateurs, qui ne recueillent leurs observations que dans les livres, ont regardé comme une preuve de maladie ancienne, grave et invétérée : je veux parler de l'alopécie, un des symptômes les plus précoces de la syphilis constitutionnelle, le premier qui se montre chez quelques malades, qu'on ne retrouve plus à une période avancée de la maladie, avec les *mêmes caractères*, à moins qu'on ne confonde avec lui la calvitie et les autres causes qui peuvent entraîner la chute des poils et des cheveux.

Que si nous passons maintenant à ce qui arrive à la peau, aux muqueuses et à leurs dépendances, nous trouvons, de l'aveu même de ceux qui ne veulent pas de phases marquées dans la vérole, que plus on est près du moment de la contagion, plus aussi les formes sont superficielles et généralement disséminées, ou plus ou moins confluentes. Vous savez même, mon cher ami, qu'ils ont fait de ces formes des accidents secondaires pris d'emblée, ou des accidents *secondaires primitifs*, ou primitifs secondaires ; mais il ne leur est jamais venu à l'idée de regarder comme tels les tubercules profonds, les tumeurs gommeuses, les affections du périoste et des os : ce qui, après tout, ne m'aurait pas beaucoup étonné, puisqu'ils étaient en si bon chemin.

Suivez, mon cher ami, l'évolution syphilitique, chose encore malheureusement si facile à faire à notre époque ! et vous verrez avec quelle régularité et quelle constance se montrent, dans un temps voulu, et dont je vous ai déjà parlé, les éruptions exanthématiques, de forme rubéolique ou érythémateuse. Cette constance est telle que des observateurs, et je citerai encore mes amis, MM. Puche et Cullerier fils, pensent qu'elles ne manquent jamais. Ce qu'il y a de certain, c'est qu'elles se montrent presque toujours, quand on sait les chercher à temps, et ne pas les laisser passer inaperçues, attendu que rien autre n'en révèle l'existence que la vue.

Mais ces premières éruptions auxquelles succèdent plus ou moins vite des papules, des plaques plus ou moins saillantes et des squames dans les formes sèches ; des vésicules, des vésico-pustules et des pustules plus ou moins superficielles, dans les formes suppuratives, ne se rencontrent plus avec les mêmes caractères, à toutes les époques de la syphilis, quand on sait bien les rapporter à leur véritable source, à leur véritable point de départ : au chancre infectant ou à l'hérédité.

Pour les muqueuses et pour les régions de la peau, qui sont limitrophes des muqueuses et facilement susceptibles de subir des transformations, c'est la même chose qu'on observe : ce sont d'abord de simples altérations de couleur ; mais ici, à cause de la structure, du siége particulier et des fonctions, l'état papuleux, les plaques se dessinent plus tôt et marchent plus vite pour donner lieu aux papules ou plaques muqueuses sur lesquelles on a bâti tant d'hypothèses et sur lesquelles on discute encore tant !

Mais ces accidents si mal connus, et dont la physionomie particulière est due à des circonstances très-accessoires, comme je viens de le dire, de texture, de siége et de fonctions, ne se montrent pas à toutes les périodes de la syphilis, pas plus que la roséole.

Lorsque vous prendrez la peine de faire du diagnostic différentiel, et que par une déplorable confusion de langage vous ne confondrez pas les *syphilides tuberculeuses* avec les papules ou plaques muqueuses, plus ou moins saillantes, plus ou moins *tuberculiformes,* vous ne trouverez pas ces accidents comme première manifestation d'une syphilis contractée dix ou vingt ans auparavant et non traitée.

Mais à mesure que la vérole vieillit ; qu'elle parcourt son orbite, les accidents qu'elle produit et qui tendent à devenir de plus en plus graves, de plus en plus profonds, semblent, par une sorte de compensation, devenir aussi moins nombreux. plus discrets, si tant est qu'on puisse employer ce mot pour de semblables choses. C'est l'épaisseur de la peau qui s'entame, c'est le tissu cellulaire qui la double qui s'affecte, et cela encore avec une sorte de prédilection pour certains siéges ; toutes choses égales d'ailleurs là où le tissu cellulaire est plus dense. A la bouche, c'est aussi l'épaisseur de la muqueuse et le tissu cellulaire sous-muqueux qui vont être envahis ; et tandis que les accidents secondaires précoces occupent la face interne et superficielle des lèvres, des joues, les bords de la langue, ou les amygdales, les accidents tardifs sévissent plus profondément dans la langue elle-même, dans la région palatine, au voile du palais, ou bien, en arrière des piliers postérieurs, sur le pharynx, où ils déterminent, le plus souvent, de graves altérations, d'effroyables ulcères.

Tout cela, mon cher ami, à part quelques cas rares de véroles galopantes, que vous me permettrez encore d'appeler véroles de la Renaissance et qui, comme beaucoup de meubles vermoulus et incommodes de cette époque, disparaissent heureusement de plus en plus ; tout cela, dis-je, ne se montre le plus ordinairement que longtemps après la contagion. Tout cela, soyez-en sûr, est parfaitement connu des dermatologues qui ont tant fait pour l'étude des syphilides, et auxquels personne, plus que moi, ne sait rendre justice, quand elle est méritée ; mais tout cela aussi est nié au besoin, quand *le système de la confusion l'exige*. Pour reconnaître la vérité de ce que j'avance, il faut toujours du diagnostic, un peu plus précis que celui auquel un certain contradicteur s'est borné. — A une époque, toutes les syphilides étaient bulleuses, ou *nées bulleuses*, pardonnez-moi le jeu de mot, il est forcé ici ; aujourd'hui, nous sommes encroûtés dans l'ecthyma mystique, que notre confrère, M. Baude, croit connaître !

Mais s'il faut un certain temps pour arriver aux manifestations dont nous venons de parler, de l'avis de tous les observateurs, à quelque époque que vous les preniez, après l'épidémie du xve siècle, il en faut bien davantage pour que la maladie gagne les testicules, le système fibreux, le tissu osseux, les muscles et d'autres organes profonds : cœur, cerveau, poumons, foie, etc. Suivez les malades, partez toujours de la véritable source, ne lâchez pas le bout du ruban dont je vous parlais dans une précédente lettre, et vous verrez que c'est bien rarement avant les premiers six mois, et souvent beaucoup plus tard, que se montrent des accidents, forcément précédés de quelques-uns de ceux dont j'ai déjà parlé.

Lorsque le périoste et les os deviennent malades, des douleurs précèdent ou accompagnent. Ces douleurs, véritables douleurs ostéocopes, si facilement confondues par les observateurs inattentifs avec celles de la seconde période, et facilitant les erreurs dans lesquelles on aime tant à tomber, en sont aussi distinctes qu'il est possible de l'être. Comme siége, c'est sur les os superficiels et dans les régions compactes qu'on les rencontre ; elles sont fixes et n'ont pas le caractère mobile *rhumatoïde ;* elles sont nocturnes et s'exaspèrent par la chaleur, celle du lit surtout ; elles sont toujours accrues par le toucher, soit pendant le paroxysme, soit pendant l'intermittence ou la rémission diurne. Enfin, là où siége la douleur, peut survenir, et survient en effet, le plus ordinairement, un gonflement, une tumeur du périoste ou de l'os.

Tout cela, mon cher ami, c'est de l'observation, ce n'est point copié dans les livres, ce n'est point le fruit de l'imagination ; car, grâce à Dieu, si j'ai su étudier la vérole, je ne l'ai point inventée, ce dont j'aurais un bien grand regret, au point de vue social.

De l'observation, donc, faite depuis vingt ans, sur des centaines de malades, que des centaines de médecins qui ont suivi mes cliniques ont vus avec moi, il résulte que si la syphilis, abandonnée à elle-même, tend à produire plus ou moins souvent, plus ou moins longtemps des manifestations, ces manifestations se font à une certaine époque et dans certains siéges déterminés, d'où résultent certaines formes, certaines lésions, constituant, en quelque sorte, autant de maladies distinctes, reliées entre elles par une cause commune, et se succédant souvent par des transitions graduées ; mais aussi, quelquefois, par des sauts brusques et nettement tranchés.

On peut donc admettre avec Thiery de Hery, Hunter et autres, trois périodes bien caractérisées :

1° Accident primitif, le chancre ;

Résultat immédiat de la contagion ;

Source obligée du virus reproducteur ;

Persistant à l'état d'accident local, sur la peau ou les muqueuses, dans de certaines limites ;

Pouvant s'étendre aux ganglions voisins seulement et donner naissance aux bubons ;

Enfin, infectant l'économie.

2° Accidents secondaires, ou empoisonnement constitutionnel résultant de cette infection, et se montrant d'abord dans le cours des six premiers mois ;

Ayant pour siége la peau, les muqueuses et leurs annexes ;

Accidents supposés contagieux, sans démonstration rigoureuse;

Qu'on n'a pas encore pu reproduire par l'inoculation artificielle;

Transmissibles par voie d'hérédité, par le père et par la mère isolément, ou par les deux à la fois.

3° Accidents tertiaires se montrant rarement pour la première fois avant le sixième mois ;

Ayant pour siége le tissu cellulaire sous-cutané ou sous-muqueux, le tissu fibreux, osseux et musculaire ; certains organes : testicules, cœur, cerveau, poumons, foie, etc.

Non-seulement aucune de leurs sécrétions morbides n'est contagieuse par les contacts ordinaires, et ne peut être inoculée, mais leur influence *spécifique* sur l'hérédité semble aller toujours en décroissant, pour ne devenir, plus tard, qu'une des causes héréditaires des scrofules.

Ces périodes, n'en déplaise à ceux qui ont horreur de la précision et du langage que les sciences exactes prêtent à la médecine, sont faciles à vérifier ; et il n'y a d'interversion dans cet ordre si parfait, que lorsque la thérapeutique intervient, de façon qu'on peut dire ici, comme je vous le prouverai plus tard :

Souvent un beau désordre est un effet de l'art.

TRENTE-TROISIÈME LETTRE.

Du traitement de la syphilis.

Mon cher ami,

« L'ordre est la volonté de Dieu, » a dit une des plus aimables femmes du dix-septième siècle. Il me semble que madame de Sévigné trouverait que je me suis conformé à la volonté suprême et qu'elle apprécierait l'ordre que j'ai établi — de plus prétentieux pourraient dire créé — dans cette pauvre vérole, que beaucoup de syphilographes ont plus mal traitée qu'elle ne traite l'humanité.

Je vous ai dit combien la vérole, dans son développement libre et normal, était rangée, compassée, symétrique ; combien sa marche était régulière, ses pas comptés, mesurés ; avec quel art, selon les endroits et le temps, elle savait dégager sa chevelure, pâlir, ou se couvrir de son fard cuivré ; enfin, vous l'avez vue superficielle, légère et diffuse à son début, devenir plus sérieuse, plus profonde et plus grave en vieillissant. Eh bien ! tout cela, comme l'existence de celui qu'elle affecte, est sujet à des perturbations qui ne sont pas toujours inhérentes à la nature de la maladie, mais le plus souvent, au contraire, le ré-

sultat de causes accidentelles, et plus particulièrement le produit d'un traitement.

La syphilis est, sans nul doute, une des maladies
contre lesquelles l'art a le plus de puissance ; beaucoup de médecins crédules et peu expérimentés
croient même, comme le vulgaire, que la médecine
doit être toujours toute-puissante, et que là où la
maladie a pu résister, s'accroître, ou reparaître, quand
on l'avait combattue, c'était toujours aux médecins
et non pas aux remèdes qu'il fallait s'en prendre. Vous
avez pu voir, il y a quelque temps, dans un journal
de médecine, un de nos confrères assurer, avec un
admirable aplomb, que pas une vérole ne devait résister à 110 pilules de Dupuytren ! Cent dix ! j'en connais qui ne résisteraient pas au plaisir de faire ici une
homonymie gasconne.

Je ne veux pas, je ne puis pas vous donner un
traité de thérapeutique antisyphilitique. Je ne veux,
comme je l'ai fait pour les autres questions auxquelles j'ai touché dans ces lettres, vous parler du traitement que sous le rapport le plus général, et en ce
qui touche aux doctrines que je professe.

La syphilis constitutionnelle est certainement une
des grandes calamités de l'espèce humaine ; heureusement, malgré sa fréquence, elle est encore relativement assez rare, et n'atteint pas tous ceux qui s'y
exposent. — N'a pas la vérole qui veut — comme le
disait un de nos anciens maîtres, le vieux professeur
Dubois. Cette *inaptitude,* nous l'avons trouvée dans
certaines idiosyncrasies, et l'observation, qui m'a en-

seigné que, généralement, on n'avait pas deux fois
la vérole constitutionnelle, qu'on n'était pas apte à
contracter deux fois des chancres indurés, suivis,
chaque fois, de l'évolution syphilitique aujourd'hui
bien connue, ne nous permet-elle pas de croire,
puisque la vérole est héréditaire, que, dans quelques
cas, la disposition acquise par les parents, et qui les
rend indemnes, peut se transmettre aux enfants?

C'est d'après ces idées que j'ai professées et que je
professe, dont chaque jour je vérifie la justesse, la
vérité, qu'on a cherché et qu'on cherche à imprimer
à l'économie une disposition générale équivalant à
celle que le vaccin ou une première variole donne
ordinairement pour empêcher le virus varioleux non-
seulement d'agir localement, mais surtout pour prévenir l'infection et les effets consécutifs.

Dans des recherches de ce genre, dans les tentatives qu'on peut faire pour arriver à ce résultat si désiré, et qui serait si admirable, il faut cependant une
certaine réserve, une grande prudence, il faut craindre les excentricités, et, en vue du bien qu'on cherche, il faut aussi tenir compte du mal qu'on produit.

Certes, ce n'est pas moi qui viendrai aujourd'hui
blâmer les recherches expérimentales, après les avoir
si souvent invoquées pour soutenir mes doctrines, et
remerciées de l'éclatante lumière qu'elles ont répandue sur tant de questions obscures et impossibles à
débrouiller sans leur secours. Non, c'est un rôle à
laisser à ceux qui, après avoir stigmatisé et dénigré
la science dans ce qu'elle a de plus précis; à ceux

qui, après avoir calomnié l'expérimentation, viennent demander à cette expérimentation, non plus ce qu'on a le droit d'en attendre, mais ce que le devoir lui commande de vous refuser.

Élevé à notre école, et persuadé comme nous qu'il n'avait le droit de compromettre la santé de personne, en communiquant à un individu sain une maladie aussi grave que la syphilis, mon savant confrère et ami, M. Diday, de Lyon, en cherchant un moyen prophylactique de la syphilis constitutionnelle dans le virus syphilitique lui-même, n'a expérimenté que sur des individus déjà malades, mais dans des conditions différentes.

Il est parti de ce principe que je professe, et que je vous rappelle :

1° Le chancre est d'abord un accident local ;

2° L'infection constitutionnelle ne se fait que plus tard ;

3° Lorsque déjà la diathèse syphilitique existe, un nouveau chancre reste définitivement local ;

4° On peut être sous l'influence d'une diathèse syphilitique, ou avoir acquis l'immunité contre une nouvelle syphilis, sans la nécessité d'avoir, dans des conditions données, des manifestations ou des accidents syphilitiques ;

5° Enfin, la syphilis se transmet des parents aux enfants, de la mère au fœtus, par la circulation ; mais plus elle vieillit, plus elle touche à sa dernière phase tertiaire, et moins elle tend à se reproduire, par la génération, avec les traits de ses autres périodes ;

alors, peut-être, elle modifie autrement la constitution des enfants.

Modifier donc l'état général, avant qu'un chancre
existant n'ait eu le temps d'infecter l'économie, et
obtenir ce résultat avec le virus syphilitique lui-même,
introduit directement dans le sang, mais affaibli et
arrivé à cette époque où il ne peut plus produire
qu'une *disposition* générale sans manifestations syphilitiques, telle était la louable prétention du savant chirurgien de Lyon. Pour arriver à ce résultat,
M. Diday a emprunté du sang à un individu affecté
de syphilis tertiaire, et présentant, pour symptôme
caractéristique de cette période, une exostose. Ce
sang a été inoculé à des malades ayant actuellement
des chancres *non indurés*, et ces malades auxquels
aucun traitement antisyphilitique n'a été administré
et chez lesquels aucun résultat *direct* de l'inoculation
n'a été observé, n'ont offert, plus tard, et après le
temps voulu que j'ai autre part déterminé, aucun
accident constitutionnel ; un seul chez lequel le
chancre était induré, au moment de l'inoculation du
sang tertiaire, a présenté la marche classique et régulière de l'évolution syphilitique.

Vous savez, mon cher ami, que lorsque M. Diday
fit connaître ses expériences à Paris, on en fit une
critique violente, on le blâma surtout de ce qu'il
avait dit qu'on pouvait laisser, momentanément sans
doute, persister des accidents tertiaires pour fournir
le vaccin prophylactique, qui devait empêcher les
individus affectés d'accidents primitifs, d'avoir plus

tard des accidents constitutionnels. On aurait volontiers traduit M. Diday à la barre du conseil des hôpitaux de Lyon, bien que M. Diday n'opérât que d'un *individu malade à un individu malade : de tertiaire à primitif.* Ce furent, vous le savez, ces tentatives inoffensives de M. Diday, qui devinrent la cause innocente d'attaques dirigées contre moi et l'origine de mes lettres que vous avez si gracieusement accueillies. Je ne sais pas si j'en dois remercier mon ami de Lyon. Vous me direz cela plus tard.

Quoi qu'il en soit, pour ma part, je dus combattre les idées de M. Diday, par les deux raisons suivantes :

1° L'effet local de l'inoculation du *sang tertiaire* étant nul, vous ne savez pas si vous avez agi.

2° L'absence d'accidents constitutionnels sur les individus inoculés ne prouve pas davantage; car le chancre, dans les conditions où vous avez expérimenté, n'est pas suivi d'accidents généraux, chez les malades auxquels je ne fais rien du tout.

Nourri dans le sérail, M. Diday connaissait bien ma manière de voir sous ce dernier rapport; aussi a-t-il cherché à rendre ses chancres *non indurés* aussi infectants que possible, en s'appuyant sur des autorités contradictoires, qui lui ont fourni la statistique que vous savez, et que, il est homme trop sérieux, pour avoir prise au sérieux. On n'en doit pas moins des éloges à M. Diday pour son travail. Dans son mémoire « sur un procédé de vaccination préservatrice de la syphilis constitutionnelle, » l'ex-chirurgien de l'Antiquaille a donné, comme toujours, des preuves d'un savoir profond ; il mérite d'être lu avec attention.

Mais M. Diday n'a eu de prétentions que contre les accidents constitutionnels ; il est resté convaincu, jusqu'à présent, que rien ne pouvait s'opposer à la contagion, à l'inoculation de l'accident primitif, du chancre.

M. Auzias Turenne a été plus loin ; il pense qu'on peut rendre des individus réfractaires à l'action directe et immédiate du pus virulent, et s'opposer à la contagion du chancre. Il est arrivé à cette croyance par ses inoculations sur les animaux. Il dit avoir observé qu'en faisant des inoculations successives, les dernières étaient successivement de moins en moins intenses, de plus courte durée, et qu'enfin on ne pouvait plus inoculer. M. Auzias Turenne a expliqué cela par une modification imprimée à l'économie, produisant ce qu'il appelle la syphilisation, qui serait à la vérole ce que le vaccin est à la variole ; c'est-à-dire que pour empêcher ou prévenir de nouveaux accidents primitifs, on n'aurait même pas la chance de déterminer la diathèse syphilitique telle que nous l'entendons, et la possibilité de voir se développer des accidents constitutionnels. Que dites-vous de cela, mon cher ami ? Vous n'osez pas répondre, même aux singes, qui semblent cependant prendre une certaine importance nosologique ! Mais l'expérimentateur que je viens de citer, cherchant naturellement à appliquer cette loi à l'espèce humaine, croit avoir constaté que certaines personnes étaient devenues réfractaires au chancre après avoir subi un certain nombre de contagions. Combien en a-t-il compté, combien en a-t-il fallu pour arriver à l'immunité ? Il ne l'a pas dit, que je sache. Ses exemples, je crois, ont surtout été pris sur des filles publiques, depuis longtemps livrées à la débauche, et qui finissaient par avoir moins souvent des chancres que celles qui débutent.

Vous savez trop bien que tous ceux qui s'exposent à contracter des chancres n'en attrapent pas, ou, ce qui est mieux, ne sont pas attrapés ; qu'il faut pour la contagion autre chose que la *physiologie* d'un de nos confrères, et cette autre chose consiste dans des conditions de tissu qu'on rencontre d'autant moins, que les parties ont servi plus longtemps, qu'elles sont plus spacieuses, mieux tannées, doublées, comme des mains qui travaillent, d'un épiderme plus épais et plus résistant, et enfin, si mon physiologiste le veut, qui sont blasées et incapables d'excitation, d'orgasme, d'émotion et de cette température virulente qu'exige M. Cazenave.

J'ai bien souvent vu, trop souvent, hélas ! et d'autres ont vu comme moi, des malades qui ont eu à plusieurs reprises des chancres, à des époques variées, sans que les derniers venus fussent moins graves que les premiers, sans que de nombreux chancres non indurés, ayant d'abord existé à de diverses époques, empêchassent un dernier chancre de s'indurer, d'infecter l'économie, et sans que cette infection empêchât de contracter un nouvel ulcère ne s'indurant plus, et souvent plus intense que tous ceux qui l'avaient précédé.

J'ai vu des chancres, et on en trouvera toujours à l'hôpital du Midi, s'étendre sans cesse, de proche en proche, par le progrès du phagédénisme, par de véritables inoculations successives, surtout dans le chancre serpigineux, parcourir et labourer des surfaces d'une effroyable étendue, amputer la verge, creuser tout le pli inguinal, découper, sillonner la peau du ventre, d'une région iliaque à l'autre ; descendre sur les cuisses, et, si j'osais le dire, déculotter les malades. Eh bien ! ces chancres, pour faire ce parcours, pour atteindre ces limites, qui ne sont pas encore les dernières, ont mis souvent des mois, des années, en fournissant encore toujours du pus inoculable avec des résultats tout aussi graves que ceux du début. Et cependant, ici le nombre des ulcérations accidentelles et successives, leur surface et leur durée équivalent bien, ce me semble, à ce qu'on fait dans les inoculations dites préventives, qu'on répète à de courts intervalles et dans *une même région.* Il est vrai qu'ici la nature ou la maladie fait cela *sans intention préventive,* ce qui établit une différence avec l'art bien intentionné. Le magnétisme animal, si vous étiez dans les croyants, pourrait peut-être vous donner le dernier mot de ce mystère.

Mais que dire en présence de ce qui vient de nous arriver d'Italie, de Turin? La Bohême est dépassée et le nom de M. Waller doit pâlir devant celui de M. Sperino, le plus hardi et le plus heureux des expérimentateurs.

Depuis que j'ai vu les ballons de Paris et tout ce que MM. Poitevin et Godard peuvent transporter dans les nuages, je suis devenu plus crédule et je ne suis plus étonné de rien, si ce n'est de voir une cinquantaine de filles publiques sur le ventre desquelles on a fait, pendant deux mois, une ou deux fois par semaine, trois ou quatre inoculations, ce qui en élève la somme à vingt-quatre, et chez quelques-unes à quarante-huit et soixante-quatre (1), sans qu'il ait été question de beaucoup de phagédénisme, ou sans qu'on s'y soit trop appesanti ; sans que jamais un seul chancre se soit induré, avant que d'autres ne pussent l'en empêcher, quand on sait avec quelle rapidité le chancre infecte et s'indure, quand d'aucuns veulent même qu'il infecte, avant de se manifester, et que M. Sperino nous dit que ce n'est qu'arrivé aux chiffres indiqués plus haut qu'il n'a plus pu inoculer ! Oui, j'en suis encore étonné, et j'attends le rapport de la commission qui, je l'espère, nous donnera tous les détails qui manquent dans les faits de M. Sperino. J'attends surtout qu'on me présente un individu *syphilisé* et réfractaire qui vienne devant les cliniciens de l'hôpital du Midi, ou devant l'Académie impériale de médecine me défier,

---

(1) On avait crié bien haut à la calomnie, lorsque j'ai indiqué ces chiffres. Vous savez, depuis, celui auquel on est arrivé, sans savoir encore où l'on s'arrêtera !

en champ clos, avec des armes de mon choix.

En attendant, voici ce qui ressort des analyses que j'ai faites des observations connues de Paris et de celles d'Italie, c'est qu'on a toujours inoculé du pus provenant de *chancres non indurés* pour produire des accidents analogues, et que la seule fois où on a inoculé, à Paris, du pus provenant d'un accident primitif qui avait déterminé une vérole constitutionnelle, l'individu sain, l'élève sur lequel on a pratiqué l'inoculation, a eu un *chancre induré* et un empoisonnement général. S'il en était toujours ainsi, comme je l'ai déjà dit, il faudrait arriver à cette conclusion, qu'il peut y avoir des différences dans la maladie, qui ne tiennent pas seulement aux conditions de l'individu sur lequel la cause agit, mais bien à des différences de causes (1).

Quoi qu'il en soit, et avec toutes les éventualités que vous connaissez, que penseriez-vous d'une méthode préventive, qui, pour vous empêcher de contracter un chancre dont vous n'avez pas à courir fatalement les risques, comme cela arrive pour la variole, exige qu'on vous en communique d'abord de vingt-quatre à soixante-quatre, et, aujourd'hui, à mille et plus, et sans que vous sachiez encore combien de temps doit durer cette chère immunité?

Toutefois, dans des questions aussi graves, étudiées par des hommes qui se respectent, il faut voir,

---

(1) Ceci, vous le savez, a été écrit avant la publica ion de l'excellent ouvrage de M. le docteur Bassereau, *Traité des affections de la peau symptomatiques de la syphilis.* Paiis, 1852.

voir avec calme et sans prévention ; les doctrines et les systèmes ne doivent faire qu'une sage opposition, sans s'exposer à être rappelés à l'ordre par des faits nouveaux ; mais ils ne doivent accepter que ce qui est rigoureusement démontré. C'est donc cette démonstration incontestable que je demande ; et pour me la donner, que M. Sperino se rappelle que Turin fut la patrie de Lagrange, un des représentants les plus illustres des sciences exactes, et que lui, son compatriote, me doit une précision mathématique, autrement je lui dirais : « *Si non è vero, non è ben trovato.* »

P. S. Mon collègue, M. Puche, vient de pratiquer sept inoculations successives ; la dernière aussi active que la première !

TRENTE-QUATRIÈME LETTRE.

De la syphilisation. — Lettre de M. Auzias-Turenne. — Réponse
de M. Ricord.

MON CHER AMI,

Vous avez eu la bonté de me communiquer une
lettre que M. Auzias-Turenne vous a adressée, relativement à ce que j'ai dit, dans mon dernier entretien avec vous, sur la *syphilisation* et sur le *syphilisme*. Vous avez désiré que, si j'avais à répondre à
la lettre de M. Auzias, ma réponse parût en même
temps que sa lettre. Vos motifs sont légitimes, ils
seront compris, sans autre explication, de tout lecteur sérieux. Vous croyez au progrès, et vous l'ac-
cueillez sans répugnance, même sous ses manifestations les plus hardies. Mais vous n'abdiquez pas,
et je vous en félicite, votre droit d'examen, votre
devoir de sage et prudente réserve. Quand une question aussi grave que celle qui va nous occuper vient à
être soulevée, il y a danger à ne pas l'aborder immédiatement de front, il y a puérilité à croire qu'on
l'étouffera sous un dédaigneux silence.

Examinons donc les nouvelles doctrines dont
M. Auzias se fait le propagateur; mais d'abord lais-
sons-lui la parole pour cette exposition nouvelle de
ses idées :

A MONSIEUR LE RÉDACTEUR EN CHEF DE L'UNION MÉDICALE.

> « Le même délétère pris d'un pus vérolique
> « que fournissaient des chancres, inoculé au
> « bras à l'aide d'une lancette, y a fait naitre
> « deux ulcères vénériens, et il s'en est suivi
> « *la guérison sur un soldat miné par une*
> « *syphilis ancienne, rebelle à toutes les mé-*
> « *thodes.* »
>
> PETIT-RADEL.

MONSIEUR LE RÉDACTEUR,

Il en est des idées justes comme des bonnes gens. Elles gagnent à être connues. Or, M. Ricord a prêté à la *syphilisation*, bien involontairement, sans aucun doute, un mauvais entourage et un faux air dans sa trente-deuxième lettre. Permettez-moi donc de la faire simplement connaître à vos lecteurs.

La *syphilisation* n'est pas un virus ni une maladie, à l'exemple du vaccin ou de la variole. C'est un état analogue à celui dans lequel nous met une atteinte de variole. En effet, après avoir eu la variole, nous en sommes préservés; de même, après avoir subi la succession d'un nombre suffisant de chancres, nous sommes *syphilisés*, c'est-à-dire assurés contre toutes les formes de la syphilis. Le *syphilisme*, de son côté, c'est l'aptitude à être *syphilisé*. Sans doute que nous en jouissons tous à des degrés divers. C'est donc une qualité naturelle, tandis que la *syphilisation* est une propriété acquise en vertu de cette qualité. En-fin, nous acceptons sans peine le qualificatif *syphili-sateur* né sous la plume de M. Diday. Aussi bien, on disait autrefois les *circulateurs*, les *inoculateurs*. Cette analogie ne nous déplaît pas.

Mais arrière les mots de *saturation*, d'*imprégnation* et d'*infiltration*, si on veut les prendre à la lettre ! Nous ne voulons pas plus être *saturés, imprégnés* ou *infiltrés* du virus de la syphilis, que de celui de petite vérole ; nous ne voulons pas, en un mot, être des foyers d'infection et la pourriture elle-même ! Ce que nous prétendons, c'est d'avoir, quand nous sommes *syphilisés,* subi en peu de temps l'évolution de la syphilis et d'en être quittes, comme nous sommes quittes de la petite vérole quand nous ne l'avons plus. Nous accepterions toute autre explication rationnelle de la *syphilisation*, mais nous repoussons énergiquement une théorie qui serait aux yeux de tous une source de préventions.

Pour faire comprendre la *syphilisation*, je suppose un voyageur parcourant les deux flancs d'une montagne, d'abord de la base au sommet, puis du sommet à la base. Il représente la personne qu'on *syphilise.* Les chancres correspondent aux différentes portions de sa route ; ainsi le chancre induré, indice de la syphilis constitutionnelle, répond à la crête de la montagne, et la *syphilisation* au terme du voyage. Ce voyageur se rapproche par ses premiers chancres de la syphilis constitutionnelle. Celle-ci atteinte, il la dépasse par d'autres chancres qui le mènent à la *syphilisation.* Il doit donc, pour se soustraire à la syphilis constitutionnelle, ne pas s'arrêter au milieu de sa route.

Tout le monde, avant d'avoir été *syphilisé*, se trouve apte à contracter la syphilis constitutionnelle, mais elle est évitée par la plupart de ceux qui ont des chancres, soit parce qu'ils n'arrivent pas jusqu'à elle, soit parce qu'ils la dépassent. Nul doute qu'on ne puisse donner artificiellement la syphilis constitutionnelle à quiconque ne l'aurait pas eue, comme on peut en préserver tout le monde.

On comprend bien, par ce que je viens de dire, qu'il n'est pas possible d'arriver à la *syphilisation* sans traverser l'état de syphilis constitutionnelle. L'essentiel est de le traverser assez rapidement par des inoculations en quelque sorte précipitées, pour qu'il n'ait pas le temps d'endommager nos organes. Le chancre induré n'est donc autre chose que l'indice d'un arrêt dans cette période réellement inévitable, mais qu'on peut rendre aussi courte qu'on le désire. Disons par conséquent, n'en déplaise à Dubois et à M. Ricord : « *Qui veut avoir, peut avoir la vérole.* » Mais ajoutons : *Non bis in idem.* Il y a peut-être une exception pour ceux dont les parents avaient la vérole, et qui, à cause de cela, peuvent y être héréditairement réfractaires. Un certain degré de syphilisation chez les parents serait, à plus forte raison, une source d'immunité pour les enfants.

Aussi suis-je porté, par les faits et le raisonnement, à admettre qu'il n'y a qu'un seul virus, lequel produit, suivant son état particulier, ou suivant l'état dans lequel se trouve l'organisme, tantôt le chancre simple, tantôt le chancre induré. Si M. Ricord, comme il le fait pressentir, cessait de tenir haut et ferme le drapeau que Hunter a remis entre ses mains, et sur lequel est écrit : *unité du virus*, j'en saisirais hardiment la hampe, tant je suis convaincu que dans ses plis se trouve la vérité. Oui, il n'y a qu'un virus syphilitique, et cet unique virus n'est pourtant pas un Protée. Mais il réagit différemment suivant que l'organisme représente à son égard tel ou tel réactif, ou que peut-être ce virus est lui-même à un degré différent de concentration. Je crains qu'on ne le méconnaisse, comme les anciens chimistes faisaient d'un corps simple, dans ses combinaisons variées !

Ne soyez plus étonné que M. Ricord ait vu des chancres simples précéder et suivre des chancres indurés sur la même personne ; mais étonnez-vous qu'il soupçonne, pour expliquer ces différences, qu'il existe plus d'une cause virulente. Un seul virus à formes graduées et un organisme diversement modifié par lui, donnent aisément la clef de ces contradictions apparentes.

Pas n'est besoin davantage d'admettre un virus particulier pour expliquer le phagédénisme. Il suffit, en effet, pour rendre raison d'une diminution notable de *syphilisme*, diminution sous l'influence de laquelle il se trouve, de faire intervenir soit les vices scorbutique, herpétique ou cancéreux, soit l'abus des liqueurs alcooliques ou du mercure, soit enfin une inflammation ou telle autre cause plus ou moins bien appréciée. La théorie est ici d'accord avec la pratique pour indiquer les moyens de combattre ces tendances *antisyphilisatrices*, ou pour apprendre à les laisser se dissiper par le temps. Qu'on ne s'y méprenne pourtant pas, car malgré l'étonnement de M. Ricord, on n'a pas à craindre le phagédénisme, quand on *syphilise* avec intention, et qu'on sait manier le virus.

On conçoit de reste, maintenant, que la syphilisation n'ignore pas et qu'elle explique ces chancres qu'on lui objecte et qui dépassent en vigueur ceux qui les ont précédés. Chacun ne peut-il pas reconnaître là l'influence des modifications qu'a subies l'organisme dans l'intervalle de ces chancres, ou l'intervention d'un virus moins atténué dans sa force que celui qui avait précédemment agi ?

Est-il possible de préciser le nombre des chancres nécessaires à la *syphilisation ?* Non. Parce qu'il faudrait tenir compte de trop de données pour la solution de ce problème. Ce nombre de chancres doit sans doute varier d'après leur siége, leur largeur, leur durée et surtout leur mode de succession; d'après l'état d'intégrité ou de contamination syphilitique antérieure des individus, d'après l'idiosyncrasie ou mieux le syphilisme absolu de ceux-ci; d'après l'intervention du mercure, des liqueurs alcooliques, d'excitants organiques variés, etc. Ainsi par exemple :

1° Des chancres successifs syphilisent plus, à nombre égal, que des chancres simultanés. Mais la *syphilisation* complète serait trop longue à obtenir exclusivement par des chancres successifs. C'est pour-

quoi je conseille de rapprocher et de multiplier vers
la fin les inoculations, parce qu'alors il n'y a plus à
courir de chances d'inflammation. Car on peut dire
en parodiant un adage : *Il n'y a que les premiers chancres qui coûtent.*

2° Quand un individu a la syphilis constitutionnelle, il faut moins de chancres pour le *syphiliser*,
toutes choses étant égales d'ailleurs, que pour *syphiliser* un autre individu. Mais qu'on se garde bien
d'oublier que la syphilis constitutionnelle est une
cause de délabrement des organes, ou en d'autres
termes que la *diathèse syphilitique* peut engendrer
une *cachexie syphilitique!* Or, cette cachexie peut
être, à son tour, une source de phagédénisme, c'est-
à-dire de diminution extrême du *syphilisme*, surtout
lorsqu'il y a eu dans un traitement intervention pro-
longée ou récente du mercure.

3° Le mercure favorise les progrès du chancre. Il
est donc à désirer que les personnes qu'on *syphilise*
soient soustraites à l'influence de cet agent. Mais
comme son action est passagère, tandis que la *syphilisation*, même incomplète, est persistante, on peut
reprendre des inoculations après une interruption
qu'avait motivée la présence du mercure dans l'é-
conomie.

4° Les liqueurs alcooliques, les fatigues et les excès de tout genre, les inflammations internes, les
vices, et l'appauvrissement du sang, etc., sont des
coups de fouet pour le phagédénisme ou pour l'engorgement ganglionnaire. Est-il besoin d'insister sur

l'importance d'éloigner ou de laisser se passer ces influences?

Au milieu de tant de causes qui peuvent agir ensemble ou séparément, il nous est bien moins possible de fixer le nombre de chancres nécessaires à la *syphilisation* que de dire par exemple d'une manière absolue ce qu'il faut d'opium pour endormir et de vin pour griser.

Mais on peut, sans craindre de se tromper, diminuer au moins des trois quarts les nombres trop libéralement mis en avant par M. Ricord et dont il n'est pas explicitement question dans le mémoire de M. Sperino. Et puis, pourquoi laisser dans l'ombre des phrases de ce mémoire, telles que celles-ci : *Chez les femmes qui avaient des ulcères anciens et larges, les premières ulcérations artificielles furent petites, et il ne fut plus possible d'en produire de nouvelles après peu d'inoculations.* Le maximum de M. Sperino pourrait d'ailleurs être singulièrement réduit en faisant, comme je l'ai dit plus haut, les inoculations une à une, excepté vers la fin, où cette discrétion ne serait plus nécessaire.

Dispensez-moi aussi de vous dire combien d'années précisément devra durer l'immunité. Combien de temps la vaccine ou la petite vérole elle-même nous préserve-t-elle de la petite vérole? Nous ne le savons pas relativement à l'un ou à l'autre de ces deux préservatifs que nous étudions pourtant depuis si longtemps? Comment pourrions-nous être renseignés à l'égard de la syphilis? Mais je suis sûr d'être au-dessous de la vérité en évaluant le temps de cette préservation à tout celui de la jeunesse. Je puise cette conviction à différentes sources, dont les principales sont des expériences déjà anciennes et des observations que je possède. Qui empêcherait d'ailleurs des revaccinations syphilitiques, en supposant qu'elles pussent devenir nécessaires? Ces revaccinations se réduiraient à bien peu d'inoculations, puisqu'elles n'auraient d'autre but que celui de prolonger une immunité antérieurement acquise et qui ne devrait pas être entièrement épuisée !

Je ne propose d'ailleurs pas de *syphiliser*, s'ils existent, ceux qui sont à jamais à l'abri de la contagion. Ce serait folie, je le sais, que de vouloir faire assurer contre l'incendie un bâtiment qui ne serait pas susceptible de prendre feu. Qu'on applique, au contraire, le moyen à ceux qui sont très-exposés à la syphilis, et surtout à ceux qui en sont atteints à des degrés divers. La maladie elle-même est le commencement de la préservation et de la guérison. Notre vaccination a cela de précieux et, le dirai-je, de merveilleux, qu'elle produit ses bienfaits *avant,* *pendant* et *après.*

Réduisez donc le nombre des chancres donnés par M. Sperino, en commençant par ne faire qu'une inoculation chaque fois, à huit à dix jours d'intervalle. Mais vers la fin, quand vous ne produirez plus que des chancres sans vigueur, faites plusieurs inoculations tous les deux à trois jours, et même plus souvent. L'essentiel alors c'est d'aller vite. Et puis cessez de vous étonner de ne point voir d'induration. Elle n'a pas le temps de se produire, parce que vous glissez en quelque sorte sur la syphilis constitutionnelle dont l'induration n'est que l'indice, et, on pourrait dire, la première étiquette.

Pour les *syphilisateurs*, l'induration n'est pas la cause, elle n'est que l'effet, et dussiez-vous emporter la pièce, détruire par le fer ou le feu ce témoin de la contamination générale, que vous ne changeriez rien à celle-ci. Quand on *syphilise* très-vite une personne, on ne voit pas de chancre induré, bien qu'on la fasse certainement passer par la syphilis constitutionnelle.

J'irai plus loin ; vous aviez bien pu, dans quelques cas, détruire des chancres avant que l'induration ne s'y soit montrée, et quand pourtant la syphilis constitutionnelle existait déjà, et peut-être des cas de ce genre ont-ils été objectés à votre théorie, d'ailleurs précieuse, du chancre induré ?

Ainsi, la *syphilisation* se charge elle-même d'expliquer des faits qui battaient en brèche vos doctrines !

Quelques mots maintenant des *syphilisés* de M. Puche. Leur direction ne m'appartient pas, quoique je les voie à peu près tous les jours. Aussi n'en eussé-je pas parlé si M. Ricord ne les avait pas évoqués le premier. C'est une initiative dont je lui sais gré, parce qu'elle me fournit l'occasion de mettre en lumière deux faits entièrement confirmatifs de mes assertions. En effet, chez l'un de ces *syphilisés*, la *syphilisation* a marché sans obstacle, et chez l'autre

les choses se seraient vraisemblablement passées de
même, s'il n'eût pas été soumis, concurremment
avec les inoculations, à un traitement mercuriel. Et
pour preuve, je dirai que la suspension de ce traitement a coupé court aux entraves que rencontrait la
syphilisation.

Nos inoculations ne sont pas seulement préventives, elles sont aussi et par-dessus tout curatives.
Cela résulte de ce fait, qu'on n'arrive pas à la *syphilisation* sans passer plus ou moins rapidement par la
syphilis constitutionnelle. Or, à la condition que
l'organisme n'aura pas eu trop ni surtout trop longtemps à souffrir de l'action du virus, on se trouve
encore à temps de faire jouir cet organisme des bienfaits de la *syphilisation.*

Je craindrais, Monsieur le rédacteur, d'abuser de
votre patience en insistant sur les conditions de siége
des chancres inoculés, mais vous comprendrez de
reste, combien des chancres placés sur les bras ou
sur l'abdomen, par exemple, doivent occasionner
moins de douleur et présager moins d'inconvénients
que des chancres placés sur la verge.

M. Ricord demande instamment un *syphilisé en
champ clos.* Ses vœux seront plus que comblés, car le
syphilisé que je veux lui opposer sera en outre *syphilisateur :* que M. Ricord se mette donc en garde.
Il verra s'il a affaire à des convictions qui faiblis-
sent !

Et qu'il le sache bien, il n'est pas simplement
question, comme il le croit, d'une révision de la con-

stitution syphilitique, mais bien d'une révolution radicale !

Agréez, etc.   Auzias Turenne.

22 août 1851.

Dans l'étrange lettre que M. Auzias communique à l'*Union Médicale*, et qui est plutôt à mon adresse qu'à la vôtre, il m'accuse d'avoir mal entouré la *syphilisation* et de lui avoir involontairement prêté un faux air. Si la syphilisation n'a pas, tout d'abord, l'air d'une vérité, ce n'est certes pas ma faute, mais bien celle de M. Turenne ; j'en laisse juges ceux qui sont au courant de la science. Voltaire a dit un jour à la sœur du roi de Prusse :

> Souvent un air de vérité
> Se mêle au plus grossier mensonge.

Eh bien ! moi, je dirai à M. Turenne, que si tout ce qu'il avance dans sa lettre est l'expression de la vérité, il faut renverser les deux vers de Voltaire.

Les grandes découvertes, a-t-on dit, ont souvent été prises pour de la folie. Salomon de Caus a été enfermé à Bicêtre. Tout ce qui sort de la ligne des choses connues, tout ce qu'on ne peut pas ramener aux lois établies, est fréquemment pris pour de l'extravagance. On a quelquefois tort, sans doute, et l'histoire est là pour rappeler de grandes et regrettables injustices. Mais est-ce à dire pour cela que, plus une idée est bizarre, excentrique et de prime abord irrationnelle, et plus il faille l'accepter sans examen, sans critique, et d'autant plus vite, qu'elle est contraire à l'expérience et aux faits acquis qu'elle n'a point encore expliqués ou détruits; qu'il faille encore, parce qu'elle paraît *très-dangereuse*, la suivre en aveugle, sans savoir dans quel abîme elle peut nous conduire? Non, et au risque de se tromper, sans condamner au bûcher ou à la prison ceux qu'on croit hérésiarques ou fous, il faut opposer une sage raison, ne pas empêcher le progrès, mais aussi ne pas applaudir à toutes les révolutions qui renversent souvent plus qu'elles n'édifient.

Une chose étrange, mon cher ami, c'est que, tandis que depuis plus de vingt ans je lutte pour établir les points de doctrine qui sont la source, l'idée génératrice de ce que fait aujourd'hui M. Turenne, les hommes qui ont eu tant d'encre *noire* au bout de leur plume contre mes recherches expérimentales, et un *bec* si aigu contre l'*unicité* de la diathèse syphilitique, vérité aujourd'hui incontestable, n'aient plus de réflexions à faire à la proposition suivante de M. Turenne qui résume toutes les autres :

Si vous souffrez de la vérole, c'est que vous n'en avez pas assez pris !!!

En effet, si on consulte M. Auzias pour un chancre, retournez à la source, vous dit-il, et retournez encore, jusqu'à ce que vous ne puissiez plus... prendre. Si vous n'avez plus ni le courage, ni la force, il vous en donne jusqu'à ce que vous en ayez assez ; combien, il ne le sait pas, parce qu'il y a une infinité de conditions qu'il ignore et en vertu desquelles le *syphi-*

lisme ou l'aptitude à contracter des chancres peut être plus avide, plus difficile à satisfaire ; il se peut qu'il en faille dix, trente, quarante, soixante, ou plus ; mais du courage et on arrive sans beaucoup se gêner ; car on placera ces chancres sur des endroits dont on n'a que faire, sur le ventre, par exemple, chez les femmes publiques, ou sur les bras pour ceux qui ne s'en servent pas.

Mais en multipliant ainsi pendant un ou deux mois, et plus, les sources de l'infection, n'allez pas craindre qu'on vous infecte, qu'on vous infiltre le virus, qu'on vous en imprègne, cela ne ferait pas l'affaire des syphilisateurs, ils ne veulent pas qu'on puisse croire qu'ils vous mettent la vérole dans le sang. Il suffit que vous sachiez que vous êtes *syphilisés*, que vous avez subi une modification générale qui a détruit votre *syphilisme* à tout jamais, sans que le virus vous ait pénétré, sans qu'il se soit mélangé à vos humeurs. M. Auzias en est sûr, car il l'a suivi dans ses pérégrinations, et vous allez en juger.

Supposez que vous tous, sans exception, qui, comme tous les animaux de la création, jouissez du syphilisme, c'est-à-dire de l'immense prérogative de pouvoir contracter la vérole, pour pouvoir vous en mettre ensuite à l'abri, vous représentiez une montagne qui a deux flancs, un flanc au levant et un autre flanc au couchant, et qu'un chancre veuille gravir le premier côté du mont de..... Vénus ; s'il est seul, il reste au pied de cette montagne, où il peut mourir sans descendants ; si, au contraire, d'autres voyageurs de son *espèce* viennent l'aider dans sa route, l'épauler et lui faire la courte échelle, il peut arriver au sommet ; mais si là on l'abandonne, et que, comme le font certains singes, de queue en queue, selon la fable spirituelle de **M.** Viennet, on ne l'aide pas à descendre le versant opposé, forcément il s'arrête, il s'indure, et met le feu à la montagne syphilitique qui vomit alors sa lave sous les différentes formes d'accidents constitutionnels que vous connaissez. Mais si la marche n'est pas entravée, ou qu'elle soit reprise après un temps d'arrêt, et même après une *irruption*, le voyageur, fatigué et épuisé dans la seconde moitié de la route, emporte avec lui le mal qu'il a fait, et vient mourir dans la vallée de Josaphat, pour attendre le jugement dernier de..... l'expérience.

Cependant, mon cher ami, dans ce trajet ascensionnel, quoi qu'en dise **M.** Turenne, qui ne veut pas que le virus pénètre l'économie, qu'il s'infiltre par les voies de l'absorption pour infecter et empoisonner à la manière des toxiques, il peut marquer ses pas dans le sol, s'accrocher d'abord aux premiers ganglions lymphatiques voisins, puis creuser un sillon plus profond pour s'indurer, s'il s'arrête, et produire des accidents généraux. Suit-il une autre route quand il ne s'indure pas ? Mais non, puisque pour déloger un premier chancre induré on fait suivre la même voie aux chancres syphilisateurs, et forcément, car autrement il n'aurait pas la chance de rencontrer le premier et de le culbuter.

Maintenant combien faut-il de chancres pour arriver au sommet de la montagne et pour bouleverser la constitution ? Combien en faut-il ensuite pour rétablir l'ordre dans la plaine ? Je vous l'ai dit, M. Auzias n'en sait rien, et il s'en inquiète fort peu ; il est moins avancé que celui à qui on demandait combien il fallait de queues de rats pour aller de la terre à la lune, et qui répondit qu'il n'en fallait qu'une, pourvu qu'elle fût assez longue. Eh bien ! l'observation journalière montrera à M. Auzias que beaucoup d'individus, un très-grand nombre, n'ont qu'un seul chancre, que tous les chancres solitaires ne s'indurent pas, que la diathèse syphilitique n'est pas en raison inverse du nombre des accidents primitifs, et que tous les individus qui n'ont eu qu'un seul chancre n'ont pas par cela seulement la vérole constitutionnelle. Loin de là, rien de plus commun que de voir des individus avec des symptômes d'une syphilis générale, et qui ont eu à plusieurs reprises, à des temps différents, plus ou moins rapprochés, quelquefois dans le cours d'un ou de deux mois, des chancres multiples, *successifs*, dix, quinze, vingt et plus, pourvu que, parmi ceux-ci, il y en ait un qui s'indure, ou, si vous aimez mieux, un qui infecte et qui, alors, comme vous le savez, avec des caractères particuliers, imprime à l'économie certaine disposition, dont nous trouvons l'analogue dans la variole, et empêche un nouvel accident semblable de se produire, pour donner lieu aux mêmes conséquences.

Si, avec un certain nombre de chancres, on devait

toujours avoir la vérole constitutionnelle ; si, avec un nombre *déterminé*, on ne devait plus l'avoir, tout serait dit ; mais l'observation a déjà répondu.

Lorsqu'avec un seul chancre *non induré*, vous n'avez pas d'accidents constitutionnels, vous pourriez dire qu'il y a déjà syphilisation, comme il y a vaccine avec une seule piqûre, un seul bouton-vaccin ; mais cela ne se passe pas ainsi, comme nous l'avons vu, puisqu'alors on peut encore inoculer, et que des chancres ultérieurs peuvent être suivis de l'empoisonnement, de la diathèse syphilitique.

Pour arriver à la syphilisation il faut des semaines, des mois ; tandis que nous savons, à n'en pas douter, que le chancre infecte et s'indure au bout de quelques jours seulement ; et qu'il faut alors moins de temps pour arriver aux manifestations secondaires, qu'il ne vous en faut pour les prévenir.

Les chancres, dit M. Auzias Turenne, guérissent d'autant plus vite qu'on les multiplie et qu'il y a syphilisation ! Cette proposition n'est pas soutenable, il faut souvent la renverser, et les inoculateurs d'aujourd'hui qui ont combattu les inoculations d'autrefois, en sont bien convaincus ; dans quelques circonstances les chancres d'inoculation ont été bien plus graves que ceux où on les avait puisés. Il n'est pas rare de voir un chancre unique guérir sans traitement spécial en trois, quatre, cinq ou six semaines ; si l'art intervient, si surtout on a recours au traitement mercuriel contre le chancre induré ; on va encore plus vite ! La syphilisation fait-elle de plus grands pas ?

Les diminutions d'intensité dans les inoculations successives, comme dans quelques-unes de celles de mon collègue, M. Puche, et dans lesquelles le pus à inoculer a toujours été emprunté au malade lui-même, peuvent être attribués, à un affaiblissement progressif de la virulence, jusqu'au moment où le chancre arrivé à la période de réparation, ne peut plus, comme je l'ai déjà démontré et enseigné depuis vingt ans, fournir de pus inoculable. Ici la graine est mauvaise, ou manque ; plus tard c'est le terrain qui fera défaut.

Ce qu'il y a en effet de certain, ce que tous les observateurs ont constaté, c'est qu'il arrive un moment, plus tôt ou plus tard, où tous les chancres se cicatrisent, et cela presque en même temps, qu'il n'y en ait qu'un ou qu'il en existe un grand nombre, les derniers aussi vite que les premiers, et cela, souvent, sans qu'on puisse rapporter la guérison aux remèdes employés et quelquefois même malgré les remèdes. Quel est alors le mécanisme de cette guérison? Ce ne peut pas être la syphilisation, dans tous les cas, et d'après vous-même, puisque cela a lieu avec un ou plusieurs chancres, et qu'après toutes les guérisons, il n'est pas vrai que tous les individus soient réfractaires à de nouvelles inoculations. Ce qu'on observe ici pour les accidents primitifs, on l'observe aussi souvent pour les accidents secondaires qui, après avoir duré un certain temps, peuvent disparaître seuls e tsimultanément, *sans la nécessité de nouvelles contagions* et sans que la syphilisation puisse alors l'expliquer. Ce qui arrive ici, s'observe dans beaucoup d'autres maladies, c'est un effort fait par la nature pour se débarrasser de ce qui n'est point assimilable, de tout ce qui lui est étranger; c'est un travail d'élimination, de répulsion, de réparation, plus ou moins général, surtout dans les tissus homogènes et pouvant, dans un moment donné, empêcher de nouveaux effets de se produire, comme il va détruire ceux qui existent déjà.

A cette force médicatrice l'art vient souvent en aide, non pas en augmentant homœopathiquement et à haute dose le principe morbide qu'elle doit combattre, mais au contraire en l'éloignant et en cherchant à le détruire. C'est ainsi que dans certaines formes de la syphilis l'on a recours à de puissants auxiliaires, à des médications presque spécifiques et au mercure en particulier qui, comme toutes les grandes puissances de ce très-bas monde, a tour à tour été intronisé et proscrit.

Voici en effet, après la restauration à laquelle l'Académie des sciences a bien voulu reconnaître ma participation, et qui succéda à la révolution physiologique dans laquelle on avait nié l'existence du virus et par conséquent l'efficacité du mercure, que la puissance de ce médicament est de nouveau mise en question par les révolutionnaires *syphilisateurs*, qui, comme les physiologistes leurs prédécesseurs, lui reprochent même de reproduire le mal qu'il prétend guérir. Est-il possible de tenir encore un semblable langage en 1851, en présence des innombrables malades chez lesquels on voit la syphilis se dérouler sans qu'ils aient jamais pris un atome de ce médicament, et s'arrêter et disparaître aussitôt qu'il est convenablement administré?

Ce qu'il y a de vrai, c'est que cet agent thérapeutique n'est pas également efficace contre toutes les formes de la syphilis, qu'il en est même qu'il aggrave, ce que j'enseigne avec beaucoup d'autres syphilographes, et que la forme à laquelle il nuit le plus souvent, c'est le chancre non induré, le seul que M. Auzias me paraît avoir inoculé jusqu'à ce jour, et que par conséquent il doit souvent empêcher de guérir, non pas en diminuant le syphilisme, mais en altérant la constitution et de manière à favoriser le progrès de toute ulcération, du chancre comme de l'ulcère scrofuleux ou de l'ulcère scorbutique, et en produisant même, de toute pièce, des ulcérations *sui generis*.

Ce n'est plus, d'après M. Auzias, au mercure qu'il faut s'adresser pour guérir la vérole; mais bien à la vérole elle-même! Cette idée n'est pas neuve, dit M. Auzias, il a raison, il n'y a rien de nouveau sous le soleil, pas même l'homme quand Dieu le créa, puisqu'il ne fut qu'une image de Dieu même, selon les livres saints, qui l'avaient dit avant M. Alex. Dumas.

En effet, Percy, cité par Petit-Radel, pensait qu'on pouvait appliquer au traitement de la syphilis les doctrines de Bordeu, et qu'on devait guérir les syphilis chroniques et rebelles en les faisant repasser par l'état aigu, en les renouvelant, comme quelques personnes le conseillent encore à ceux qui ont des écoulements chroniques. C'est ainsi que Percy inocula son malade que les inoculations ne guérirent point; mais qu'un traitement mercuriel plus méthodique et mieux fait débarrassa d'un mal qui aurait dû s'accroître, d'après M. Auzias, le mercure ici neutralisant les bienfaits de la syphilisation.

M. Auzias me reproche de n'avoir pas tout dit, en citant M. Sperino. Quant à son approximation du nombre des inoculations qu'il a dû faire, je la maintiens. Quant aux chancres phadégéniques que de nouvelles inoculations n'ont pas empêchés de guérir, il n'y a là rien d'étonnant et qui n'arrive tous les jours.

J'ai dit et je soutiens encore que « n'a la vérole qui peut. »

Enfin on m'a reproché d'abandonner le drapeau de Hunter, sur lequel est inscrit, entre autres choses, l'unité du virus. Je vous ai déjà fait, mon cher ami, ma profession de foi et fait connaître les couleurs de ma bannière. Je n'y reviendrai pas. Seulement je vous dirai que si ce que j'ai enseigné dans mes cours depuis un grand nombre d'années venait à se vérifier, à savoir : que la syphilis, si analogue à la variole, surtout depuis que j'ai démontré l'unicité de la diathèse, doit aussi avoir son vaccin, et que les assertions de M. Auzias fussent démontrées, il deviendrait probable que le virus fourni par le chancre non induré serait différent, ou *une modification* de celui qui produit le chancre infectant qui s'indure, et que le premier serait à la syphilis ce que le vaccin est à la variole, influençant l'économie après un effet local sans manifestations générales et empêchant l'autre d'agir ensuite, soit localement, soit généralement.

Comme vous avez pu le voir, tout ce qui précède est grave, très-grave et mérite la plus grande attention. Encourager les jeunes gens à multiplier les accidents de la syphilis primitive, c'est les encourager à retourner à la source où ils les ont puisés. Dire à ceux qui ont la vérole constitutionnelle — Allez, soyez tranquilles, laissez venir les manifestations secondaires et tertiaires, gardez-vous d'employer les remèdes réputés efficaces; quand vous le voudrez, on vous guérira en vous donnant de nouveaux chancres, — est quelque chose de trop sérieux, pour que ceux qui sont placés aux avant-postes, et qui ont une certaine responsabilité, ne demandent pas des faits au lieu de théories que, jusqu'à présent, rien ne justifie, que tout semble au contraire condamner.

1° Je demande donc à M. Auzias qu'il nous montre ses syphilisés ; ils sont tout prêts, dit-il ; tant mieux, je serai alors convaincu qu'on peut devenir réfractaire à l'inoculation.

2° Je demande la limite de l'immunité à laquelle M. Auzias ne paraît pas attacher une grande importance, mais à laquelle les syphilisés doivent tenir beaucoup. Cette limite, M. Auzias doit en savoir quelque chose, car ce n'est pas avec des observations de la veille qu'on se présente en pareil cas.

RICORD.   25

Je demande donc les plus anciens et pour cause.

3° Je demande que M. Auzias produise à volonté des chancres indurés sur les premiers individus venus, qu'il en arrête quelques-uns à volonté par la syphilisation ; qu'il en laisse marcher d'autres jusqu'aux accidents secondaires, qu'il détruira ensuite par ses inoculations.

4° Qu'il nous présente, avant et après, des malades affectés à différents termes de la syphilis constitutionnelle et guéris par les inoculations syphilisatrices, et j'accepterai la révolution, à laquelle j'aurai pris la première part.

En se rappelant les malheurs arrivés à l'école physiologique, dont les adeptes étaient aussi convaincus et aussi honnêtes que M. Auzias, on tremble devant les terribles conséquences que l'observation clinique, la science acquise et la raison doivent nous faire redouter.

TRENTE-CINQUIÈME LETTRE.

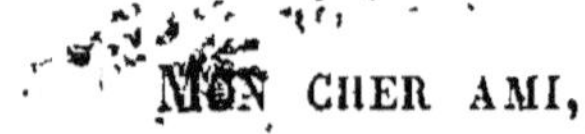 **Mon** cher ami,

L'espérance donnée par les syphilisateurs de voir un jour la vérole disparaître du cadre de la pathologie, et la nécessité alors d'arracher aux traités de thérapeutique les pages où sont indiqués les remèdes antisyphilitiques devenus inutiles, m'avaient un moment arrêté. Pourquoi continuer l'histoire d'une maladie qui ne doit plus être, et parler de traitements qui, alors, n'auront plus d'application? J'allais donc vous dire deux mots d'adieu, et en rester là lorsqu'une visite à l'hôpital m'a convaincu que, quel que fût l'avenir réservé à la syphilisation, le présent était encore assez triste sur ce point, pour ne rien déchirer dans nos livres classiques, et pour rester persuadé que la vérole, hélas ! n'était ni morte, ni mourante !

En effet, en attendant que l'idée de la syphilisation née de mon école, qui a prophétisé un vaccin, soit démontrée par les syphilisateurs ; avant qu'on parvienne à prouver que la vérole, jusqu'à ce jour, a été calomniée par tous les syphilographes des temps passés et modernes ; avant qu'il soit reconnu qu'au lieu d'être un des plus grands fléaux qui aient jamais frappé l'humanité, la syphilis est au contraire un bienfait du ciel, occupons-nous encore un peu de ce qui nous reste de ce fléau ou de ce bienfait.

Au point de vue de la prophylaxie, je vous disais, dans mon avant-dernière lettre, qu'il était impossible de croire à l'inoculation préservatrice par le pus ou par le sang des accidents tertiaires, et que la syphilisation, en voie d'expérimentation, devait être sérieusement étudiée avant d'être prise au sérieux.

Je vous dirai à ce sujet qu'enfin on a présenté à la clinique de l'hôpital du Midi un élève en médecine qui s'est soumis à des expériences, et qui, depuis trois mois, s'est laissé faire et s'est fait lui-même plus de soixante inoculations dont on voit les traces ou les cicatrices, et dont une présentait encore, le vingt-et-unième jour, les caractères du chancre ecthymateux. Je devais vous rendre compte du résultat des expériences qui allaient se continuer à ma clinique, mais depuis la première publication de cette lettre dans l'Union, ce prétendu syphilisé ne s'est plus présenté à mon examen (1). C'eût été une seule

---

(1) Mais en revanche, nous avons eu la triste observation du docteur L. ., qui s'est présenté à la Société de chirurgie et qui fait peser une terrible responsabilité sur la tête de ceux qui préconisent des doctrines qu'ils devraient être condamnés à subir.

Voici les termes dans lesquels l'*Union médicale* a dû produire ce qui s'est passé à cette société savante dans la séance du 12 novembre 1852 :

« Nous tenons de M. Musset la communication suivante ; nous la transcrivons textuellement :

« M. le docteur L... a eté présenté à la Société de chirurgie par M. Musset, interne du service de M. Ricord, pour soumettre

et première observation dont vous préjugez la valeur, et on ne paraît pas en avoir d'autres, ce dont je ne m'étonne pas, les sujets de ce genre devant être très-

à l'observation de cette Société savante les résultats d'expériences entreprises dans le but de vérifier les idées émises sur la syphilisation.

« En attendant que M. le docteur L... donne lui-même, *in extenso*, l'histoire de sa propre observation, non encore complétée, voici les principaux résultats auxquels il est déjà arrivé.

« M. le docteur L... n'a jamais eu ni chancres ni blennorrhagies.

« Aux mois de décembre 1850 et janvier 1851, il s'est inoculé à verge, à l'intervalle d'une semaine chaque fois, une dizaine de chancres, dans le but d'étudier une nouvelle médication. — Ces chancres ont disparu en peu de temps sous l'influence d'un traitement simple, hygiénique.

« Le 2 juillet, il s'inocule de nouveau, et un chancre induré en est la conséquence.

« Trois mois après, c'est-à-dire le 1er octobre, il se déclare une syphilide exanthématique et bientôt papuleuse, accompagnée de l'engorgement des ganglions cervicaux postérieurs.

« Quelques jours après, des plaques muqueuses apparaissent sur les amygdales

« M. le docteur L... ne se soumet à aucun traitement.

« Le 17 octobre, une inoculation est pratiquée sur le bras gauche par M. Auzias, en présence de M. Ricord, avec du pus puisé à un chancre datant de vingt jours, existant sur un malade qui avait été inoculé lui-même avec du pus pris chez un prétendu syphilisé qui en était à peu près à son soixantième chancre.

« Le 24 octobre, M. Ricord pratique deux inoculations, l'une sur le bras gauche, l'autre sur la muqueuse du prépuce, avec du pus d'un chancre phagédénique non serpigineux, existant sur un malade couché salle 2, n° 4 de son service.

« Le 24 octobre, M. le docteur L... s'inocule lui-même, au même bras et à la verge, avec le pus du premier chancre.

« Le 28 octobre, deux inoculations sont pratiquées au bras

rares. En effet, il faut pour se soumettre à de pareilles expérimentations avoir plus de confiance dans la doctrine que celui qui l'enseigne, et qui ne

gauche, l'une avec le pus du premier chancre, l'autre avec celui du quatrième.

« Le 29 octobre, deux inoculations sont faites avec le pus du quatrième chancre.

« Le 30, deux inoculations sont pratiquées au bras avec le pus du premier chancre et du second.

« Le nombre des inoculations s'élève ainsi à onze.

« 1° Bien que des inoculations, au nombre de dx, aient été faites, cela n'a pas empêché une onzième de s'indurer et d'être suivie régulièrement de la syphilis constitutionnelle.

« 2° Les nouvelles inoculations successives qui ont été faites en vue de la syphilisation ont toutes réussi.

« 3° Les chancres n'ont pas été d'une moindre étendue à me sure des inoculations faites.

« Ainsi, les diamètres des chancres successifs ont été indifféremment plus grands ou plus petits que ceux des chancres qu'ils avaient précédés ou suivis.

« 4° Le plus grand nombre des chancres inoculés a pris la forme phagédénique, comme cela se montre souvent chez des individus qui, ayant une syphilis constitutionnelle, contractent de nouveaux chancres.

« 5° Il est à remarquer que les plus intenses proviennent du pus du syphilisé de M. Auzias, parvenu à son soixantième chancre.

« 6° Le phagédénisme non serpigineux n'a pas dépendu de la source à laquelle le pus avait été emprunté, car le plus grand nombre des chancres qui ont été produits par le pus provenant du syphilisé, ont pris indifféremment la forme phagédénique, tandis que parmi trois chancres produits par le pus fourni par un malade du service de M. Ricord, affecté d'un chancre phagédénique non serpigineux, un seul a pris la forme phagédénique.

« 7° Le phagédénisme des premiers chancres n'a pas été atténué par les chancres qui ont suivi et qui sont devenus phagédéniques à leur tour.

« 8° Le phagédénisme a donc semblé tenir à l'état général du malade, influencé par le siége, car tandis que le plus grand nom-

donne pas l'exemple. On m'a dit que ce qui empêchait *d'aucuns* de s'inoculer, ou de faire savoir qu'ils s'étaient inoculés, c'était la crainte que cela ne pût leur nuire dans le monde, au point de vue du mariage. C'est peut-être vrai, et je ne conteste pas la légitimité de cette appréhension ; mais ce qui m'étonne, c'est qu'à des appréhensions aussi vulgaires puissent être accessibles ces bienfaiteurs de l'humanité. L'école du prudent Fontenelle n'est pas morte, mon cher ami, et il est encore des gens qui n'ouvrent pas leurs mains pleines de vérités.

Quoi qu'il en soit et pour en revenir à ma vérité à moi, dans l'état actuel de la science, le meilleur moyen de prévenir les accidents constitutionnels consiste à détruire le plus tôt possible l'accident

bre des chancres inoculés au bras ont pris cette forme, les chancres inoculés à la verge, le même jour, avec le même pus, sont restés très-restrein's, et ont vite marché vers la réparation.

« 9° Les inoculations successives, faites dans le sens de la syphilisation, et qui ont affecté une marche si grave, non-seulement n'ont pas influencé favorablement les accidents de la syphilis constitutionnelle, mais bien au contraire ces accidents ont semblé prendre une nouvelle intensité au fur et à mesure que les chancres d'inoculation tendaient au phagédénisme.

« 10° Il est à remarquer que tandis que toutes les inoculations faites avec du pus d'ulcères primitifs, ont été suivies de résultats positifs, des inoculations d'accidents secondaires appartenant aux formes les plus graves et dans toute leur intensité, sont restées sans effets.

« 11° L'observation du courageux et savant docteur L .., qui la publiera plus tard avec tous ses développements, doit être déjà d'un double enseignement pour ceux qui, préconisant des doctrines qui amènent aux résultats que l'on vient de voir, n'ont pas le courage de les expérimenter sur eux-mêmes. »

primitif, ainsi que je vous l'ai déjà dit, en parlant
du chancre.

Mais lorsqu'on arrive trop tard pour pouvoir
compter sur la méthode abortive, faut-il, dans tous
les cas, se hâter de recourir à un traitement spécifique général ? Il y a bien longtemps que j'ai répondu par la négative à cette importante question.
Le chancre infectant est l'accident le plus rare. Dans
les autres conditions, quels que soient le nombre, la
durée, la répétition de l'accident primitif, l'infection
constitutionnelle n'a pas lieu et un traitement devient alors non-seulement inutile, mais il peut être
quelquefois nuisible.

Quelques spécialistes, convaincus comme moi que
la plupart des accidents primitifs guérissent seuls,
vite et bien, par des soins d'hygiène ou des médications simples, veulent qu'on attende, pour recourir aux traitements énergiques spéciaux, qu'on ait
des preuves de l'empoisonnement général, et que
le traitement ne soit commencé que contre les accidents secondaires ; d'autres, qui reconnaissent la
nécessité de ce traitement dès que le chancre présente les caractères sur lesquels j'ai insisté, ne veulent aussi l'administrer que lorsque des accidents
généraux se sont manifestés, non-seulement pour en
démontrer la nécessité actuelle, mais encore et surtout pour faire comprendre aux malades que le traitement devra être longtemps continué.

Pour moi, quand j'ai affaire au chancre infectant,
j'ai recours, et le plus tôt possible, à la médica-

tion spéciale, c'est-à-dire au traitement mercuriel.

Le traitement mercuriel peut empêcher les manifestations constitutionnelles, ou simplement les retarder pendant un temps qu'il est difficile de limiter entre des mois et des années. Il n'y a pas de praticiens qui n'aient vu des malades qui, après avoir été traités, ont joui pendant dix, quinze, vingt, trente ans de tous les priviléges d'une excellente santé, et qui ont fini par présenter, soit pour la première fois, soit comme récidive, des accidents caractéristiques de la syphilis. En présence de faits de ce genre, malheureusement si nombreux, comment ne pas admettre la persistance de la diathèse compatible avec une bonne santé apparente ; comment conclure, dans tous les cas, à une destruction absolue de la disposition syphilitique acquise, comme le font si légèrement quelques spéculateurs ?

Ce qui donnerait la certitude qu'on peut détruire la diathèse par une bonne médication, ce qui, du reste, ne doit pas être impossible, ce seraient des observations bien authentiques, bien détaillées, bien analysées d'individus ayant eu deux fois ou plus des chancres indurés, et ayant présenté chaque fois la série des accidents constitutionnels dans l'ordre naturel qu'on connaît aujourd'hui. Or, pour les observateurs sévères, ces cas, qui ne sont peut-être pas impossibles, mais que je n'ai pas rencontrés jusqu'à ce jour, sont donc encore à trouver, malgré ce qu'ont pu dire quelques personnes peu versées dans l'étude de la syphilis.

25.

Les thérapeutistes qui se respectent peuvent donc dire qu'ils préviennent ou font disparaître les manifestations constitutionnelles dans un grand nombre de cas, sans qu'il leur soit jamais permis d'affirmer qu'elles ne seront plus possibles.

Il n'y a ni forme, ni dose journalière, ni dose absolue du remède qui donnent toujours l'immunité, quels que soient, du reste, les soins accessoires.

Il faut ici, et avant tout, que la profession, j'allais dire le métier, respecte la science ; il faut savoir dire qu'on n'a, sous ce rapport, que des calculs de probabilités ; car ceux de Hunter, qui ont une sorte de prétention mathématique, sont loin d'être vrais.

Ne faire le traitement que jusqu'à la disparition des symptômes, est la méthode qui laisse le plus de chances aux accidents à venir. Insister sur le traitement, après la guérison de ces symptômes, autant de temps qu'il en avait fallu pour l'obtenir, ne conduit pas à des résultats plus satisfaisants ; car c'est souvent trop ou pas assez. Enfin, la salivation comme mesure de traitement présente encore plus d'inconvénients et moins de garanties que les autres méthodes.

Six mois de traitement à une dose journalière qui influence les accidents qu'on a à combattre, et qui indique, après qu'ils ont été détruits, que le médicament agit encore par ses effets physiologiques connus, constitue, aujourd'hui, le traitement rationnel auquel beaucoup de praticiens s'arrêtent, et qui semble donner les cures les plus soutenues.

Mais soit qu'on l'administre contre l'accident pri-

mitif seul, soit qu'on y ait recours pour combattre
des accidents secondaires, le traitement, comme je
l'ai dit, peut déranger le temps d'apparition et
l'ordre de filiation des symptômes. Plus puissant
contre les accidents secondaires que contre les tertiaires, le mercure empêche quelquefois les premiers
de se manifester en permettant aux autres de se
montrer; c'est ainsi qu'après le chancre traité par le
mercure, une première manifestation constitutionnelle peut consister en une exostose et faire, pour
certains esprits qui ne savent compter que sur leurs
doigts, un accident secondaire de l'accident tertiaire,
comme s'il n'y avait que ce caractère qui décidât de
sa nature; de la même manière, et par les mêmes
influences de traitement, les accidents secondaires
peuvent se manifester après les tertiaires et se prêter
un moment à des critiques de la force de celles que
vous connaissez. Mais tout cela, vous le savez, mon
cher ami, loin d'être du désordre, n'est qu'un effet
de l'art, comme je vous l'ai dit, et en démontre la
puissance : quand la maladie marche seule, cela
n'arrive jamais. J'ajouterai encore que mon collègue, M. Cullerier, croit que cet ordre est tellement
fatal, que les médications ne sauraient l'interrom-
pre : ainsi, pour lui, les accidents rangés dans la
classe des accidents tertiaires, sont toujours précédés d'accidents secondaires ; mais l'observation ne
me permet pas d'accepter cette manière de voir, qui
n'est pas conforme à ce que le plus ou moins d'influence du traitement peut produire.

La manière dont j'ai compris l'évolution de la syphilis, la classification méthodique que j'ai tracée de ces accidents, m'ont permis d'avoir recours à une médication rationnelle, et d'administrer le mercure là seulement où il est utile, alors que ce remède était trop rejeté par les uns ou trop prodigué par les autres. Aussi, est-ce cette meilleure application que l'Académie des sciences a bien voulu récompenser.

C'est ainsi encore que je crois pouvoir dire que l'iodure de potassium, d'abord conseillé comme médication générale de la syphilis, et qui, par cela même, donnait des résultats thérapeutiques si incertains, quelquefois si contraires, ou au moins si peu satisfaisants, a été définitivement, par mes études cliniques, réservé plus spécialement à la série d'accidents que j'ai appelés *tertiaires*, sur lesquels il a une action toute-puissante.

On peut aujourd'hui résumer de la manière suivante la thérapeutique de la syphilis :

1° Traitement abortif, appliqué au chancre aussitôt que possible ;

2° Traitement mercuriel réservé au chancre infectant et aux accidents secondaires ;

3° Iodure de potassium appliqué aux accidents tertiaires ;

4° Traitement mixte par le mercure et l'iodure de potassium contre les accidents secondaires tardifs, ou alors qu'il existe en même temps des accidents tertiaires.

Permettez-moi, mon cher ami, de clore ici la série de mes lettres; permettez-moi aussi, en vous remerciant du bienveillant accueil que vous leur avez fait, de croire que, toutes les fois que l'occasion se présentera, vous voudrez bien m'accorder encore l'hospitalité de votre journal.

Adieu donc et à vous.

Novembre 1851.

DISCOURS PRONONCÉS PAR M. RICORD

A L'ACADÉMIE IMPÉRIALE DE MÉDECINE EN 1852

A L'OCCASION DE LA DISCUSSION SUR LA SYPHILISATION

ET SUR LA

TRANSMISSION DES ACCIDENTS SECONDAIRES

DE LA SYPHILIS (1).

---

§ I.

Discours sur la syphilisation.

Messieurs, je monte à cette tribune avec beaucoup d'appréhension ; car le sujet que j'ai à traiter est long, et je pourrais lasser votre attention. La discussion qui s'est ouverte a amené des questions personnelles, et je pourrais être trop personnel ; mais un peu d'indulgence de votre part et la volonté bien arrêtée de m'effacer autant que je le pourrai rendront peut-être ma tâche possible.

Dans tous les cas, messieurs, ce n'est pas le rapport que je viens défendre ; la lettre et l'esprit en sont en trop bonnes et puissantes mains, et partent d'une trop haute intelligence pour que j'aie à lui venir

---

(1) *Bulletin de l'Académie* 1851-1852, t. XVII, p. 943, 1050 et 1206; t. XVIII, p. 62 et 130.

en aide. Mais comme on a tourné le rapport pour arriver jusqu'à moi et m'en rendre en quelque sorte responsable, il m'appartient de répondre.

Et d'abord je dirai que j'ai accepté le rapport, parce qu'il était l'expression de la pensée de la majorité de la commission, en me conservant toutefois le droit de faire mes réserves.

Cela posé, arrivons aux questions que j'ai à traiter sérieusement, et permettez-moi, avant tout, de vous expliquer l'espèce d'initiative que j'ai prise dans le grave procès qui se plaide devant *ces assises.*

J'étais resté longtemps indifférent sur ce qui se faisait en fait de transmission de la syphilis aux animaux, surtout en fait de syphilisation animale et humaine. Je n'avais ni vu ni lu ; je n'avais rien à dire. Je laissais faire, je laissais passer, comme l'a dit notre savant collègue M. Velpeau ; je ne barrai pas le passage, mais je ne remorquai ni ne poussai ce qui me paraissait absurde, ou au moins très-hasardé.

Cependant le moment était venu où l'opinion publique commençait à s'émouvoir. Des écrivains respectables de la presse sérieuse prenaient déjà les questions au sérieux, et mes amis, ainsi que mes adversaires, me demandaient compte de mon silence et de mon inaction.

J'ouvris d'abord la porte de mon amphithéâtre aux bêtes, aux singes, et, plus tard, aux syphilisés d'un autre ordre.

Que Dieu me le pardonne ! Mais bientôt je dus

suspendre mes relations avec les uns et les autres.

Cependant la doctrine n'en faisait que plus de bruit ; elle décrétait chaque jour de nouvelles lois, dont notre spirituel confrère M. Malgaigne vous a donné le chiffre étonnant, inscrit au bulletin de la syphilisation.

Parmi les lois organiques se trouvaient inscrites en première ligne celle qui veut que les chancres d'inoculation décroissent régulièrement et invariablement par ordre de succession, puis celle qui commande aux accidents constitutionnels de s'arrêter et de disparaître. Je trouvai un confrère, le docteur L..., réfractaire à ces lois, ou qui les bravait avec courage, et chez lequel les chancres qui suivaient étaient aussi grands et quelquefois plus grands que ceux qui les avaient précédés, et chez lequel aussi une syphilis constitutionnelle ne faisait que croître et s'assombrir sous l'influence des *irrigations* chancreuses.

Je ne vous présentai pas ce malade, comme on vous l'a dit dans la dernière séance, pour exciter des sentiments de commisération et de pitié ; c'eût été manquer de respect à une assemblée comme celle-ci, et j'ai moi-même fait trop longtemps la guerre sur le champ de bataille de l'hôpital du Midi pour être aussi facilement ému ; mais je le soumettais à votre observation pour qu'en temps et lieu il restât dans vos souvenirs, si la question de syphilisation valait un jour la peine d'être soumise à votre jugement.

On ne se contenta pas d'accepter M. le docteur L...

comme une simple présentation. A part ce qui avait trait à la syphilisation, on trouva dans la manière dont il paraissait avoir contracté la syphilis, et que je réservais pour un autre moment, celui où je devais vous rendre compte du remarquable travail de mon collègue, M. Cullerier ; on trouva, dis-je, que les conditions dans lesquelles la syphilis constitutionnelle s'était en apparence développée devaient devenir le texte d'un rapport et d'une double discussion sur la syphilisation et la transmission possible des accidents secondaires, comme règle générale ou comme exception.

Me voilà aujourd'hui en présence de ces deux questions ; mais vous avez voulu que ce fût d'abord celle de la syphilisation qui fût discutée, et c'est de celle-là dès lors que je vais m'occuper.

Les discours que vous avez entendus à ce sujet dans votre dernière séance peuvent être rangés en deux catégories : l'une scientifique, de MM. Malgaigne et Velpeau, auxquels je m'efforcerai de répondre ; l'autre personnelle, que j'éluderai le plus possible pour être fidèle à mes engagements.

Mais allez-vous me permettre, messieurs, de commencer par le commencement l'histoire de la doctrine que vous avez à juger ? Il le faut bien ; il faut que vous écoutiez mes prémisses si vous voulez entendre mes conséquences.

Je commencerai donc par la transmission de la syphilis aux animaux : c'est un des points de départ.

Hunter n'avait pu transmettre la syphilis aux animaux. D'autres expérimentateurs, parmi lesquels se trouvent M. Cullerier fils et moi, avaient échoué : d'où je conclus que la syphilis appartenait en nue-propriété à l'espèce humaine. Ce qui pourra étonner quelques personnes, c'est que cette opinion je la profe-se encore, car le chancre n'est pas toute la vérole.

On est parvenu, dit-on, à inoculer l'ulcère syphili-tique primitif à des brutes, et partant on a fait à Hunter et à ses successeurs un reproche *virulent* de n'avoir pas réussi et de n'avoir pas tiré des conclu-sions contraires aux résultats négatifs qu'on avait obtenus.

Mais l'avocat habile qui a plaidé les causes atté-nuantes dans la dernière séance et notre collègue plus avancé en syphilisation se rappellent-ils ce que l'in-venteur de la syphilis des animaux a écrit ?

J'aurais bien envie de les envoyer un peu à Tou-louse (1) ; ils y verraient, dans un journal, du reste très-recommandable, ils y verraient comme quoi l'i-noculateur heureux avait échoué plus souvent que ses devanciers.

Il est vrai qu'il trouva de suite une première expli-cation à ses insuccès.

En séjournant dans le palais des singes, au Jardin des Plantes, pour observer les faits et gestes de ces animaux, il s'aperçut qu'ils se léchaient, ou se fai-saient lécher par un ami complaisant, d'où il conclut, avec cette logique que vous lui connaissez, que la

(1, *Gazette médicale de Toulouse*, février 1852.

salive était neutralisante ou détersive chez les singes, malgré les nombreuses observations de chancres des lèvres, de la langue et de la cavité buccale chez l'homme.

Mais ce n'était pas tout, les insuccès se multipliaient encore, bien qu'on inoculât les singes dans des endroits inaccessibles à leur langue.

Deux papions surtout donnèrent de constants démentis en public. Les singes furent d'abord calomniés ; on pensa qu'ils avaient pu contracter la vérole en province ou dans leurs voyages ; mais les mêmes résultats ayant été obtenus sur une demi-douzaine de chats *irréprochables*, on fut obligé de renoncer à ce système de dénigrement et de découvrir la syphilisation pour tout expliquer.

On s'en prit alors à la qualité du pus. Il fallait du pus fort, et l'on avait pris du pus faible ; c'est-à-dire du pus d'une inoculation artificielle faite d'abord au malade auquel on l'empruntait, pus qui, arrivant après un premier degré de syphilisation, avait perdu de son activité, ce qui aurait eu un semblant de raison s'il n'était écrit plus tard dans la doctrine qu'un pus altéré par un terrain qui n'est plus convenable se régénère et retrouve toute sa virulence quand il est transplanté sur un terrain vierge ! Témoin le soixantième chancre de M. Laval, qui a servi à inoculer le premier chancre vigoureux de M. P..., qui a servi à M. le docteur L... ; mais nous sommes dans la doctrine des contradictions, il ne faut s'étonner de rien !

Cependant, et toujours pour être conséquent avec

les contradictions, ce fut avec le pus d'un chancre d'inoculation, avec un pus dès lors *inférieur*, que fut inoculé le singe qui servit à l'inoculation de M. Welz. Je me plus à constater ce fait à ma clinique, et j'en tirai la conséquence qu'il était très-difficile de transplanter le virus syphilitique chez les animaux et qu'on devait échouer plus souvent qu'on ne réussissait, parce qu'ils étaient *très-réfractaires*, sans autre condition que leur nature.

Quant à d'autres accidents, je persiste à nier, jusqu'à preuve authentique du contraire, qu'on en ait jamais produit : pas de bubons virulents inoculables, pas d'accidents constitutionnels.

Il faut n'avoir pas les premières notions de syphilis pour rapporter à la diathèse syphilitique la double conjonctivite et l'adénopathie par lesquelles un malheureux singe en mourant a échappé à l'observation des hommes sérieux intéressés à sa santé.

Il faut aussi ne pas connaître ou avoir oublié la symptomatologie de la vérole pour regarder comme pathognomique tout gonflement osseux, même sur les animaux les plus domestiques. Qu'on interroge à ce sujet nos savants collègues de la section de médecine vétérinaire.

Du reste, où sont les observations, les sujets présentés aux sociétés savantes, aux académies ? Vous auriez dû en trouver des exemples dans le dossier des défenseurs de la doctrine... Vous vous rappelez la consciencieuse exhibition de M. Malgaigne : *Apparent rari*...

Voilà cependant la clef de voûte de la syphilisation. On a eu beaucoup de peine à inoculer les singes une première fois, on a eu beaucoup de peine à les inoculer ensuite ; d'où l'on a conclu qu'ils devaient être syphilisés ! ! !

Mais ce n'est pas tout, la syphilisation a dû chercher si déjà elle n'avait pas une histoire plus ancienne.

En admettant l'antiquité de la vérole, elle a trouvé ce qu'on cherche en vain depuis trois siècles pour expliquer l'épidémie de 1494 ; elle a trouvé que le vieux virus de la création avait suivi l'impulsion du temps, et s'était régénéré à la *renaissance* en rencontrant probablement des terrains nouveaux, des constitutions nouvelles sorties de n'importe où, en Amérique ou en Europe ; et qu'après avoir épidémiquement syphilisé le monde entier, il s'était de nouveau affaibli par ses propres excès, en attendant que la main puissante d'un syphilisateur vînt lui rendre et sa force et son activité. Swédiaur avait presque trouvé cela, sans s'en douter. Mais qui l'eût cru ? c'est surtout Boerhaave qui fut le premier syphilisateur ; car Boerhaave conseillait d'entretenir les ulcères primitifs pour prévenir les accidents constitutionnels, cas dans lequel les chancres par des inoculations continues de leurs bords syphilisent ; ce qui est encore contraire à la doctrine, puisque, pour en finir avec un chancre qui persiste et qui est impuissant à se syphiliser lui-même, il en faut quelquefois cent de plus. J'ai montré à ma clinique qu'après sept années

de durée, un chancre serpigineux était encore inoculable sur le sujet lui-même, comme celui qui, au
bout de dix-huit mois de durée, fournissait une des
inoculations réussies chez M. Laval.

Voilà ce qui se passait en France, voilà ce qu'on
révélait au monde scientifique, lorsqu'à Turin M. Ca-
simir Sperino, confrère honorable, sans doute, mais
jusqu'à présent plus convaincu que convaincant, se
mit à faire un retour sur son passé, et se prit d'étonnement de voir que des accidents qui, quand on sait
les reconnaître, quels que soient leur siége, leur
nombre, leur étendue et leur durée, ne doivent pas
être suivis d'accidents consécutifs, ne donnaient jamais lieu à la syphilis constitutionnelle, et que des
filles publiques qui entraient au Syphilicome avec
un accident, n'en avaient pas d'autres plus tard, et
qu'enfin des inoculations artificielles exploratrices
n'empêchaient pas les ulcères primitifs auxquels on
les avait empruntées de guérir.

M. Sperino ne savait pas ou avait oublié qu'il ne
faut qu'un chancre, pourvu qu'il soit de la bonne
qualité, pour produire l'infection, que les filles publiques soient de Turin ou arrivent de province.

Au delà des Alpes, mais surtout au delà de la rue
de Jérusalem, on crut trouver les filles publiques
réfractaires à la contagion. Ce que les syphilisateurs
s'expliquaient par l'existence de chancres successivement syphilisateurs *gagnés* dans le cours d'un long
commerce ; ou bien, dans une autre version, parce
qu'elles étaient saturées de virus. Comment s'était-

on assuré de ces deux états ? si ce n'est par l'inoculation exploratrice qu'a dû sans doute pratiquer aussi un des persévérants antagonistes des inoculations, M. de Castelnau, journaliste distingué qui ne partage pas toujours mes opinions, et qui cependant s'est plusieurs fois laissé tenter.

Mais les vieilles filles publiques qui n'ont jamais eu que de vieux catarrhes utérins, par quel privilége ont-elles échappé à la contagion ? N'est-ce pas par des conditions de tissus ? Daran aurait peut-être trouvé une syphilis par emboîtement pour expliquer cela.

Ce n'est pas ma faute, messieurs, si je vous entretiens de choses aussi merveilleuses ; mais on a reproché à la commission de n'avoir pas pris connaissance des travaux des syphilisateurs. Voilà leur passé. C'est avec cela qu'ils sont venus proposer de donner la vérole à tout le monde, pour qu'on n'eût pas la peine ou le plaisir de la prendre.

Oui, on a sérieusement proposé la syphilisation prophylactique. Vous savez les catégories qu'on a établies, elles sont dans l'énergique rapport de notre honorable confrère ; mais on a plus fait : de l'utopie, on a passé à la pratique, et l'on a communiqué la syphilis à des individus qui ne devaient peut-être jamais l'avoir. Lisez l'observation que renferme la *Gazette des hôpitaux* de samedi passé, 31 juillet.

On a renoncé, nous a dit M. Malgaigne, à inoculer les gens qui se portent bien. La plume, ou, pour mieux dire, la lancette est allée plus loin que la raison; mais ce qui surtout a obligé la raison d'arrêter la lancette, c'est que celui qui proposait cette pratique était mis en demeure de s'inoculer lui-même, attendu que, médecin, il était toujours exposé à la contagion.

En présence d'un fait aussi grave, et alors qu'on prétend être bien convaincu de l'efficacité et de l'absence de tout danger de la syphilisation, que penser de celui qui, après l'avoir mise en pratique sur d'autres, n'a de raisons pour s'y soustraire que le prétexte inqualifiable que cela pourrait nuire à sa réputation dans le monde, au point de vue d'un mariage peut-être, et que d'expérimentateur, il ne veut pas devenir sujet d'expériences !

L'Académie doit se souvenir que si j'ai proposé l'inoculation exploratrice comme moyen de diagnostic différentiel précis, je n'ai pas hésité à la pratiquer sur moi-même à propos d'une blessure que je m'étais faite au doigt à l'hôpital du Midi, et dont il importait de déterminer la nature virulente. Mais tout le monde n'a pas le courage de son opinion.

Toutefois, à propos de la syphilisation préventive, on a dû vous parler de la vaccination, proposée par mon ancien élève et ami, M. Diday, de Lyon. Cette vaccination, qui n'a rien de commun avec l'autre, est un rêve d'honnête homme ; c'est un savant qui s'est égaré, mais qui n'a fait de mal à personne. Il est parti d'un principe vrai, de l'*unicité* (le mot n'est pas de moi, mais je le prends) de la diathèse syphilitique, que des études plus attentives et le temps feront reconnaître comme une des grandes vérités pathologiques ; car il n'est plus permis, en 1852, de prendre pour des véroles constitutionnelles nouvelles les différents accidents caractéristiques d'une seule et même infection qui peuvent se succéder, ou de simples accidents primitifs nouveaux. Mais M. Diday a fait fausse route parce qu'il a perdu de vue son point de départ : le chancre qui doit ou non infecter ; lui qui sait si bien tout cela. M. Diday s'était appuyé, pour prouver ses succès, sur la fatalité des manifestations secondaires dans le cours des six mois qui suivent l'accident primitif : il avait raison. C'est faute de reconnaître l'accident qui infecte, ou d'apprécier les influences des traitements, qu'on peut méconnaître cette loi. Et je ne sais où M. Malgaigne a vu que dans le rapport il y avait une observation contradictoire. Il doit se rappeler, au contraire, un confrère très-intéressant, que nous avons vu ensemble, et qui, malgré ses opinions opposées, a été obligé de subir la loi.

Revenons aux syphilisateurs. Où sont leurs syphilisés ? Tout le monde en a demandé, ils les comptent par centaines, et personne n'en voit, pas même les amis qui ont pris ici la défense. Il y en a un qu'on dit réfractraire et qu'on montre toujours, et qui ne l'était pas encore complétement quand il m'est échu, puisque je montrais encore, au *quatorzième jour* d'une inoculation, une pustule d'ecthyma primitif assez caractéristique pour n'avoir pas besoin

d'une contre-épreuve, que je n'ai pas, du reste,
empêchée. Les autres inoculations, qui avaient
échoué sur le syphilisé, avaient aussi échoué sur
les malades auxquels le pus avait été emprunté.
Mais, vous dit l'auteur : « On ne peut pas plus syphi-
« liser d'une manière absolue qu'on ne peut faire
« le vide complet sous la machine pneumatique. »

Mon honorable collègue, M. le docteur Denis,
chirurgien en chef du dispensaire de salubrité publique, a vu ces expériences. Je croirais manquer à ma dignité et descendre de la hauteur de
cette tribune où vous m'avez placé, si je vous en
disais davantage.

L'autre syphilisé, qu'on faisait également voir,
et auquel j'avais prédit une vérole constitutionnelle,
a vérifié la prophétie, si c'est, comme je le crois,
son observation que la *Gazette des hôpitaux* a publiée. Voilà pour la prophylaxie ; voilà tout ce qui
prouve comment on peut se mettre à coup sûr à
l'abri de la syphilis et de ses conséquences.

Voyons maintenant la syphilisation curative.
Vous savez comment et par quelles erreurs de diagnostic elle a été révélée, par quelle fausse appréciation des faits, par quelle ignorance des lois de
la syphilis on a pu être illusionné !

Examinons donc les observations sur lesquelles
elle s'appuie. Mais où les prendre, ces observations ?
Est-ce celle du singe qu'on a cru mort de la vérole
pendant qu'on le syphilisait ? Est-ce l'observation
de M. L...? Sont-ce celles de notre savant et judi-

cieux collègue M. Gosselin (1), ou bien celles que va publier contre la syphilisation mon ami M. le professeur Thiry, de Bruxelles, et que l'auteur de la syphilisation a dû voir dans un récent voyage ? Non, celles-là on les répudie : elles n'ont pas été faites *secundum artem ;* et tandis que des singes sont soupçonnés de se syphiliser seuls, que des filles publiques sont syphilisées au hasard par le premier libertin venu, les hommes de science que je viens de citer ont manqué à toutes les règles. Mais les règles, les préceptes opératoires, les formules qui doivent assurer le succès, on les connaissait donc avant de les avoir découvertes, puisque du premier coup on a réussi ! car, que je sache, on a toujours eu des succès et jamais de revers !

Quoi qu'il en soit, quand j'ai vu prendre la parole à M. Malgaigne, lui qui met tant de précision dans l'appréciation des faits et tant de valeur dans leur nombre, j'ai cru qu'on lui en avait montré beaucoup, à lui qui avait eu des confidences intimes, et qu'en disant à la commission : « On vous a proposé de voir et vous avez refusé, » lui nous dirait : « J'ai vu et touché. » Mais rien de cela : il n'est pas plus avancé que nous · il n'en a pas vu davantage, quoique les syphilisateurs les comptent par centaines depuis hier à peine que tout cela a commencé !

Et cependant, dit-on, notre intelligent confrère M. Marchal (de Calvi), qui a inventé la division de la syphilisation en préventive et curative, est enthou-

(1) *Gazette des Hôpitaux* du 17 janvier 1861.

siaste de cette dernière. Je ne dirai pas, à propos de notre spirituel confrère, qu'il est des personnes dont l'enthousiasme est l'état normal ; on connaît trop le bon sens, la haute raison et le généreux caractère de M. Marchal (de Calvi) pour croire qu'il se soit autant avancé qu'on a l'air de le dire. M. Marchal (de Calvi) fait partie, avec moi, de la commission de syphilisation instituée par M. le préfet de police. J'ai discuté les faits, et il m'a semblé qu'il y attachait beaucoup moins de valeur qu'on n'a cherché à vous le faire croire. Un de ces faits des plus importants est devenu mien, car j'ai eu à venir en aide à la syphilisation en défaut et trop tôt prônée ; cette observation, la voici :

« M. X..., officier d'infanterie, vingt-trois ans.

« En septembre 1848, chancre induré. Traitement mercuriel de deux mois avant l'apparition des accidents secondaires.

« En août 1849, testicule syphilitique. Séjour de trois mois à l'hôpital. Il prend de l'iodure de potassium (cent vingt cuillerées d'une solution).

« En mai 1851, exostose sur la neuvième côte du côté gauche. Friction avec de la pommade iodurée et cent grammes d'une solution d'iodure de potassium.

« En octobre 1851, tubercule de la pointe de la langue ulcéré.

« L'ulcère acquiert en peu de jours une dimension assez grande pour y loger la pointe du doigt.

« Le malade entre au Val-de-Grâce (service de M. Marchal, de Calvi). Il prend pendant deux jours un gramme d'iodure de potassium et deux pilules de protoiodure de mercure.

« Quatre à cinq jours après l'arrivée du malade, on emploie les inoculations syphilitiques.

« Première inoculation faite au bras droit du malade avec du pus de chancre. Les jours suivants, pustule qui suppure.

« Quatre à cinq jours après cette inoculation, l'ulcère de la langue est modifié; la langue, qui était très-gonflée et douloureuse, a repris son volume.

« Huit jours après la première inoculation, nouvelle inoculation faite au bras gauche; elle produit les jours suivants une pustule qui s'ulcère.

Le malade quitte l'hôpital le 15 décembre 1851, après un mois et demi de séjour. L'ulcère de la langue était bien cicatrisé; mais la santé générale était mauvaise; douleurs céphaliques et articulaires.

« Nouvelle inoculation par M. Marchal (de Calvi) trois jours après la sortie du malade, elle produit une fausse pustule, au dire de M. Marchal.

« A la fin de janvier, quatre ou cinq autres inoculations sont faites; aucune ne produit de chancre.

« Le malade se présente le 30 mars 1852 à notre consultation à l'hôpital du Midi, et nous présente les accidents suivants :

« Cicatrice anfractueuse à la pointe de la langue; douleurs céphaliques et articulaires nocturnes.

« Au niveau de la région saine, dans un point situé entre les deux épines iliaques postérieures, existe *une tumeur du volume d'un œuf de pigeon; elle soulève la peau sans que celle-ci soit modifiée* (tumeur gommeuse).

« Tumeur semblable à la précédente, mais plus petite, à la tubérosité tibiale antérieure du côté droit.

« Autre tumeur semblable, encore plus petite que la précédente.

« Cicatrices d'inoculations. L'une au bras droit ; elle est rosée, acuminée et de la grosseur de la moitié d'un pois rond. A deux centimètres au-dessous, autre cicatrice semblable à la première.

« A la partie supérieure et antérieure du bras gauche se voient deux cicatrices, dont une plus élevée que l'autre et exactement semblable à la cicatrice correspondante du bras droit.

« Les ganglions axillaires ne sont pas engorgés. »

Voilà une des observations principales de M. Marchal (de Calvi), et une de celles qui ont paru le plus l'impressionner.

Cependant qu'y a-t-il là d'extraordinaire pour ceux qui savent que les accidents analogues de la langue se guérissent quelquefois sans traitement ?

Est-il possible raisonnablement de rapporter à l'inoculation artificielle aucune des modifications survenues ?

Est-il possible de considérer ce malade comme étant syphilisé ?

Les syphilisateurs diraient : Oui, parce que M. Marchal avait échoué dans les dernières tentatives d'inoculation.

Il avait eu de fausses pustules, et cependant vous savez que les syphilisateurs n'admettent pas de fausses pustules : pour eux, il n'y a que des chancres avortés.

Cependant, s'il était syphilisé, d'où vient que les accidents de syphilis tertiaire ont continué à se produire et à s'aggraver jusqu'à ce que le traitement méthodique que j'ai institué les ait fait marcher à la guérison ?

Je crois n'avoir pas besoin de m'arrêter davantage sur une pareille observation.

En voici une autre que je dois à l'obligeance de M. Lefèvre, étudiant en médecine :

« Mademoiselle X..., âgée de vingt-deux ans, fut atteinte au mois de juillet 1851 d'un chancre suivi d'une adénite non suppurée. Elle fut soumise au traitement mercuriel ; au bout de six semaines apparut une roséole, qui, traitée par les bains, disparut en quinze jours, le traitement mercuriel étant continué.

« En novembre, mademoiselle X... eut un érysipèle de la face.

« Quelque temps après, les ganglions sous-maxillaires s'engorgèrent et elle eut une légère érosion des amygdales.

« En février 1852, elle subit les manœuvres de la syphilisation. On lui inocula le pus d'un chancre provenant de son amant M. J...

« Cette inoculation fut faite sur le ventre, et le chancre eut de la tendance à tourner au phagédénisme.

« Il était très-douloureux, de l'étendue d'une pièce de 3 francs, et l'on en voit encore la cicatrice.

« Il dura six semaines, la croûte persista longtemps et il eut des périodes de recrudescence.

« On laissa un intervalle de trois semaines entre la première et la deuxième inoculation, qui fut faite au bras.

« Puis presque toutes les semaines on pratiqua cinq inoculations ; mais pendant trois semaines on cessa complétement les essais.

« Bientôt, en une seule fois, quinze inoculations, suivies d'une violente fièvre avec gonflement du bras et douleur excessive, furent pratiquées sur cette jeune fille, qui fut forcée de garder le lit.

« Les inoculations faites sur son bras gauche sont au nombre de quarante, la première provient du pus pris au chancre de M. J...

« Quant au bras droit, quinze inoculations ont été pratiquées avec le pus de ce jeune homme, et trente-cinq environ avec celui provenant des chancres de la jeune fille elle-même.

« Il y avait eu déjà vingt inoculations de faites, lorsque la malade se fit une inoculation accidentelle qui devint plus grande que toutes les autres, très-large, à base dure, enflammée et douloureuse.

« La dernière inoculation fut faite à la jeune fille avec son propre pus, mais on se proposait de lui en faire encore avec du nouveau pus, lorsque le malheureux jeune homme succomba le 13 juillet 1852, après cent cinquante inoculations dont le pus prenait toujours.

« M. J... fut inoculé la première fois le 29 janvier avec du pus de blennorrhagie, qui ne produisit rien.

« Le 30, ce fut avec le pus d'un chancre que l'on commença la série de cent cinquante inoculations que la mort termina il y a quelques jours.

« Aujourd'hui mademoiselle X... a des plaques muqueuses aux amygdales et une syphilide palmaire. Elle a aussi eu un exanthème circiné, furfuracé.

Cette jeune fille est pâle, faible, et a beaucoup maigri. Après deux mois de syphilisation, son corps a été couvert de taches. M. J... avait vu aussi des taches paraître pendant son fatal traitement.

« Mademoiselle X... se plaint actuellement de violents maux de gorge et de dysphagie. »

Je suis chargé dans ce moment de lui donner des soins pour sa syphilis constitutionnelle.

Enfin, si le Val-de-Grâce fait encore défaut, on nous oblige à repasser les Alpes. Nous voilà de nouveau en présence des faits incomplets de M. Sperino, qui a le plus fixé mon attention et duquel j'aurais espéré quelque chose, s'il y avait quelque chose à espérer dans toutes ces étrangetés. Ces faits, qui ne sont pas par centaines, comme on nous l'a écrit, mais qui sont au nombre de quatre-vingts, sont promis avec détail à l'autre commission dont je fais partie. Ce qu'il y a de certain, c'est qu'il y a des morts qu'on n'attribue pas à la syphilisation, mais qui sont dans des proportions considérables pour un hôpital de vénériens. Ce qui ressort des renseignements que cette commission a déjà reçus, c'est que des femmes sont revenues avec de nouveaux accidents; ce qui paraît encore certain, c'est que dans une maison de refuge de Turin on refuse de recevoir les femmes qui sortent du Syphilicome à cause des accidents qui se reproduisent.

Et pourtant c'est M. Sperino qui réussit toujours et qui ne suit jamais les procédés de Paris, qui du reste ne sont pas les mêmes pour tous les sectateurs. C'est à M. Sperino qu'on nous renvoie pour les observations les plus concluantes, la pratique la plus sûre, la plus heureuse; lui qui n'a ni pus fort ni pus faible, ni pus supérieur, ni pus inférieur; lui qui inocule tout ce qui est inoculable et dans les proportions que vous savez!

On ajoute comme pièce à l'appui la déplorable observation de M. Zelaschi, que je n'aurais pas le courage de vous raconter, et avec cela on veut entraîner vos convictions!

Si vous hésitez et que vous demandiez d'autres faits, on vous répond par une théorie la plus étonnante qui ait jamais traversé un cerveau.

On vous dit : Tous les animaux de la création sont doués du syphilisme, c'est-à-dire de l'heureuse aptitude à contracter la syphilis, heureuse, puisque c'est à cause d'elle qu'ils peuvent être syphilisés pour se mettre à l'abri de la syphilis ou s'en guérir.

Le syphilisme est une montagne, le chancre syphilisateur un voyageur. Au pied de la montagne, le chancre ne fait rien ; s'il monte rapidement d'un côté et qu'il ne s'arrête pas au sommet pour redescendre de l'autre, tout est dit, il n'y a plus rien à craindre ; mais s'il s'arrête au sommet, il infecte, et la syphilis constitutionnelle éclate. Notez bien que les syphilisateurs ne veulent pas que le virus pénètre l'économie, qu'il s'infiltre, qu'il sature ; cela ne fait pas leur affaire. Mais comment expliquent-ils l'état constitutionnel par lequel tout syphilisé doit passer et auquel il peut s'arrêter ? Ils n'en ont que faire ; si vous le leur demandez, ils vous envoient promener sur la montagne.

Le syphilisme se mesure sur la grosseur des animaux et sur l'activité de leurs fonctions intellectuelles ou autres.

Les chancres syphilisateurs vont toujours en décroissant. Vous avez vu le docteur L...; vous connaissez les observations de M. Gosselin, celles de mon collègue M. Puche ; vous connaîtrez bientôt celles de M. Thiry, dont le nombre d'inoculations est énorme, et dans lesquelles les inoculations sont égales et toujours croissantes.

Un grand chancre syphilise plus qu'un petit ; car l'extension de ses bords constitue autant d'inoculations successives ; et cependant ce sont les grands chancres qui durent le plus longtemps, des mois, des années ; tandis que les petits, isolés, guérissent le plus vite, en quinze jours, trois semaines, un mois ;

avec de l'eau froide et de la charpie sèche, tout est dit. Ce sont donc les chancres qui syphilisent le plus qui guérissent le moins.

N'importe le nombre, les chancres inoculés dans une même séance ne comptent que pour un, et ce n'est que par des inoculations successives qu'on arrive à syphiliser; mais l'unité ici n'a pas toujours la même valeur, on vient de le voir par la loi qui précède. Et pourquoi alors en faire plusieurs? Mais c'est que, si l'on veut aller vite, il faut inoculer beaucoup à la fois et à des époques plus rapprochées; on peut agir autrement et aller moins vite. Donc tous les procédés sont bons, et l'on n'a pas le droit de rejeter les faits contradictoires.

Faites bien attention que les cas les plus graves, les chancres phagédéniques, sont ceux auxquels il ne faut pas appliquer la syphilisation, et pour cause; et cependant, si cette méthode subversive avait une raison d'être, ce serait dans ces cas ordinairement si rebelles.

Quant au chancre induré, si les syphilisateurs le connaissaient bien, ils sauraient qu'ils ne peuvent pas le produire à volonté; mais qu'il leur arrive sans qu'ils veuillent ou qu'ils puissent l'empêcher, comme cela a eu lieu chez M. P....

Dans tous les cas où je leur ai vu emprunter le pus inoculable à des chancres non indurés et non infectants, ce sont des chancres de même nature qu'ils ont produits.

Les syphilisateurs ne veulent pas de fausses pustules ; ils sont plus exigeants que les vaccinateurs quand ils ont besoin de résultats positifs. Dans les cas contraires, ils ont inventé le chancre *avorté.*

Les syphilisateurs n'ont pas tenu compte des conditions qui pouvaient faire varier l'étendue et la durée des chancres par rapport aux idiosyncrasies comme chez M. Laval, ou par rapport au siége, comme l'a fait observer M. Gosselin.

Le peu de gravité dans quelques cas et les succès apparents tiennent en réalité à ce que les cas simples sont de beaucoup les plus nombreux ; il est rare que j'aie plus d'un chancre phagédénique à la fois dans mon service de cent trente lits, et encore, pendant que les malades affectés de chancres phagédéniques séjournent plusieurs mois seuls, le service s'est renouvelé, en moyenne, de quatre-vingts nouveaux malades par mois sans qu'un nouveau cas se présente.

La syphilisation n'explique pas pourquoi un seul chancre guérit, et guérit vite. Ce n'est pas par la syphilisation générale, puisque le sujet est encore inoculable. Est-ce par une syphilisation locale ? Mais alors, tant qu'il resterait un morceau de peau intact, le sujet devrait pouvoir être inoculé.

Les syphilisateurs ignorent ou feignent d'ignorer qu'il n'est pas d'accident constitutionnel qui n'ait un terme et ne finisse par disparaître souvent dans des temps beaucoup moins longs que celui qu'ils réclament pour syphiliser.

Il y a aussi des cas contraires qui marchent quand

même, comme celui du docteur L..., et celui de M. Gosselin, et celui de la jeune fille que j'ai citée, en attendant d'autres.

On dit que la syphilisation n'est pas douloureuse. La preuve que donne son auteur, c'est qu'un philosophe a dit que la douleur n'était qu'un mot, et qu'une femme, madame de Staël, a dit aussi qu'il ne fallait s'occuper que des grandes douleurs. Voilà, certes, d'excellentes raisons, en y ajoutant qu'il n'y a que le premier chancre qui coûte! à moins que ce ne soient les derniers comme dans le cas de M. J....

La syphilisation n'est pas dangereuse, affirment ses sectateurs. Moi je réponds que, si l'on a reproché à une simple inoculation exploratrice de donner quelquefois lieu à des accidents, on doit bien plus redouter ceux-ci, quand les inoculations sont par douzaines, par centaines, et abandonnées à elles-mêmes.

Notre confrère M. Piedagnel vient de me rendre compte d'un cas rapidement suivi de mort qu'il a vu, et dont je vous ai parlé.

La syphilisation constitue un traitement plus commode, moins compromettant et moins long que le mercure, encore une fois calomnié et donnant des guérisons plus certaines.

Comprenez-vous combien il est plus commode d'avoir pendant cinq mois ou plus une vingtaine de chancres sur les bras, sur le ventre, sur les cuisses, qu'une pilule dans l'estomac le soir en se couchant?

Comprenez-vous encore combien est peu compromettant un traitement qui, pendant toute sa durée, constitue un foyer permanent de contagion? Que dites-vous des inconvénients d'une salivation possible à côté de ces avantages?

Ajoutez à cela ce que vous avez gagné comme durée. Un seul chancre guérit entre trois et six semaines, on vous en donne pendant six mois cent pour en guérir un.

Les traitements méthodiques que nous possédons répondent le plus souvent par de nombreuses années de guérison, tandis que la syphilisation, encore au berceau, sinon mort-née, ne saurait promettre et tenir tout cela ; car vous avez déjà vu ce qui est arrivé à la malade de M. Gosselin, au malade du Val-de-Grâce, à M. L... et à la fille que je soigne en ce moment.

Il est vrai que les syphilisateurs ne repoussent pas absolument le mercure, puisqu'ils acceptent l'observation de Percy et qu'ils le conseillent quand il est nécessaire, bien qu'il soit l'antagoniste le plus violent de la syphilisation. Il en est de même de l'iodure de potassium, qui, pour eux comme pour nous, est un très-bon remède dont on peut tirer parti.

Ah! messieurs, je vous demande pardon de tout ce que je viens de vous raconter d'étrange, d'inconcevable, ce n'est pas ma faute: on nous avait accusé d'avoir passé tout cela sous silence, n'avions-nous pas raison ?

On a trouvé étrange que moi, qui ai eu recours à

la méthode expérimentale, et qui ai fait des vœux pour qu'on trouvât des moyens prophylactiques sûrs et honnêtes, je n'aie pas accueilli et protégé cette soi-disant doctrine nouvelle. C'est une émanation de votre école, m'a-t-on dit ; c'est une petite-fille de Hunter. Non, mille fois non, cette affreuse et mensongère homœopathie ou isopathie, comme l'appelle l'homœo-isopathe M. Marchal (de Calvi), ne sera jamais reconnue par l'école de Hunter.

Pour soutenir quelque chose qui jusqu'à présent n'est qu'une monstruosité, on a failli calomnier les travaux de l'illustre syphilographe anglais, les grands noms des Bell, des Percy, l'ouvrage couronné d'Hernandez (1), les noms chers et honorés dans cette enceinte des Cullerier et presque tous les syphilographes modernes, y compris nos adversaires, qui ont été souvent plus loin que nous en expérimentation.

Dans un moment de juste réprobation, il ne faut pas confondre l'abominable pratique contre laquelle je m'élève, avec les recherches sages et prudentes qui ont rendu tant de services à l'étiologie, à la pathogénie et au diagnostic différentiel des maladies réputées vénériennes.

Mais je m'arrête pour conclure que, si, malgré tout ce que vous venez d'entendre, la syphilisation était une vérité telle qu'on nous la présente, ce serait la plus triste de toutes, et elle n'en devrait pas

(1) *Essai analytique sur la non-identité des virus gonorrhoïque et syphilitique.* Toulon, 1812.

moins être légalement prohibée comme moyen prophylactique et rejetée comme traitement.

Je descends de cette tribune en faisant le vœu que
cette journée soit un autre Saltzbach sans que la
France ait rien à regretter.

§ II.

Suite de la discussion sur la syphilisation (1).

Messieurs, mon intention bien formelle était de ne
plus prendre la parole dans une question qui me paraît aujourd'hui jugée par tous les bons esprits : j'a-
vais eu soin à dessein d'éviter tout ce qui n'était que
personnel dans une question où il s'agit de science
et non de personnes; mais un malheureux concours
de circonstances a forcé le dernier orateur de la précédente séance à insister sur ces attaques personnelles et à mettre en question la valeur de certains
faits que j'ai rapportés.

Vous avez voulu, messieurs, que la discussion
continuât; il faut que vous ayez la bonté de me prêter encore un peu d'attention, pour pouvoir juger de
la valeur, et, si vous voulez bien le permettre, de la
moralité de certaines observations.

Je dois donc vous reparler un peu des animaux.

Ne craignez pas, cependant, que j'en recommence
l'histoire tout entière. Je n'abuserai pas de votre patience à ce point-là.

Je demanderai seulement, à propos de la chatte,

(1) Séance du 17 août 1852.

dite affectée de syphilis constitutionnelle, à notre jeune collègue de la section d'accouchement, s'il connaît toutes les causes d'avortement chez les chattes, et s'il n'y en a pas d'autres que la syphilis; s'il connaît aussi bien les maladies de leurs nouveau-nés pour faire, à coup sûr, un diagnostic différentiel, qui n'a pu être rigoureusement déterminé dans cette enceinte, du *pemphigus neo-natorum*. Car si le nom n'a pas été dit, on a donné du moins à entendre que l'un des petits chats en était affecté au moment de sa naissance, qu'il avait un soulèvement d'épiderme auquel il ne manquait que ce nom.

Dans tous les cas, c'était une belle occasion de continuer à syphiliser cette chatte, pour lui assurer de meilleurs descendants.

Ne craignez pas, messieurs, que je vous parle du chien de l'hôpital Saint-Louis; vous me permettrez, vous m'ordonnerez même, de couvrir ce fait d'un voile très-épais. Il n'eût pas été, du reste, très-difficile de le commenter.

Revenons aux singes, ou plutôt au singe de M. le docteur Langlebert, dont on vous a si pompeusement étalé l'histoire. Eh bien! cette histoire a été volontairement tronquée et très-légèrement acceptée.

La voici d'ailleurs écrite tout entière par M. le docteur Langlebert, lui-même, qui, avec une franchise qui l'honore, est venu spontanément me l'offrir dans l'intérêt de la vérité :

« Monsieur et très-honoré confrère, j'aurais désiré

rester complétement étranger aux débats qui s'agitent devant l'Académie de médecine ; mais puisque mon nom a été plusieurs fois prononcé dans la séance dernière, je me dois à moi-même, et je dois plus encore à la vérité de compléter une observation, dont la *moitié* seulement a été livrée malgré moi.

« Voici cette observation que je vous prie de vouloir bien présenter à l'Académie :

« Au mois de juin 1850, voulant vérifier par moi-même, et devant mes élèves, les résultats de transmission du virus syphilitique de l'homme aux animaux, je me procurai un singe macaque âgé de deux à trois ans.

« Trois inoculations furent faites : deux derrière l'oreille gauche, et l'autre derrière l'oreille droite de l'animal. Elles furent suivies de trois ulcérations qui durèrent environ vingt jours. La cicatrice de l'une d'elles présenta une petite dureté qu'on regarda comme une induration spécifique, mais qui me parut tenir au tissu inodulaire.

« Jusqu'au mois d'avril 1851, c'est-à-dire pendant dix mois, l'animal n'avait présenté aucun signe d'infection générale, lorsqu'à cette époque, je découvris sur son dos, vers la région lombaire, *là où portait la ceinture*, deux petites croûtes qui, au premier abord, me parurent de nature suspecte. (Je passe sous silence une légère conjonctivite dont l'animal fut atteint vers cette époque, et qui ne dura que quarante-huit heures.)

« J'en prévins l'auteur de la syphilisation, qui

pria MM. Cazenave et Gibert de venir examiner l'animal. De mon côté, j'invitai M. Cullerier à en faire autant. M. Cazenave, en présence de ces deux petites croûtes, déclara que si on les lui montrait sur le cuir chevelu d'un homme, il n'hésiterait pas à les regarder comme syphilitiques, mais qu'il ne connaissait pas assez la physionomie des affections cutanées chez le singe, pour oser se prononcer d'une manière positive. M. Gibert resta dans le doute le plus complet. Quant à M. Cullerier, il n'hésita pas à affirmer que les croûtes n'étaient pas de nature syphilitique.

« Je continuai à observer très-attentivement l'animal, et voici ce qui arriva :

« Deux ou trois jours après la visite de mes savants confrères, les croûtes étaient tombées sans laisser aucune trace, et nulle autre ne reparut depuis. Vers le milieu du mois de juillet, j'inoculai de nouveau mon singe derrière l'oreille droite, pour essayer du pus d'un chancre que je voulais inoculer sur moi-même, dans un autre but que la syphilisation ; il survint encore un chancre qui dura cinq semaines. Ce chancre ne s'indura pas, et, depuis lors, c'est-à-dire depuis plus d'un an, *l'animal n'a présenté aucun symptôme de vérole constitutionnelle.*

« Cette observation, comme on le voit, démontre que le virus syphilitique peut agir *localement* chez le singe comme chez l'homme ; mais là se bornent les conséquences que l'on peut en tirer.

« Recevez, etc.   E. LANGLEBERT.

« 12 août 1852. »

J'ai à présenter quelques considérations sur la petite dureté de l'ulcère du singe, que l'on prit pour de l'induration.

Les syphilisateurs, vous le savez, messieurs, ont une grande tendance à trouver partout l'induration spécifique. Le moindre engorgement, le plus petit empâtement, la plus légère dureté suffit pour cela. Il leur importe surtout de montrer cette induration chez les animaux. Je l'ai niée jusqu'à présent et je la nie encore, malgré le fait d'anatomie pathologique de mon savant ami M. Diday.

Sans doute que l'induration spécifique est une des productions morbides les plus riches en tissu fibro-plastique, ce qu'a démontré un de mes élèves distingués, M. le docteur Acton (1). Il est arrivé à ces résultats par des recherches microscopiques dont il a donné les détails précis (2), bien avant qu'on en fît la découverte à Paris.

Mais est-ce à dire que le tissu fibro-plastique soit un signe pathognomique du chancre infectant ? Non, sans doute, c'est une production morbide commune à plusieurs maladies, et qui ne présente rien de spécial dans la syphilis.

Vous savez combien on a insisté sur l'ophthalmie *chronique* du singe de M. Langlebert ; c'était encore là une lésion due à la syphilis constitutionnelle. Eh bien ! cette chronicité a été de *quarante-huit heures !*

(1) Acton, *The functions and disorder of the reproductive organs*. London.

(2) *Lancette anglaise.*

Il faut convenir que les maladies chroniques ne sont pas de longue durée chez les singes.

Je n'ai rien à ajouter à cette lettre, au point de vue de la syphilis constitutionnelle. Quant aux accidents locaux, je vous ai dit ce que j'en pensais. On s'efforce de ne pas comprendre ce que j'entends par terrain de transplantation, et moi, j'insiste pour expliquer ce que cela signifie. Cela veut dire une fois pour toutes, que la syphilis n'est pas une affection naturelle aux animaux ; qu'elle peut être momentanément transplantée sur eux ; mais qu'elle se borne à sa manifestation locale la plus simple, sans que jamais l'art ait à intervenir. Il ne survient jamais, chez les animaux, la série des autres accidents qu'on observe chez l'homme.

Un mot maintenant sur M. Laval.

Je ne viens plus vous entretenir de ce que j'ai observé moi-même, le reste regarde mes élèves : c'est à eux de répondre, et ils ont répondu.

Mais ce que vous entendrez avec étonnement, c'est une lettre que je vais vous lire. Elle est de M. le docteur Lindmann :

« Mon cher maître, la tournure que la question de la syphilisation a prise au sein de l'Académie, me force moralement de vous communiquer un fait qui pourrait être de nature à éclairer beaucoup d'esprits ; ce fait, le voici :

« Il y a à peu près un mois, M. Laval, que je rencontrai par hasard dans la rue, me montra sur son bras gauche la cicatrice récente d'un chancre, qui

avait eu tout au moins la grandeur d'une pièce de
vingt-cinq centimes. M. Laval eut la franchise d'a-
jouter que si, l'année passée, il avait paru syphilisé,
cela n'avait dépendu que de l'impuissance du pus
qu'on avait employé pour l'inoculation, mais qu'il
n'avait jamais été dans l'immunité contre le virus
chancreux.

« Agréez, etc.

LINDMANN.

« Paris, 15 août 1852. »

Nous voici arrivés à l'observation de M. J...

Le peu de mots que je vous en ai dits étaient l'expression des renseignements qui m'avaient été fournis
par la jeune fille qui connaissait intimement M. J...

Quant à ce qui a rapport à la mort du malade, c'est
l'opinion de notre très-honorable confrère, M. Piedagnel, que je vous ai communiquée. On aurait dû me
savoir gré de la réserve que j'ai mise. Du reste, voici
l'histoire plus détaillée de ce jeune homme, écrite
par un de ses amis, M. Roby, élève externe des hôpitaux, dans le service de notre honorable collègue
M. Velpeau.

« On vous fait un crime, monsieur, d'avoir sévèrement flétri la doctrine de la syphilisation à propos
d'un fait sur lequel vous me demandez des détails.

« Je dois à ma conscience, à la vérité, de compléter, autant que cela m'est possible, l'observation de
M. ...., mon malheureux ami.

« Mais n'est-il pas étrange que l'auteur de la syphilisation n'ait point songé de lui-même à publier une observation qui paraît favorable à son système? Pense-t-il que son dossier soit déjà trop volumineux, ou plutôt n'est-il pas convaincu qu'un cas de ce genre devait à tout jamais rester enseveli dans les mystères de son cabinet?

« Je sais que, bien avant la campagne de la syphilisation en France, M. J... cherchait et m'avait demandé un traitement prophylactique contre les accidents primitifs, et qu'il fut le premier à me parler de M. Sperino et de ses élèves.

« Je sais qu'avant de se soumettre aux vaccinations virulentes et à une époque où MM. Miallet et Guilbert n'étaient pas à Paris, il me montra un érythème fort simple qu'il prenait pour des manifestations secondaires ; quelques étudiants en droit le confirmèrent dans cette idée. *Ces accidents ne durèrent que trois jours.*

« Qu'après plusieurs mois de syphilisation, il se crut, en effet, désormais à l'abri de tout accident. Dans cette certitude, il vit une femme plus que suspecte, et contracta un chancre. Ce chancre *fut coutérisé par le maître ! ! !*

« Qu'après s'être soumis de nouveau à des inoculations faites avec du virus plus énergique, il tomba, deux mois avant sa mort, dans un état de chloro-anémie tel, qu'on le voyait pâle et décoloré, atteint de fièvre quotidienne, redoutant le contact le plus léger des objets extérieurs ; ses amis prévoyaient un malheur qu'ils ne croyaient pas si prochain.

« Telle est la série des faits dont je fus le témoin.
J... fut pris d'un érysipèle qui a déterminé sa mort.
Mais ne portait-il pas encore au bras des chancres
en suppuration ?

« Enfin, je dois vous dire en terminant que, de leur
propre aveu, les auteurs de la lettre qui a été lue
dans la dernière séance de l'Académie ne se soumet-
tront jamais à la médication syphilisatrice ; si ce
n'est là le courage du professeur, c'est du moins un
effet de la conviction à laquelle ils sont arrivés par
l'observation attentive de leur ami M. J... Je dois
ajouter aussi que ces messieurs avaient fait part à
M. Depaul de la conviction où ils étaient que la
syphilisation avait eu chez leur ami les résultats les
plus fâcheux. Cependant, ceux qui vous reprochent
de n'avoir pas une observation complète, n'auraient
pas dû oublier cette partie importante de l'observation qu'on leur avait communiquée, et qu'ils ne connaissaient pas autrement.

« Recevez, etc.

« F. ROBY. »

J'ai à ajouter à cette histoire des particularités de
la consultation que M. Piedagnel m'a racontée devant M. Giraldès.

M. Piedagnel fut appelé pour voir M. J..., affecté
effectivement d'un érysipèle. Un confrère, que M. Piedagnel ne connaissait pas, se trouvait auprès du malade, dont on ne lui montrait que la poitrine. Mais
voulant savoir d'où partait l'érysipèle et où il abou-

tissait, il trouva qu'il partait d'un bras couvert d'ulcérations ; comme preuve que l'érysipèle avait commencé par là, il existait une traînée de nitrate d'argent, que l'on avait pratiquée dans l'espoir d'en entraver la marche. Le médecin que M. Piedagnel continuait à ne pas connaître, répondit que c'étaient des inoculations faites en vue de syphiliser le malade.

M. Piedagnel se mit alors à blâmer violemment cette manœuvre, et dit à son confrère : Est-ce que vous feriez chose semblable ? A quoi celui-ci répondit aussitôt : Non, assurément !

Le médecin qui faisait cette réponse était l'inventeur de la syphilisation, et celui qui lui-même l'avait pratiquée !

Du reste, vous venez d'entendre la lettre de M. le docteur Piedagnel, qui vous en dit encore bien davantage.

J'aurais bien voulu en rester là ; mais l'enthousiasme de M. Marchal (de Calvi) s'étant de nouveau manifesté dans une petite circulaire qu'il vous a lui-même distribuée, je me vois forcé de continuer.

M. Marchal (de Calvi) nous a reproché de vouloir arrêter les progrès de la science, de lui imposer des bornes, en n'acceptant pas en aveugles la pseudo-doctrine de la syphilisation, comme l'a si bien appelée notre savant ami et collègue, M. Larrey : c'est encore là une erreur de diagnostic de M. Marchal ; ce ne sont pas des bornes que nous avons voulu mettre à la science, mais bien des *garde-fous* pour empêcher les imprudents de tomber dans les précipices ouverts par la syphilisation.

Je ne reviendrai pas sur l'observation dont j'ai fait l'histoire, et qui n'a rien perdu de son authenticité, de sa force et de sa valeur, par la quasi-dénégation de M. Marchal (de Calvi). Oui, c'est un malade auquel la syphilisation n'a rien fait, et chez lequel les accidents constitutionnels ont continué à s'accroître et à s'aggraver.

Ce que je vous disais des inoculations négatives faites depuis à ce malade par M. Marchal (de Calvi), vient d'être répété par la commission académique de Turin. Pour les syphilisateurs qui ne se gênent pas, en fait d'explications, ce malade aurait pu paraître trop tôt syphilisé pour jouir des bienfaits de la syphilisation, comme méthode curative de la syphilis constitutionnelle! On a dit bien des choses étonnantes en médecine, mais il faut convenir qu'on n'en avait pas encore dit de cette force.

J'ai bien envie de prendre au hasard une des observations racontées de mémoire par M. Marchal (de Calvi), car la syphilisation est vraiment malheureuse : tantôt les observations sont brûlées à la mort du malade, tantôt elles sont perdues ; mais prenons-les pour ce qu'elles valent. M. Marchal (de Calvi) fait une inoculation à la cuisse d'un malade qui porte des chancres à la verge. Un bubon survient chez ce malade, que M. Marchal attribue à l'inoculation syphilisatrice, et, plus tard, les ulcérations de la verge s'améliorent, d'où M. Marchal conclut aux bienfaits de la syphilisation.

Vous savez qu'il est dit dans la pseudo-doctrine que les inoculations syphilisatrices guérissent les accidents primitifs qui précèdent, et qu'elles empêchent, font avorter, ou résolvent rapidement les bubons. Or, voici une inoculation syphilisatrice qui donne un bubon de toute pièce et avec toutes ses conséquences : mais que M. Marchal (de Calvi) se tranquillise, l'expérience m'a positivement appris que ce n'est pas son chancre d'inoculation de la cuisse qui a donné lieu au bubon, mais bien les ulcérations de la verge. Je suis étonné qu'un anatomiste et un physiologiste aussi distingué que lui, pour un fait comme celui-là, n'ait pas déterminé quel était le ganglion qui s'était infecté : si c'était un ganglion oblique de l'aine, ou bien si c'était un ganglion vertical de la cuisse, et je puis dire qu'il ne l'a pas déterminé, car cela a été discuté devant des confrères ici présents.

Je n'ai rien à vous dire de la circulaire qui a été adressée à tous les médecins par la commission académique de Turin ; la réserve excessive avec laquelle elle est rédigée ne laisse que très-difficilement soulever le voile qui cache les mystères. Cependant, il y a déjà quelques points transparents, et une lettre particulière que M. le préfet de police a reçue, nous permet de croire qu'il s'en faut de beaucoup que tout soit en faveur des prétentions de M. Sperino.

Les observations que mon ami Diday vient de publier sans commentaires (et il aurait pu en faire à son aise) sont-elles plus confirmatives pour la syphilisation que celles que vous connaissez déjà? Elles n'ont qu'un semblant de plus de précision, et voilà tout! Ou bien la syphilis ne se conduit pas à Turin comme elle se conduit à Paris, ou bien notre confrère de Turin ne comprend pas le chancre induré comme nous le comprenons ici! La succession de chancres indurés qu'il admet, et à la distance qu'il indique, est contraire à la plus vulgaire observation.

Un seul signe lui suffit pour constater l'induration; c'est l'engorgement dur de la base; tous les autres éléments du diagnostic, si précieux, si nécessaires, pour arriver à reconnaître le chancre induré, font complétement défaut dans les observations de M. Sperino, ce qui frappera surtout nos confrères qui sont chargés, à Paris, de services de femmes vénériennes, c'est la fatalité, la régularité de la production des chancres indurés chez les femmes de M. Sperino, tandis que l'induration spécifique se formule si mal chez les femmes, que quelques-uns de nos confrères, qui s'étaient seulement arrêtés à ce signe, ont pu croire que c'était le *chancre non induré* qui était le chancre le plus souvent infectant sur la femme.

Les observations de M. Sperino peuvent-elles être regardées comme précises? Mille fois non! Presque jamais on ne dit où a été emprunté le pus, les conditions dans lesquelles se trouvaient les malades qui le fournissaient, le temps de durée et l'aspect des ulcérations auxquelles on l'empruntait. Pas d'expérimentation comparative du pus fourni. Rien de tout cela n'existe dans ces observations.

Que voyons-nous le plus souvent? Une série d'inoculations qui réussit, une série qui échoue, une autre qui suit et qui réussit encore en tout ou en partie.

Que voyons-nous? Des inoculations pratiquées sur des régions où, toutes choses égales d'ailleurs, elles ne prennent jamais une grande étendue.

Dans les quatre observations que renferme le dernier numéro de la *Gazette médicale*, on voit que les accidents primitifs des malades offraient eux-mêmes peu d'étendue, peu de gravité; ces malades étaient dans des conditions idiosyncrasiques défavorables à l'évolution de la syphilis, ce que nous voyons d'ailleurs tous les jours par centaines dans les hôpitaux.

Un fait intéressant à noter ici, et que nous avons observé chez M. le docteur L..., c'est que, tandis que les inoculations successivement pratiquées au bras donnaient lieu aux larges ulcérations que vous avez vues ici, les inoculations faites en même temps et avec le même pus sur les organes génitaux ne donnaient lieu qu'à des ulcères qui avaient à peine l'étendue d'une très-petite lentille.

Est-il besoin de vous dire ce que vous devez penser des billets de sortie des malades de M. Sperino, sur lesquels on inscrivait *presque syphilisés*, après avoir entendu la lettre de M. le docteur Lindmann à propos de M. Laval, le syphilisé par excellence?

Mon ami, **M.** Diday, a publié des observations sans commentaires ; mais en voici une que je dois à son amour pour la vérité, et que je vous demande la permission de lire :

« Mon cher maître et ami, quoique mon opinion diffère un peu de la vôtre sur l'avenir de la syphilisation, je partage en grande partie votre avis sur son impuissance actuelle. Je vous écris donc aujourd'hui pour vous rappeler un fait que j'ai déjà incidemment consigné (1).

« Comme il appartient à l'un de mes confrères qui se propose de le publier, je ne pus malheureusement en donner qu'un court sommaire. Mais je puis vous dire, et vous autorise formellement à déclarer à l'Académie que l'expérience dont il est question

---

(1) Sans vouloir ôter à celui de mes confères auquel appartient l'honneur de le faire connaitre dans ses détails, je dois à la vérité de dire dès à présent qu'un individu, jeune, sain et bien portant jusque-là, affecté d'un chancre primitif phagédénique récent au gland, a été soumis, dans l'espace de six semaines, à plus de quatre-vingts inoculations successives, réitérées toutes les trois, quatre ou cinq jours, au nombre graduellement progressif de 6, 10. 12 et 18 chaque fois, sans qu'il ait retiré de l'opération, conduite selon les règles que M. Sperino a suivies, d'autre bénéfice que : 1° l'agrandissement continu de son chancre primitif ; 2° la conversion des *dernières* pustules d'inoculation en chancres phagédéniques ; 3° le développement de symptômes secondaires (papules cuivrées, céphalée ; engorgement des ganglions cervicaux) qui commencèrent à se manifester au bout de six semaines d'expériences, et après soixante-dix inoculations au moins.

« Je ne nie point pour cela les succès obtenus par d'autres observateurs. Mais évidemment une méthode qui, *très-fidèlement* suivie, laisse la porte ouverte à de pareils mécomptes, ne peut se faire maîtresse de l'avenir. » (*Gazette médicale,* année 1851, p. 816, lig. 3.)

fut faite par M. Rodet, mon successeur actuel à l'Antiquaille, homme intelligent, très-sérieux et fort peu passionné; que je suivis, moi-même, presque jour par jour les expériences; que M. Sperino, et l'inventeur de la syphilisation, avec qui j'en causai, ne purent expliquer cet insuccès flagrant de la syphilisation curative, qu'en invoquant une exception individuelle fort étonnante à leurs yeux.

« J'ajoute, au sommaire contenu dans l'article de la *Gazette médicale*, que cet individu (qui n'ayant au début qu'un chancre phagédénique, dut très-probablement à la syphilisation son infection constitutionnelle) passa très-rapidement, au bout de deux mois, aux accidents plus profonds, tels que *testicule vénérien, ulcère de la gorge*, et ne put être guéri de sa vérole constitutionnelle évidente que par l'association de l'iodure de potassium au mercure.

« Ce fait s'est passé publiquement à l'hospice de l'Antiquaille, en novembre, décembre 1851, janvier, février, mars 1852 : citez-le hardiment, mon cher maître, sans crainte qu'on vous démente ou qu'on puisse apporter une interprétation de ses circonstances capable d'innocenter la syphilisation. Sous ce rapport, ainsi que sous celui de son authenticité, il me semble incomparablement plus précieux que ceux qu'on a jusqu'à présent avancés, parce que, chez ce malade, toutes les règles tracées par M. Sperino, quant au nombre, aux intervalles des inoculations, ont été très-rigoureusement suivies par l'expérimentateur.

« Aussi, je crois rendre un véritable service à votre cause en vous rappelant, la veille du jour de votre réplique (que je voudrais bien pouvoir entendre), que vous avez dans votre camp, et tout à votre disposition, une arme aussi forte.

« Et malgré cela, mon cher maître, je suis de ceux qui sourient à l'idée de voir quelque chose sortir de la syphilisation. Mais je voudrais deux choses :

« 1° Qu'on négligeât l'*inoculation* pour chercher la vaccination ;

« 2° Que ce fût vous qui vous missiez à la tête de ce travail d'investigation.

« DIDAY. »

Messieurs, fidèle à mes premières conclusions, il ne me restait plus qu'à vous dire aujourd'hui que la syphilisation prophylactique doit être également prohibée, et la syphilisation curative, telle qu'on nous la présente, rejetée d'une thérapeutique sage par tous les esprits prudents et sérieux. Mais le nouveau discours de M. Malgaigne m'oblige encore à une réponse que je vous prie de bien vouloir écouter.

Je remercie M. Malgaigne des éloges pompeux qu'il a bien voulu me donner, et des roses dont il a couvert les épines qu'il a semées sur ma route, et qui, par cela même, ne m'ont point piqué.

Dans ce que j'ai déjà dit du discours du dernier orateur de la précédente séance, j'ai répondu à presque tout ce que vient de répéter M. Malgaigne, qui n'a produit ni faits, ni arguments nouveaux.

Cependant M. Malgaigne mérite encore une réfutation qui n'a pu être complète dans une réponse immédiate et improvisée, et qu'on me permettra de développer en transcrivant mon discours.

Je ne m'arrêterai pas au raisonnement de mon honorable collègue, qui tendrait à prouver que tout ce que la raison, le bon sens et l'expérience condamnent comme erroné, ou absurde, doit, par cela seul, être la vérité ou le progrès ; car, s'il en était ainsi, M. Malgaigne devrait tout adopter dans la syphilisation, la théorie et la double pratique de la syphilisation préventive et curative, que la prudence, que la raison, que le bon sens repoussent également.

Pour combattre la double pratique erronée et dangereuse de la syphilisation, j'ai dû démontrer la nullité des faits sur lesquels elle s'appuyait, et l'absurdité de la théorie qu'elle voulait en déduire. Notre honorable collègue a prétendu, à ce sujet, que je n'avais enfoncé que des portes ouvertes. Je crois, moi, avoir fait quelque chose de plus, car M. Malgaigne était en travers.

Mais suivons M. Malgaigne dans ses impressions, dans ses contradictions, dans ses rapides convictions. La syphilisation préventive, prophylactique, l'a fâcheusement impressionné, il la repousse avec horreur, et de tous ceux qui ont parlé contre elle, c'est lui qui l'a le plus violemment flétrie et condamnée comme criminelle ; on ne comprend pas

comment, dans un si énergique mouvement de réprobation, il ait pu, comme il le dit, résister au désir
d'applaudir au discours si bien inspiré de notre savant ami, M. Larrey.

L'honorable orateur, en répudiant la syphilisation
préventive pour n'accepter que la syphilisation curative, croit qu'il peut ainsi aisément se débarrasser
de ce premier et lourd fardeau. Il se trompe, et ici
commencent les contradictions, car il n'a cessé de le
porter péniblement jusqu'au terme de la discussion.

Du moment que la syphilisation est employée
contre un accident syphilitique quelconque, M. Malgaigne ne la considère plus que comme curative.
Mais si c'est contre un accident primitif, contre un
chancre, qu'on l'applique, non-seulement elle doit
guérir celui-ci, mais encore elle doit prévenir les
accidents constitutionnels. Voilà donc la syphilisation préventive appliquée, dans une très-grande
majorité de cas, où elle n'a rien à prévenir ; car un
très-grand nombre de chancres ne doivent pas être
fatalement suivis de l'empoisonnement général.

Les syphilisateurs ont dit à **M. Malgaigne**, qui n'a
pu le vérifier par lui-même, que lorsque la syphilisation est employée pour la curation des chancres,
ne constituant encore que des accidents purement
locaux, elle doit les guérir, sans rien ajouter à ce
qu'avaient déjà les malades. Pour soutenir cette proposition, on s'appuie sur les raisons qui m'ont permis d'avoir recours à l'inoculation exploratrice.Mais
il faut n'avoir pas lu ce que j'ai écrit, ne s'être pas

donné la peine de le comprendre, ou ne pas se souvenir des premiers préceptes de la syphilographie,
pour me rendre responsable de pareilles énormités.
Lorsque j'ai dit qu'en faisant une inoculation exploratrice à un malade, on n'ajoutait rien à ce qu'il avait
déjà, j'avais raison, car je l'inoculais avec son propre
pus, de telle façon que s'il avait actuellement une
vérole constitutionnelle, je n'avais pas à craindre de
lui en donner une autre, *la diathèse ne pouvant pas être
doublée*. Que si le malade n'avait qu'un chancre non
induré, non infectant, le chancre d'inoculation artificielle puisé à cette source, offrait les mêmes
caractères et n'était pas plus que le premier suivi
d'accidents constitutionnels. Mais sont-ce là les procédés que suit la syphilisation ?

Si, dans la pratique de l'inoculation exploratrice,
une ulcération de plus, et qu'aujourd'hui on arrête
aussitôt qu'on en a obtenu ce qu'on désirait, ne constitue pas une addition grave, dangereuse ; peut-on
raisonnablement en dire autant de cent, de deux
cents inoculations pratiquées pendant six mois et
plus contre une ulcération unique, qui aurait guéri
seule en trois ou six semaines ? Vous n'ajoutez rien,
dites-vous, à ce qui existait déjà chez le malade, qui
n'avait qu'un chancre non induré, quand vous l'ino-
culerez avec d'autre pus que le sien, puisé à diverses
sources et pendant un espace de cinq ou six mois ?
Moi je vous dis, qu'en procédant ainsi, vous finissez
par rencontrer un pus convenable, et un moment
d'aptitude du malade à l'aide desquels vous donnerez

la syphilis constitutionnelle à des sujets qui ne devaient pas l'avoir, comme cela est arrivé chez M. le docteur L... ; chez le malade dont mon ami, M. Diday, a raconté la déplorable histoire, et comme cela vient d'avoir récemment lieu chez M. P... ; et qu'alors, votre syphilisation, au lieu d'être curative des accidents existants, au lieu d'être préventive des accidents consécutifs que l'état actuel de la science vous apprenait à ne pas redouter, devient elle-même la cause de ce que vous aviez la folle prétention de lui faire empêcher.

Mais en supposant que vous fissiez du diagnostic un peu plus précis que celui que vous faites ; que vous n'eussiez recours à la syphilisation que contre la syphilis constitutionnelle ; *aux doses* auxquelles vous employez cette détestable *isopathie*, vous ajoutez de graves accidents à ceux qui existent déjà, et, au lieu de les arrêter, vos *irrigations chancreuses*, devenant des causes d'excitation et de réaction, donnent un violent coup de fouet à la diathèse, à la manière des autres causes occasionnelles, des manifestations syphilitiques, ou qui peuvent les compliquer. Si mon honorable collègue avait prêté un peu plus d'attention à ce que j'ai avancé, s'il s'était donné la peine de comprendre, il n'aurait plus été étonné de ce que j'ai dit des *irrigations chancreuses.*

Nous avons prouvé, que la syphilisation, qui ne pouvait pas s'appuyer sur sa théorie ridicule, ne présentait aucun fait probant en sa faveur. Nous vous avons dit que ceux qui avaient plaidé pour elle n'en possédaient pas. A cela M. Malgaigne a fait la plus étrange de toutes les réponses : il a prétendu que c'était à nous d'en fournir ! Eh bien ! nous lui en avons donné. Seulement, il en conteste la qualité. Je ne vous rappellerai pas la comparaison qu'il a faite du bon et du mauvais chloroforme, pour réveiller l'attention de l'Académie sur les bonnes et les mauvaises observations. M. Malgaigne dit que les faits que nous avons rapportés n'appartiennent pas aux syphilisateurs de profession, que les malades n'ont pas été syphilisés d'après les règles de l'art, et que par conséquent ils ont le droit de les répudier. Cela serait juste s'il y avait des règles d'après lesquelles on eût toujours opéré. Mais je vous l'ai déjà dit ; les syphilisateurs n'ont jamais eu d'insuccès, bien qu'ils n'aient pas toujours opéré de la même manière, et aujourd'hui encore ils ne suivent pas tous les mêmes méthodes, ce qui ne les empêche pas de réussir toujours ; tandis que les autres échouent en faisant, quoi qu'on en dise, ce qu'ils ont indiqué.

Du reste, au commencement de la syphilisation, on ne voulait que quelques chancres inoculés à distance et qu'on devait promptement détruire par la cautérisation, sans les laisser se développer. Cette période remonte à l'époque des inoculations de M. Welz. Plus tard, au moment des inoculations de Turin, il en fallait davantage ; mais je fus presque traité de calomniateur quand je donnai le chiffre des inoculations pratiquées par M. Sperino. Vous savez aujourd'hui où l'on est arrivé. Les observations que j'ai citées conservent donc, comme je l'ai démontré déjà, toute leur valeur clinique, toute leur portée scientifique.

Que leur reproche encore mon ami M. Malgaigne ? Ce ne peuvent plus être les préceptes ; mais bien de n'avoir pas fait plus de mal que je ne l'ai dit.

Pour être en droit de faire des reproches à la syphilisation, il fallait, selon M. Malgaigne, quelque chose de plus sérieux que le fait de M. L..., de plus grave que celui de M. J..., dont vient de vous entretenir M. Piedagnel et que je connais encore mieux aujourd'hui ; quelque chose de plus triste que l'observation de mon ami Diday, et que celle de M. Gosselin.

Il fallait aux syphilisateurs, pour prouver que la syphilisation n'était pas curative, des faits plus concluants que ceux de M. le docteur L..., de M. Gosselin, de mademoiselle X..., de M. Diday et ceux de M. Marchal (de Calvi) !

Pour prouver que non-seulement elle constituait un accident grave par elle-même, qu'elle n'empêchait pas des accidents constitutionnels de se produire sans qu'elle pût les guérir, mais qu'encore elle pouvait en devenir cause, on ne se contentait pas de l'observation écrasante de notre ami de Lyon, de celle de M. Zelaschi, dans laquelle on ne peut se féliciter que d'une chose, c'est que le malade ne soit pas mort, et qu'il ait fini par guérir *à l'aide des adjuvants* rationnels de la syphilisation curative en défaut. Quant à l'observation de M. Pagès, dont la constitution est gravement atteinte, quoi qu'en dise M. Malgaigne, dont je connais trop le profond savoir, pour croire qu'il laisserait un de ses malades dans cet état, s'il la connaissait dans tous ses vrais détails, elle lui inspirerait, comme à moi, la plus profonde répugnance, et il n'en aurait jamais parlé.

Mais notre honorable collègue, qui n'avait rien vu lors de son premier discours, qui nous demandait à nous des faits que ceux dont il prenait la défense auraient dû lui fournir, vient, dans les huit jours qui se sont écoulés depuis la dernière séance, d'acquérir une expérience complète.

Il a cette fois vu ! Je me garderai bien, messieurs, de dire à mon ami, M. Malgaigne, — *vous n'avez pas vu,* — mais je lui demanderai ce qu'il a vu ? Sont-ce des expériences dont il a pu constater les effets ? Sont-ce des malades sur lesquels il a pu faire *un diagnostic* certain, irrécusable, et dont il a suivi le cours de la maladie et constaté les effets du traitement ? Non ! On est venu montrer à M. Malgaigne des faits prétendus accomplis, et sans *autre contrôle,* notre savant ami les a acceptés, lui, si expert en matière de vérification des faits scientifiques ! Et voilà ce qui a entraîné les rapides convictions du zélé défenseur de la syphilisation curative. Oui rapides, trop rapides hélas ! car si notre collègue, avec sa sagacité ordinaire, sa grande habitude clinique, s'était donné la peine d'interroger les personnes qu'on lui présentait et que la commission dont je fais partie a pu voir et interroger avec soin, je suis

convaincu que sa péroraison aurait été singulièrement modifiée, et son enthousiasme moins bouillant.

Je ne reviendrai pas sur ce que j'ai déjà dit de la
prétendue immunité des filles publiques. Je ferai
seulement encore ici cette demande : Combien faut-
il de chancres pour syphiliser autant que possible,
*puisqu'on ne syphilise jamais plus complétement qu'on
ne peut faire le vide ?* Et combien de chancres avaient
successivement contractés les filles publiques réputées syphilisées ?

Mais l'immunité existe : on m'a offert un sujet réfractaire sur lequel on veut absolument que j'aie
échoué, et sur lequel, moi, je vous ai dit que j'avais
réussi. Eh bien ! pour ce syphilisé *émérite*, vous avez
entendu la lettre de M. Lindmann : il est encore inoculable ! C'est lui-même qui l'a dit, en faisant voir
les traces de ses dernières inoculations datant seulement de quelques semaines. Et il y a huit mois
qu'on le présentait comme invulnérable.

Il me resterait maintenant à étayer ma doctrine,
que mon excellent ami, M. Malgaigne, a tant élevée
que sa chute serait terrible. Deux pierres ont été
enlevées à l'édifice que j'ai mis vingt ans à con-
struire et à consolider. La première, par les mains
d'un singe ; la seconde, par les individus que la
syphilisation a rendus réfractaires au chancre.

Si c'est là tout, que mon collègue n'ait pas d'inquiétude. La *transplantation* de l'accident primitif
de l'homme au singe, n'ôtera rien au premier de la
régularité de la maladie, et ne laissera jamais rien

dans les mains du second, de cet emprunt forcé.

Quant aux syphilisés, qui doivent ôter au chancre le plus beau fleuron de sa couronne et le priver de son signe diagnostique le plus précieux, c'est-à-dire la possibilité de s'inoculer, c'est une pierre de la base de ma doctrine qu'ils n'ont pas encore enlevée et qui ne fait pas défaut. Dans tous les cas, je n'ai tiré de conclusion absolue de l'inoculation que lorsqu'elle *est positive*, me réservant pour une autre occasion, qui n'est pas bien éloignée, de vous dire ce qu'on peut conclure des cas négatifs.

Messieurs, dans la dernière séance, notre honorable collègue, M. Malgaigne, m'avait fait un nouveau et formidable défi. Je n'avais pas cru devoir y répondre après ce que j'avais dit de M. Laval. Mais comme on avait pu croire que j'avais fui devant la menace, et qu'on y revient aujourd'hui, vous comprendrez plus que jamais que je devais vous rappeler les causes de mon silence de mardi passé. Ce matin même j'ai rencontré M. Laval avec notre collègue de l'hôpital de Lourcine, M. le docteur Gosselin. Et ce que M. Lindmann m'avait écrit, M. Laval a eu la loyauté de me le confirmer en présence de M. Gosselin. Il m'a dit, en outre, qu'il ne s'était jamais cru réfractaire au chancre, et qu'il était convaincu que la pustule que je lui avais inoculée aurait pu être inoculée à un individu sain.

Quant à l'autre malade, celui qui me paraît avoir le plus enthousiasmé M. Malgaigne, il a été vu par l'autre commission dont je fais partie, et qui est présidée par l'honorable président de l'Académie. Mon jugement est définitivement arrêté sur ce malade.

Voilà mes raisons, messieurs, pour repousser toute nouvelle provocation. Membre d'une commission, je jugerai ; mais je jure ici de ne plus jamais toucher à aucun des sujets d'expérimentation des syphilisateurs.

<h2 style="text-align:center">§ III.</h2>

Discours sur la transmission des accidents secondaires (1).

Messieurs, je croyais que nous étions loin des temps où la vérole, née de n'importe où, pouvait tout faire, et que ce caméléon de nos pères avait de beaucoup réduit ses couleurs et n'éblouissait plus aujourd'hui que le vulgaire. Je croyais, comme l'a si bien rappelé M. Gibert, qu'on ne s'endormait plus aussi aisément sur le coussin de la paresse, et que les médecins sérieux et consciencieux ne se contentaient plus d'écrire l'histoire de la science sous la dictée des malades, en acceptant leurs théories, leurs préjugés, leurs erreurs et leurs spéculations.

Je croyais que depuis Alexandre Benedetti, depuis Fernel, depuis Hunter, si nous n'avions pas beaucoup progressé, nous ne devions au moins plus faire de pas en arrière ! Je me suis trompé, et, d'après tout ce que je viens d'entendre et tout ce que j'ai lu dans ces derniers temps, je crains que nous ne revenions aux histoires de Benoît Victor, sauf à

(1) Septembre 1852.

admettre les explications de Fallope. Et je ne serais
pas étonné que si, un jour, M. Jules Favre avait à
plaider contre quelqu'un qui serait accusé d'avoir
communiqué la syphilis en parlant à l'oreille d'un de
ses amis, il n'obtînt une condamnation, en s'appuyant
sur le jugement du parlement d'Angleterre, dans
l'affaire du cardinal Wolsey. Et ceci, messieurs,
n'est pas un hors-d'œuvre; car, pour preuve que
les accidents secondaires sont contagieux, M. Cazenave cite (1), un jugement d'un tribunal de province,
qui a décidé, contrairement à mon opinion, que ces
accidents étaient contagieux.

Les sciences médicales sont vraiment malheureuses. Il semble que la précision, le positivisme
leur soient interdits. Et cela non-seulement par les
difficultés qu'elles présentent, mais encore et surtout par le besoin qu'éprouvent certaines personnes
à trouver noir ce que d'autres trouvent blanc.

Je pourrais appuyer cette assertion sur des
preuves, mais je pense que cela est inutile.

J'arrive au sujet qui nous intéresse tous à un si
haut degré, au point de vue de la science pure,
de l'hygiène publique et privée, de la médecine
légale.

Les accidents de la syphilis constitutionnelle
peuvent-ils se transmettre autrement que congénia-
lement ou par hérédité?

J'ai commencé l'étude des maladies vénériennes
sans idées préconçues, sans engagement pris, sans

______

(1) *Annales des maladies de la peau et de la syphilis.*

avoir à subir l'omnipotence d'un maître, sans hérédité scientifique. Libre, j'ai choisi ce qui me paraissait le mieux, et, peu satisfait des doctrines généralement admises et si souvent démenties par les faits bien observés, je me suis non-seulement adressé à ces faits *cliniquement*, mais aussi je les ai plus rigoureusement interrogés par l'expérimentation.

La voie était déjà ouverte par un de ceux qui ont placé leur nom le plus haut en syphilographie, par le grand Hunter. Mais tout ce qu'avait annoncé ce maître de l'art ne me paraissant pas suffisamment démontré, ou appuyé sur des observations assez nombreuses, je crus devoir tout vérifier.

Dès 1832, je démontrai à l'hôpital du Midi, à mes cliniques suivies par beaucoup d'étrangers, par beaucoup d'Anglais ou autres, et bien avant que Wallace eût rien enseigné et rien écrit à ce sujet :

1° Que le pus du chancre seul, à une période déterminée, était inoculable et susceptible de reproduire le chancre ;

2° Que le bubon d'absorption, suite de chancre non induré, fournissait, comme le chancre, le pus virulent inoculable ;

3° Que le bubon réputé vénérien pouvait ne pas fournir de pus inoculable :

Parce qu'on avait pris le pus phlegmoneux extra-ganglionnaire ;

Parce qu'on avait affaire à un bubon sympathique ;

Parce qu'enfin il s'agissait d'un bubon idiopathique ; ce que, par erreur de diagnostic, on appelle encore bubon d'emblée ;

4° Que les accidents constitutionnels, secondaires ou tertiaires, n'avaient pas pu être inoculés ;

5° Que les accidents syphilitiques non inoculables ne paraissent pas devoir être contagieux ;

6° Enfin que la blennorrhagie essentielle, non symptomatique du chancre, n'était pas inoculable, c'est-à-dire qu'elle ne pouvait jamais donner lieu au chancre et à ses conséquences.

Tous ceux qui ont loyalement expérimenté, et qui ont su expérimenter, sont arrivés au même résultat : MM. Puche, de l'hôpital du Midi ; Cullerier, à l'hôpital de Lourcine ; Baumès et Diday, de Lyon ; Venot, de Bordeaux ; Thiry, de Bruxelles ; Reynaud, Broussonnet, Serre, de Montpellier ; Acton et de Méric en Angleterre, et presque tous les dissidents qui n'ont eu à m'opposer que des faits exceptionnels.

Je le demande aux hommes sérieux et de bonne foi, à qui j'ai aujourd'hui à répondre, les principes que j'ai posés, ou auxquels je me suis arrêté, ne constituent-ils pas la règle générale, très-générale, et les faits contraires ne constituent-ils pas les très-rares exceptions ? Vous avez entendu l'honorable M. Lagneau, lui dont l'ouvrage résume, en quelque sorte, les doctrines que j'ai à combattre, il vous l'a plusieurs fois répété. Or, s'il en est ainsi, et personne n'osera dire le contraire, n'est-il pas permis d'admettre que les exceptions peuvent n'être qu'apparentes, et ne tiennent peut-être qu'à une mauvaise observation, à une fausse interprétation des faits. C'est ainsi que j'ai pu ramener à la loi véritable les blennorrhagies virulentes exceptionnelles de B. Bell, qui s'était tant rapproché de la vérité; c'est ainsi que, pour des esprits non prévenus, et qui n'ont pas employé leur science et leur intelligence à soutenir, par système, de vieilles erreurs, la doctrine du bubon d'emblée a cessé d'exister.

Mais ce n'est pas de tout cela qu'il s'agit dans la discussion actuelle; nous n'avons à nous occuper que des accidents secondaires et de leur transmissibilité.

Certes, il faut en convenir, depuis la création de la vérole, les plus anciens ont cru à la propriété contagieuse de ces accidents, dans les différents rapports entre adultes, ou entre les enfants et les nourrices.

Depuis Nicolas Massa, beaucoup de médecins n'ont pas changé d'opinion, et je ne serais pas étonné que l'opposition que j'ai eu l'honneur de soulever ne nous ramenât plus complétement aux idées du quinzième siècle, en posant en principe que les accidents de la syphilis constitutionnelle sont plus souvent et plus fatalement contagieux que les accidents primitifs.

Déjà, vous le savez, et toujours dans ce système d'opposition, n'a-t-on pas osé écrire que la blennorrhagie était l'antécédent le plus fréquentde la sy philis constitutionnelle?

Mais revenons aux objections sérieuses que font aux principes que je professe mes honorables collègues qui ne représentent ici, à n'en pas douter, que les légitimes intérêts de la science et de l'humanité qui en est la cause finale.

Les accidents secondaires de la syphilis sont contagieux, dit-on, et cela est prouvé cliniquement par l'observation ordinaire et par l'expérimentation. Nous avons des faits nombreux, me disent mes contradicteurs, et ces faits, on vous les présente comme preuve incontestable de la doctrine qu'ils sont destinés à soutenir.

Ce qui m'étonne d'abord, c'est leur petit nombre, ou la facilité avec laquelle on les accueille, et le sans-gêne avec lequel on nous les donne. On aurait pu en avoir beaucoup plus; j'en aurais fourni moi-même, si l'on m'en avait demandé de la même qualité.

Aux faits contradictoires cités, je réponds d'abord, comme je l'ai déjà fait, en répétant qu'ils sont exceptionnels et que ce qui a permis de les admettre, c'est qu'on n'a pas tenu compte de toutes leurs conditions.

Si les accidents secondaires étaient vraiment contagieux, au lieu de former l'exception, ils devraient être la source la plus commune de la propagation de la syphilis.

En effet, si les accidents secondaires ne sont pas aussi fréquents que les accidents primitifs, ils ont un *cours plus libre dans le monde* et permettent des contacts bien plus fréquents, avec bien moins de prévoyance et bien moins de garantie que pour les accidents primitifs. Quel est le médecin, quel est le spécialiste surtout, qui ne voit tous les jours des personnes affectées des accidents les plus variés de la syphilis constitutionnelle, ayant souvent pour siége la cavité buccale, vivre dans la plus grande insouciance et ne se gêner en quoi que ce soit, sans jamais rien communiquer. Je connais un confrère qui, depuis douze ou quinze ans, n'a pas su se débarrasser d'accidents secondaires qui se sont le plus souvent reproduits dans la bouche, et qui a été plus qu'insouciant, plus qu'imprudent, sans avoir jamais rien transmis. Où voit-on dans Paris, dans ce Paris si suspect et si souvent accusé, de ces épidémies fabuleuses dans lesquélles tout un village était infecté par un nourrisson vérolé? Et cependant certaines maisons de Paris ne sont-elles pas des villages, et la vérole y fait-elle défaut? Non, mais c'est qu'à Paris les *génies* épidémiques de la vérole sont mieux connus que dans les campagnes, où ils se cachent souvent dans une garnison voisine, ou ne quittent pas les villes pour suivre certaines nourrices des amours.

Dans tous les cas, pour savoir si une contagion a été produite par le contact d'accidents secondaires, il faut d'abord, je pense, bien établir qu'on a affaire à des accidents secondaires. Eh bien ! quels sont les éléments d'un diagnostic absolu? Les antécédents. Mais les antécédents ont-ils la même valeur pour tout le monde? N'est-il pas un grand nombre de médecins pour lesquels il suffit qu'un malade ait eu une blennorrhagie, à n'importe quelle époque antérieure, pour que tout ce qui va suivre, surtout dans certains siéges et sous certaines formes, soit réputé secondaire.

Dans la syphilis *acquise*, sait-on toujours comment a été contracté l'accident primitif, source de l'infection constitutionnelle? En supposant que les malades n'aient pas intérêt à nous tromper, ce qui n'arrive malheureusement que trop souvent, ont-ils toujours pu apprécier les circonstances dans lesquelles s'est effectuée la contagion? Ont-ils pu toujours reconnaître les conditions dans lesquelles se trouvaient les personnes qui les entourent, les objets dont ils se servent? Les médecins appelés à résoudre ce problème peuvent-ils constamment se flatter d'avoir trouvé toutes les inconnues et d'arriver à la vérité? Pour les accidents qui ont des siéges insolites, cela n'est-il pas bien fréquent? S'il fallait vous rapporter tout ce que j'ai vu dans ce sens, depuis plus de vingt années, sur le plus grand théâtre du monde, ce serait à n'en plus finir. M. le professeur Bouillaud peut se rappeler un malade qui m'a été présenté de sa part par notre collègue des hôpitaux, M. le docteur Gubler, et qui portait un chancre induré de la paupière supérieure, bientôt suivi d'accidents constitutionnels. Comment ce malade avait-il été infecté? Mais la difficulté de savoir le comment et le pourquoi n'existe pas seulement pour des accidents qui ont

des siéges anormaux, excentriques. Sur les organes
génitaux mêmes on peut véritablement ignorer la
cause d'un accident primitif. M. le professeur Cho-
mel doit se souvenir, à ce sujet, d'un prince étranger pour lequel nous nous trouvâmes en consultation
chez le professeur Marjolin, et qui était porteur d'un
chancre induré le mieux caractérisé, et bientôt suivi
de toute la séquelle régulière des accidents constitutionnels. Eh bien ! ce malade, garçon, qui ne devait avoir aucun motif de nous tromper, affirmait
n'avoir pas eu de rapports, quels qu'ils fussent, depuis un an ! ! ! En présence de faits semblables et si
vulgaires, est-il permis, parce que les malades ne
savent pas vous mettre sur la voie de la contagion
qu'ils ont subie et que vous ne savez pas la trouver,
de conclure légèrement, comme l'a fait M. Richet,
comme l'a fait M. Cazenave, comme on l'a surtout
fait dans mon voisinage de l'hôpital du Midi, que ces
accidents devaient être constitutionnels? Et notez
bien que, pour certaines personnes qui admettent en
général la contagion sous le moindre prétexte, il
n'est pas besoin d'un autre accident précurseur pour
amener l'accident secondaire, celui-ci pouvant être
primitivement secondaire, ou *secondairement primitif*,
dans le langage clair de M. Cazenave.

Mais c'est surtout au point de vue de la syphilis
héréditaire et congéniale que la question est le plus
ordinairement tranchée. Il suffit, au plus grand nombre des médecins, qu'un homme ait eu une simple
blennorrhagie vingt années auparavant, pour que si

un enfant qui lui est imputé vient à avoir la syphilis en nourrice, la maladie soit considérée comme héréditaire, et par conséquent secondaire. La morale, la pureté des nourrices, la justice le veulent ainsi. Toutes choses fort respectables, sans doute, et que personne ne respecte plus que moi, mais qui malheureusement ne sont pas toujours ainsi.

Je n'ai pas à vous dire ici comment les nourrices peuvent être infectées avant ou pendant l'allaitement, comment les enfants peuvent être infectés après la naissance. Eh bien! lorsqu'il s'est agi du véritable point de départ des deux côtés, nourrices et nourrissons, l'a-t-on bien précisé? Voyez si cela a été fait dans la fameuse observation de Hunter, qui paraît être une des plus concluantes, et si surtout on l'a fait dans toutes les autres qu'on cite. Moi je vous dirai que quand cela a été fait par MM. Cullerier fils, Nonat, Natalis Guillot, Venot (de Bordeaux), Seux (de Marseille) et moi, nous sommes arrivés à d'autres résultats.

Mais toutes les fois qu'on invoque *ces fins de non-recevoir*, cette foule de faits incomplets, souvent ridicules, il semble que les nourrices seules doivent être victimes de ces injustes méfiances et de ces fausses accusations. Mais si, par un examen plus rigoureux, on empêche souvent la fraude et la spéculation, n'arrive-t-on pas aussi à les innocenter souvent de contagions qui leur sont imputées, comme dans l'observation que j'ai autre part citée, et que je vous demande la permission de vous rappeler.

Une jeune femme, accompagnée de son mari beaucoup moins jeune, vint me consulter pour son enfant, qu'elle venait de retirer de nourrice, infecté d'une syphilis constitutionnelle qu'elle accusait la nourrice de lui avoir communiquée. L'enfant était presque couvert d'une syphilide squammeuse humide, le pourtour de l'anus et des lèvres était le siége de plaques muqueuses exulcérées. L'enfant avait six mois; et, au dire de la nourrice, c'était au bout de six semaines que les premiers accidents s'étaient montrés.

Cependant la mère et le *mari* m'affirmaient n'avoir jamais subi de contagion; et l'examen le plus attentif ne me fit, en effet, rien découvrir ni d'actuel ni de passé. La nourrice, à son tour, examinée avec le plus grand soin, me parut parfaitement saine. Son enfant, qu'elle allaitait en même temps que le nourrisson malade, était très-bien portant.

J'étais fort embarrassé dans la recherche de l'origine de la syphilis de cet enfant, quand je reçus, le lendemain, la visite d'un jeune officier de cavalerie qui vint me consulter pour une syphilide palmaire et plantaire dont il était affecté.

Cet officier m'interrogea avec une sollicitude touchante sur la maladie de l'enfant qu'on m'avait présenté la veille, et me fit la confidence de la part qui lui revenait sur cette question; mais comme il ne connaissait pas les lois de l'hérédité, il était surpris d'avoir donné le jour à un enfant malade, attendu, disait-il, qu'il s'était cru guéri, et qu'il n'avait plus

aucun symptôme de la maladie, quand il avait eu
des rapports avec la dame, qui, du reste, n'avait jamais été malade.

Mais, dira-t-on, si l'on ignore comment un accident a pu naître, si l'on ne sait pas s'il est le résultat
direct d'une contagion, ou la conséquence d'un état
constitutionnel, le siége vous l'indiquera. Comme
dans le cas de M. Lindmann, dans celui de M. Richet,
le siége deviendra un signe pathognomonique de la
nature primitive ou secondaire de l'accident que
vous aurez à reconnaître. Comme si le siége était
circonscrit à certaines régions pour l'accident primitif, et qu'il n'y eût que les accidents secondaires
qui eussent un droit de parcours illimité! Quel est
le syphilographe, quel est le praticien qui, devant
cette assemblée, oserait me dire qu'il est des régions
réfractaires à la contagion, lorsque le pus virulent y
est convenablement déposé? Sans doute que certains
siéges sont plus fréquemment, beaucoup plus fréquemment affectés que d'autres, mais voilà tout.

Il vous répugne, chez certaines personnes, d'admettre certains modes de contagion, d'accord, mais
est-ce là une raison scientifique, et, dans ce cas, la
contagion ne peut-elle avoir lieu que par des procédés immoraux, quand il s'agit surtout de la cavité
buccale, comme chez l'ami de M. Lindmann ? Si les
accidents secondaires étaient contagieux, comme
vous le dites, cela ne devrait-il pas avoir lieu fréquemment, de la manière la plus honnête, la moins
irréprochable?

Mais, ajoute-t on, si la cause présumée, si le siége ne vous suffisent pas, le nombre des accidents existants doit être pris en très-grande considération. Les accidents primitifs sont ordinairement isolés, peu nombreux, tandis que les accidents secondaires sont toujours plus multipliés. M. Lagneau dit cela lorsqu'il s'agit de la trop fameuse histoire de M. Boudeville; mais il ne me dit plus rien, lorsqu'il s'agit de l'ecthyma isolé de M. Richet, de M. Cazenave et de Wallace. Pourquoi?

Si je ne suis pas satisfait de tout ce qui précède, on invoque la forme des accidents pour prouver qu'on a bien eu affaire à des accidents secondaires. lorsqu'on a cru à la contagion.

La forme est sans doute si différente dans un grand nombre de cas, entre les accidents primitifs et les accidents secondaires, qu'une erreur de diagnostic est le plus ordinairement impossible. Mais aussi, ce n'est pas dans ces cas qu'on discute; ce n'est qu'alors que les accidents primitifs ressemblent aux accidents secondaires, et cela leur arrive si souvent, qu'on peut se tromper, et qu'on se trompe. La papule, la pustule plate humide, la pustule muqueuse, les plaques muqueuses, les tubercules muqueux, ce groupe si souvent mal apprécié, si superficiellement décrit, et si banalement nommé *condylome*, ce qui permet d'englober, pour augmenter encore la confusion, différentes variétés de végétation, qu'est-il, quand il constitue vraiment un accident primitif, quand il a été le résultat im-

médiat d'une contagion, et qu'il a pu être contagieux ? Eh bien ! n'en déplaise à M. Velpeau, c'est
le chancre pour ceux qui ont appris à connaître
cette métamorphose de l'ulcère primitif : c'est alors
l'*ulcus elevatum*, qui peut présenter encore les traces
de ses bords, des restes de sa base, et ses retentis-
sements obligés dans les ganglions lymphatiques
voisins. C'est ce que vous trouvez dans l'observation de M. Bouley, entre autres.

Les signes qui servent à différencier la plaque
muqueuse, alors *ulcus elevatum*, qui succède sur
place au chancre, des plaques muqueuses nées
dans le voisinage, ou à distance, sous l'influence de
l'empoisonnement général, ne sont pas toujours
faciles à bien reconnaître. Mais je suis convaincu
qu'avec un peu d'attention, notre savant collègue,
M. Velpeau, pourrait y parvenir.

Bien qu'au moment où l'accident primitif passe à
l'état d'accident secondaire sur place, il perd sa
faculté de fournir du pus inoculable, il n'est pas
indifférent de savoir qu'il a réellement existé quand
il s'agit, comme dans les observations de Wallace
et de Waller, de personnes qui sont censées s'être
contagionnées à l'aide de plaques muqueuses seulement, et qu'on observe un certain temps après
cette contagion. Je demande pardon de ces petits
détails à M. Velpeau, lui ordinairement si précis
pour les opinions qu'il défend. Mais si l'on peut
confondre, et si l'on a souvent confondu les plaques muqueuses avec le chancre, comme l'ont fait

MM. Wallace, Waller et Bouley, il est encore plus facile quand le chancre affecte la forme pustuleuse,
croûteuse, de confondre celle-ci avec les formes pustuleuses croûteuses secondaires, ainsi que l'ont fait
MM. Cazenave, Richet et l'inoculateur de M. Boudeville. Mais la forme pustuleuse du chancre a été niée,
malgré les classiques qui l'ont admise, et, parmi eux,
notre collègue, M. Lagneau. Que sont, en effet, les
pustules d'inoculations artificielles du pus du chancre sur la peau? Quels noms les dermatologues les
plus rigoureux peuvent-ils leur donner, autre que
le nom d'ecthyma? Manque-t-il quelque chose à la
description qu'ils ont donnée de ce type d'éruption? Siége, nombre de pustules, volume, couleur et
consistance des croûtes ; forme, étendue, profondeur, bords, fond, base, durée des ulcérations, rien
ne manque, et si quelques lacunes avaient existé,
les excentricités de la syphilisation ne sont-elles
pas venues les combler ? Eh bien ! ce que l'on
peut faire, n'en déplaise à notre collègue M. Gibert,
les accidents d'une autre contagion peuvent le
réaliser. Mais alors comment différencier l'ecthyma
primitif, le chancre cutané, de l'ecthyma secondaire? Demandez-le à ceux qui ont fait des inoculations de prétendus ecthymas secondaires, ou qui
en ont produit. Demandez-le à M. Cazenave, qui ne
parvient pas toujours, comme vous pouvez le voir
dans son livre, à distinguer l'ecthyma syphilitique,
en général, de l'ecthyma vulgaire, il vous répondra
que l'ecthyma est tantôt un accident syphilitique

secondaire et tantôt un accident secondaire primitif, ou constitutionnel ; et c'est avec des doctrines comme celles-là qu'on tire les conclusions que vous savez. Quand cependant il est si facile de se convaincre de ces vérités cliniques si vulgaires, que deviennent les observations de Wallace, celles de MM. Cazenave, etc.?

Est-on plus avancé pour les formes ulcéreuses? Demandez-le au livre de notre savant collègue, M. Lagneau. Quelles sont les différences entre ce qu'il appelle les chancres primitifs et les chancres secondaires ? Y a-t-il quelques signes fournis par ces ulcérations qui permettent de les différencier en dehors de certaines données plus ou moins rationnelles, plus ou moins trompeuses?

Quelle que soit la forme, si les accidents sont multiples, doivent-ils tous marcher de la même manière et arriver au même terme de leur évolution eu même temps ? Non, sans doute, et vous pouvez en avoir un exemple dans l'observation de la femme qui a fourni le pus dans l'observation de M. Bouley. Cela est tellement vulgaire, qu'on ose à peine le rappeler.

Des accidents primitifs existant à différents termes de leur évolution empêchent-ils d'en contracter d'autres qui soient inoculables, quand les premiers auront cessé de l'être ? Des accidents secondaires préexistants s'opposeront-ils à la contagion de nouveaux accidents primitifs et de même forme, telle que la pustuleuse ? Non, sans doute ; l'expérience de tous les jours vous le montre.

Comment distinguerez-vous alors toujours et à coup sûr ces divers accidents ? Que devient la valeur des accidents concomitants au point de vue du diagnostic de l'accident suspect ? Quelle est, avec tout cela, la valeur absolue, incontestable de l'observation de M. Lindmann, de celle de M. Boudeville ? Notre savant collègue, M. Lagneau, en se servant de ces coïncidences souvent trompeuses, n'a-t-il pas un peu oublié ce qu'il a si bien décrit des affections des amygdales à la période à laquelle se trouvait l'ami de M. Lindmann ?

Avant donc d'affirmer que vous avez affaire à des accidents secondaires contagieux, inoculables, commencez par me prouver que votre diagnostic était précis ; qu'il était dégagé des causes d'erreur que je vous ai signalées.

Dans une question aussi grave, où, comme vous, je cherche la vérité, permettez-moi de ne pas faire table rase de toutes mes observations personnelles et de celles recueillies par des hommes aussi consciencieux que vous, devant un nom, quelque respectable qu'il soit, et de me contenter qu'on me dise que tel accident était secondaire parce que M. tel ou tel, qui doit s'y connaître, en avait décidé ainsi. Quand nous avons le malade sous les yeux, dans une consultation, sommes-nous toujours d'accord ? Les ulcérations du bras de M. Welz, qui étaient à mes yeux des *chancres types*, l'étaient-elles pour M. Velpeau ? Et cependant ici, si l'un de nous deux avait pu se tromper, c'est moi qui aurais dû, si j'avais été plus systématique que véridique, mettre leur nature en question.

On m'a dit qu'avec toutes *ces fins de non-recevoir* je rendais la science impossible. Non ; seulement je n'en dissimule pas les difficultés.

Maintenant, en supposant qu'on ait affaire à des accidents secondaires, comment prouve-t-on qu'ils sont contagieux?

1° Par l'observation clinique.

On cite de nombreux exemples d'individus ayant contracté la syphilis à des sources réputées secondaires. On a même quelquefois vu, comme dans une des observations de Wallace, comme dans un grand nombre d'observations de nourrices et de nourrissons, des accidents d'emblée secondaires, pour premiers résultats de la contagion. Mais, dans ces cas, à quelle époque a-t-on vu les malades ? est-ce dans les premiers jours des rapports, en supposant qu'on ait toujours su apprécier la véritable source ? Lisez les observations, et vous verrez que ce n'est que très-tard, et constamment alors que des accidents secondaires ont eu le temps de se produire, que ces résultats ont été vus.

On a même mieux fait. Dans l'ardeur de trouver que les accidents secondaires étaient contagieux, on n'a plus exigé que ce fussent les parties en contact avec les accidents secondaires qui devinssent malades. Dans les contes des nourrices, vous verrez comme quoi des enfants qui avaient des accidents secondaires aux fesses ou à l'anus avaient communiqué du mal aux seins des femmes qui leur donnaient à teter, et qui, à leur tour, le communiquaient, par les rapports sexuels, à leur mari. Vous verrez, dans une observation de M. Waller (de Prague), comme quoi une nourrice ainsi infectée communique des tubercules muqueux seulement à l'anus d'un de ses grands frères. Et tout cela ayant pour caution la pureté, la moralité incontestable des malades, et le profond savoir des observateurs. Ces histoires, en bonne conscience, valent-elles mieux que celles dont Richond des Brus (1) se servait pour nier l'existence du virus syphilitique et des maladies vénériennes virulentes?

En opposition à cela, que nous montre l'observation rigoureuse, journalière, dans la pratique privée, dans les hôpitaux, ouverts à tout le monde? elle vous montre l'accident primitif, le chancre, par milliers, comme point de départ régulier de la séquelle syphilitique.

Tout cela est tellement vrai, et les faits cliniques contradictoires invoqués ne paraissant pas suffisants à leurs auteurs, ils se sont vus forcés de recourir à l'inoculation artificielle, à l'*ultima ratio.*

Comment, vous qui niez la valeur de l'inoculation artificielle appliquée à l'étude du chancre, vous vous en servez pour prouver que les accidents secondaires sont contagieux; c'est votre meilleur et dernier argument! Vous, monsieur Cazenave, qui avez écrit

____

(1) *De la non-existence du virus vénérien.* Paris, 1829, 3 vol. in-8.

ceci : « Que chez un individu affecté de syphilis, toute piqûre, toute plaie pouvait devenir syphilitique, et qu'un pus quelconque pouvait donner lieu à une pustule, vous vous êtes contenté d'une fausse pustule pour conclure à une inoculation positive !

Et vous tous, qui croyez avoir fait des inoculations positives d'accidents secondaires, vous entendez-vous bien entre vous ? Êtes-vous bien d'accord ? Nous vous prouverons plus tard que non.

Lorsque j'ai fait mes recherches expérimentales sur la contagion des accidents secondaires, j'ai toujours opéré sur les malades eux-mêmes, et j'ai toujours échoué. Tous ceux qui ont répété mes expériences ont aussi échoué comme moi. D'où quelques-uns, avec M. Baumès (de Lyon), ont conclu que ce qui n'était pas inoculable, pouvait bien être contagieux. Et d'autres, que ce qui n'était pas inoculable sur le malade lui-même, pouvait l'être sur un sujet arrivé à une période plus avancée de la maladie, ou sur un individu sain, et en employant d'autres procédés que ceux que j'avais mis en usage.

Voyons d'abord l'argument qui veut que ce qui ne s'inocule pas soit contagieux. Sont-ce les faits cliniques que nous avons déjà examinés qui le prouveront ? Non, sans doute ; puisque, pour leur donner de la valeur, on n'a rien trouvé de meilleur que d'appeler l'inoculation à leur aide. Est-ce l'analogie que j'ai entendu invoquer ici, et qui établirait que parce que certaines maladies sont contagieuses, sans être inoculables, celles qui sont inoculables devraient cesser de l'être pour devenir contagieuses ? De ce qu'on n'inocule pas la gale, comme le chancre, s'ensuit-il que les plaques muqueuses sont contagieuses ? Le vaccin est-il contagieux, quand il n'est pas inoculable ?

Ce que l'art, entouré de toutes les précautions qui doivent assurer le succès, est impuissant à produire, les actes physiologiques peuvent y donner lieu ! Ce qu'une lancette bien chargée de pus convenablement insinué dans les tissus ne saurait produire, une pipe, un verre, une cuiller, un baiser plus ou moins rapide va le déterminer ! Le pus fort du chancre a besoin d'une solution de continuité pour agir ; le pus faible et modifié des accidents secondaires se fraie lui-même la voie.

Si l'inoculation artificielle manque, si la contagion physiologique fait défaut, on invoque les aptitudes, le manque de prédisposition, et l'on cite les cas dans lesquels des individus se sont exposés à la contagion du chancre, sans s'infecter. Mais s'il est vrai que dans un rapport plus ou moins rapide on puisse échapper à la contagion du chancre, en serait-il de même si ces rapports étaient continus ?

Dans tous les cas, lorsqu'il s'agit de la contagion des accidents secondaires, les rapports sont-ils toujours rapides, passagers ? Non, sans doute. Je l'ai déjà dit, et surtout quand ces rapports ont lieu entre un nourrisson et sa nourrice, ce sont des mois, une année, et souvent beaucoup plus. Eh bien ! j'ai vu des rapports entre un nourrisson malade et une nourrice saine pendant des temps fort longs, sans que celle-ci eût jamais rien eu.

Indépendamment de nombreuses observations que j'ai recueillies dans ce sens, alors que j'étais chargé du service des nourrices à l'hôpital des Vénériens, j'en ai vu d'autres aussi concluantes avec M. le docteur Bassereau, qui les a consignées dans son excellent ouvrage (1).

Mon bon collègue et ami, M. le docteur Chailly, a vu avec moi un enfant affecté d'accidents syphilitiques secondaires, et entre autres d'ulcérations profondes des lèvres, persistantes, et plus tard d'ulcérations du voile du palais, teter *pendant dix-huit mois* une nourrice qui n'a jamais cessé de jouir de la meilleure santé. Sont-ce là des faits exceptionnels ? Demandez-le à M. Natalis Guillot, chargé pendant plusieurs années du service des enfants trouvés ; demandez-le à M. Nonat, chargé du service des nourrices de l'administration des hôpitaux ; demandez-le à M. Venot, médecin de l'hôpital des Vénériens de Bordeaux ; interrogez M. Rey, ancien médecin de l'hôpital de la Charité de Marseille ; M. le docteur Cauvière, et M. Seux, médecin en chef actuel de cet hôpital, qui vient d'envoyer à l'Académie un travail intéressant sur la non-contagion des accidents secondaires (2) ; appelez-en au témoignage consciencieux de notre confrère M. Cullerier, dont vous avez

(1) *Traité des affections de la peau symptomatiques de la syphilis* Paris, 1852, in-8.

(2) *Bulletin de l'Académie de médecine.* 1852, t XVII.

entendu le remarquable travail qui, basé sur un grand
nombre d'observations, conclut à la non-contagion
des accidents secondaires, et tous vous diront que
c'est la règle générale, ils vous diront que cette innocuité des nourrices n'est pas un fait exceptionnel,
car quelques-uns de ces nourrissons infectés ont pu
changer plusieurs fois de nourrices sans qu'aucune
d'elles soit devenue malade, comme dans l'observation de M. Seux, de Marseille.

Voici l'observation de M. Seux :

« Le 5 février 1852, entra dans la section d'allaitement un enfant du sexe féminin. La santé ne laissant
rien à désirer, au bout de quinze jours je la fis partir
pour la campagne. Elle y fut bientôt atteinte du
muguet et d'une ophthalmie double ; le premier
guérit au bout de huit jours, la seconde au bout d'un
mois, à l'aide seulement de soins de propreté. Durant le mois suivant, la petite fille jouit d'une santé
parfaite ; mais deux mois après son arrivée chez la
nourrice, celle-ci s'aperçut de boutons rouges qui se
montrèrent sur les fesses, en petit nombre d'abord,
puis ils se multiplièrent au point que les fesses et la
vulve en furent couvertes. Les boutons saignaient
et suppuraient. La santé générale de l'enfant étant
bonne, la nourrice continua à l'allaiter et se contenta d'employer des soins de propreté.

« Il y avait un mois que cette maladie durait, lorsque, désirant savoir ce qu'avait son nourrisson, elle
le montra au médecin de la localité, qui, ayant diagnostiqué une syphilis constitutionnelle, lui conseilla

de sevrer l'enfant et de le nourrir avec du lait de chèvre. Cette femme suivit le conseil et nourrit ainsi l'enfant pendant un mois : mais voyant que la maladie ne cédait pas, elle se décida à le ramener à l'hospice, où elle est arrivée le 21 juin.

« Je tiens ces détails de la femme elle-même, qui a ajouté qu'elle s'était toujours bien portée pendant qu'elle allaitait, et qu'aujourd'hui 21 juin elle se portait parfaitement bien. En effet, la femme n'a rien sur aucun point du corps, elle est fraîche et alerte ; la nourrice qui a allaité l'enfant pendant son séjour à l'hospice jouit aussi d'une bonne santé ; et je puis ajouter, maintenant, qu'une troisième femme qui a mis plusieurs fois l'enfant au sein, depuis qu'il est retourné malade dans le service, est aussi en très-bon état.

« Quant à la petite fille, elle portait sur les fesses et les grandes lèvres, le jour de son retour, une quantité innombrable de tubercules muqueux bien caractérisés, dont quelques-uns étaient en voie de cicatrisation, et d'autres en pleine ulcération.

« Voilà donc un enfant qui, pendant deux mois et demi, n'a présenté aucune manifestation syphilitique, tandis qu'il était atteint de syphilis constitutionnelle congénitale. Voilà trois nourrices qui ont allaité cet enfant, l'une d'elles pendant trois mois, sans contracter aucun mal. »

Cependant, des inoculateurs d'accidents secondaires ont réussi à inoculer les malades eux-mêmes.

Notre collègue, M. Velpeau, nous a dit que, dans

sa jeunesse, à Tours, sous un maître illustre, Bretonneau, il avait fait de nombreuses expériences ; mais il a oublié de nous dire ce qu'elles étaient, et quels avaient été leurs résultats. Il ne nous a fait connaître que celles qu'il avait faites depuis sur les végétations, et sur ce qu'il appelle encore des condylomes.

Je ne discuterai pas ici la nature syphilitique des végétations ; je ne dirai pas à M. Velpeau que, pour moi comme pour beaucoup d'autres aujourd'hui, il n'y a rien de moins syphilitique que les végétations, mais quand même elles le seraient, a-t-il bien pu prouver qu'elles étaient contagieuses, par ses trois expériences ? Comment ! la cause qui les avait fait pousser dans un point ne pouvait pas les faire pousser dans un autre ? Si, quoi qu'en dise M. Velpeau, il voyait autant de végétations à l'hôpital de la Charité qu'on en peut voir à l'hôpital du Midi, il trouverait des cas innombrables d'individus affectés de phimosis en même temps que de végétations, et qui n'ont pas toujours, tant s'en faut, les parties opposées affectées. Ce que je dis des végétations s'applique aux plaques muqueuses, qu'elles siégent d'abord sur un côté du scrotum ou sur la face interne de la cuisse, qu'elles commencent d'abord par le creux d'une aisselle, et qu'elles finissent par l'autre. L'argument de M. Velpeau ne m'a pas paru sérieux, dans la bouche d'un homme aussi sérieux que lui.

Il est un autre argument de M. Velpeau, qui ne me paraissait plus possible que dans l'ouvrage de

M. Cazenave. C'est cette opinion empruntée aux auteurs du siècle dernier, qui considéraient l'hérédité comme un fait de contagion, comme la preuve qu'une maladie est contagieuse. J'avoue que j'ai cru un moment m'être trompé et avoir mal entendu. Quoi ! la syphilis héréditaire est le fait de la contagion, de la part du père ? et par quel procédé ? Elle peut l'être aussi par la mère, dans la syphilis congénitale ? Est-ce que, par hasard, le virus serait versé dans les eaux de l'amnios en substance, pour venir contagionner la peau ou les orifices cutanés du fœtus ! Mais les accidents, dans ces cas-là, sont-ils différents de ceux transmis par le père, qui ne peut plus rien sur l'œuf fécondé ? Quoi ! la phthisie, le cancer, la goutte, la folie héréditaire, etc., seraient le fait d'une contagion qui prouverait que ces maladies doivent être contagieuses ! Je demande la permission de ne pas m'arrêter à cet argument, et j'aime mieux croire que j'ai mal entendu.

Des inoculateurs, après avoir inoculé le malade lui-même, ont inoculé des individus sains, ce qu'ils auraient bien dû se passer de faire, après la première épreuve. Mais que prouve cela aux yeux même de leurs adhérents, qui nient la possibilité d'inoculer les accidents secondaires aux malades eux-mêmes, pour Wallace, pour M. Waller, pour M. Bouley, si ce n'est, ce que nous avons prouvé, que ce devaient être des accidents primitifs, qui se sont conduits chez le malade qui avait fourni le pus comme chez le malheureux jeune homme auquel ils ont été ino-

culés à l'hôpital du Midi? A quoi l'inoculateur de
M. Boudeville avait-il reconnu qu'il s'agissait d'accidents secondaires? Est-ce à la forme? est-ce au nombre? est-ce au siége? Mais vous savez tous ce que
cela vaut. Et, dans tous les cas, depuis que cette observation malheureuse a fait tant de bruit, sans compromettre volontairement la santé de personne,
n'aurait-on pas dû en avoir beaucoup d'autres? Un
ecthyma secondaire de plus chez un vérolé peut-il
beaucoup aggraver sa position? L'observation de
M. Richet rentre dans la même catégorie et n'a pas
besoin d'autres commentaires.

Wallace n'a pas pu inoculer les accidents secondaires au malade lui-même; mais il croit les avoir
inoculés à un autre malade actuellement affecté d'accidents secondaires. Lisez sérieusement l'observation
de Wallace, et voyez comment ont été constatés les
accidents auxquels on a emprunté le pus, et ce que
pouvaient être les accidents développés sur l'autre
malade, déjà affecté de symptômes secondaires.

Mais ce que Wallace a tenté vient d'être fait sous
mes yeux, à l'hôpital du Midi. M. Lindmann qui a eu
une syphilis secondaire, et chez lequel les accidents
syphilitiques primitifs restent toujours inoculables,
s'est inoculé plus de cinquante fois avec du pus d'accidents secondaires de toutes les variétés possibles
de formes et de siéges; emprunté à autant de malades différents, sans jamais avoir eu de résultat, pas
plus qu'avec les vingt inoculations qu'il a tentées
avec la sécrétion de son premier chancre induré.

Nous arrivons maintenant aux inoculations d'accidents secondaires sur des tertiaires, par la méthode du vésicatoire. Notez bien que ce sont les physiologistes qui font cela, eux qui vous disent qu'il suffit d'un baiser rapide, peut-être du flair d'un bouquet, comme dans l'anecdote racontée par Petit-Radel. Ce sont ceux-là qui croient que les accidents secondaires ne peuvent prendre qu'à l'aide de vésicatoires pansés plusieurs jours de suite avec le pus réputé contagieux? Quel est donc l'acte physiologique qui ressemble à celui-là?

Et puis, oubliant la valeur des causes adjuvantes, les lois de l'évolution des accidents de la syphilis constitutionnelle ; comparant les effets d'un vésicatoire irrité à ceux du vésicatoire simple ; ne tenant aucun compte des recrudescences d'accidents déjà existants, de nouveaux accidents qui marchent malgré les traitements, qui probablement n'avaient pour mission que de guérir les anciens accidents, sans influencer les nouveaux, ils nous donnent deux observations, celle de l'hôpital du Midi, *mort-née*, et celle de l'hôpital de Lourcine, comme des preuves qui ne permettent plus de contestations. Qu'étaient, après tout, les accidents qu'ils ont produits? Étaient-ce des ecthymas vulgaires, des ecthymas syphilitiques primitifs, nés d'accidents secondaires ? étaient-ce des ecthymas secondaires d'emblée ? ils auraient bien dû nous faire un diagnostic différentiel. Ah ! vous vous contentez de peu, messieurs, quand il s'agit de vous ! Nous avons aussi répété vos expériences en public, devant de nombreux élèves, en suivant les mêmes procédés, et nous n'avons rien produit. M. Puche, dans le même hôpital, est encore arrivé au même résultat.

Nous voici enfin en présence des faits d'accidents secondaires inoculés à des personnes saines. Ce sont d'abord les observations de Wallace. Les deux premières ont été faites avec du pus *d'un chancre de la verge*, appelé tubercule ulcéré, sans autre preuve (lisez attentivement l'observation) ; elles ont réussi : cela devait être.

Deux autres, enfin, ont été empruntées à des pustules dites *psydraciées*, sans autres descriptions, et pratiquées sur des malades dont l'analyse laisse presque tout à désirer, comme je l'ai démontré (1).

Voilà le butin si pompeusement étalé de Wallace, et qui ne le cède en rien à celui de M. Waller (de Prague), que j'ai aussi déjà longuement analysé. Sans parler de la manière dont M. Waller a apprécié la source à laquelle il a emprunté le pus à inoculer, on se souvient de cet enfant qu'il inocula à la cuisse à l'aide de ventouses scarifiées, et qui, comme résultat de cette inoculation, vit pousser en même temps des tubercules sur la cuisse où l'on avait pratiqué l'inoculation, et *sur une épaule où l'on n'avait rien inoculé !*

Nous avons vu faire aussi des inoculations d'accidents secondaires sur des personnes saines. M. le docteur Rattier, s'étant inoculé du pus qui avait échoué

______

(1) *Lettres sur la syphilis.*

sur le malade, a échoué sur lui. Un élève, M. Sarros, s'est pratiqué seize inoculations avec du pus d'accidents secondaires, de formes variées et de siéges divers, non inoculables au malade, et les résultats ont été aussi négatifs chez lui. M. Cullerier a répété bien des fois sur lui-même ces expériences, et a toujours échoué.

On a parlé de longues incubations dans les expériences faites. Nous avons gardé nos malades assez longtemps pour pouvoir les constater, si elles avaient eu lieu. Il y a au moins quinze ans que M. le docteur Rattier a expérimenté sur lui-même. Il est dans cette enceinte, et a toujours joui de la plus parfaite santé. Du reste, dans le cas de M. Boudeville, qu'a été l'incubation ? Et dans les observations de Wallace, est-ce que la suppuration de la surface inoculée, qui a duré quinze ou vingt jours, était de l'inertie ? N'est-il pas plus probable que dans les autres observations on s'est trompé ?

Quoi qu'il en soit, messieurs, je ne veux pas, par pur esprit de système, que les accidents secondaires ne soient ni contagieux, ni inoculables; mais je veux, pour me faire changer d'opinion, qu'on me donne des faits plus probants, car, jusqu'à présent, vous n'avez nullement prouvé, faute de précision dans le diagnostic, que les accidents secondaires fussent contagieux et inoculables.

Dans l'état actuel de la science, et en vue de la difficulté, quelquefois très-grande, d'un diagnostic absolu, en vue surtout des opinions dissidentes, je n'ai jamais conseillé, soit dans mes leçons, soit dans mes écrits, de permettre des rapports entre des personnes malades et des personnes saines. Comme aussi, devant un tribunal, je ne crois pas que mes adversaires puissent affirmer que des accidents secondaires ont dû être fatalement contagieux.

C'est en se tenant dans ces sages réserves qu'on peut satisfaire, autant que la science le permet aujourd'hui, et en attendant mieux, à l'hygiène privée et publique, à la morale et à la loi.

§ IV.

Messieurs, je voulais ne plus prendre la parole dans la question aujourd'hui en litige. Je vous ai fait ma profession de foi, je vous ai exposé mes principes, et les raisons sur lesquelles je base mes opinions arrêtées et mes doutes. J'étais convaincu qu'on ne produirait pas de nouveaux arguments, et c'est ce qui est arrivé ; je n'avais donc pas besoin de faire de nouvelles réfutations.

Cependant comment laisser sans réponse le discours si bienveillant de M. Velpeau, qui vous a dit toute la sympathie qu'il avait pour moi ; comment ne pas lui dire ici que je le paie bien de retour, et que personne plus que moi n'a de respect pour son âge et pour son talent? Ne fût-ce que pour le remercier de ses témoignages d'amitié, je devais prendre la parole.

Je m'y vois, du reste, encore obligé, pour répondre aussi à ce que viennent de dire MM. Gibert et

Roux. Si l'Académie veut bien le permettre, je commencerai par ces deux honorables collègues, et d'abord par M. Gibert. Je n'ai pas à discuter, en particulier, ce qu'il a très-sagement appelé ses assertions. Elles trouvent leur complète réfutation dans ce que j'ai eu l'honneur de dire dans mon premier discours, et dans ce que je vais encore avoir à opposer aujourd'hui à M. Velpeau.

M. Gibert qui ne veut pas d'innovations, et qui en a donné la preuve (1), en restant fidèle à tous les anciens errements, semblerait croire, d'après ce que je viens de lui entendre dire des travaux de Fernel, de Botal, de B. Bell, que je n ai pas connu ou que je me suis approprié ce qu'avaient déjà fait ces maîtres de l'art. Je n'ai pas la prétention d'avoir inventé la syphilis, et personne plus que moi n'est disposé à rendre justice à qui de droit, et à reconnaître ce que nous devons à nos prédécesseurs. Mais ce à quoi je prétends, à part ce que j'ai pu faire moi-même, c'est d'avoir remis en lumière, c'est d'avoir fait revivre des vérités, des dogmes qu'on avait perdus et qu'on ne devait plus trouver dans la route où l'on veut rester.

M. Gibert prétend que si les opinions de l'hôpital du Midi sont différentes de celles qu'on professe à l'hôpital Saint-Louis, c'est qu'à l'hôpital du Midi on ne voit guère que les accidents primitifs de la syphilis : tandis qu'à l'hôpital Saint-Louis la syphilis

(1) *Manuel des maladies vénériennes.*

arrive à ses périodes les plus avancées, et avec tout son cortége d'accidents tardifs.

Cette croyance de Saint-Louis, que M. Gibert partage, et qui est écrite dans l'ouvrage de M. Cazenave, est entièrement erronée. On pouvait croire cela il y a vingt ans passés. Oui, alors la plupart des maladies de la peau n'étaient pas reçues à l'hôpital du Midi, ou étaient renvoyées à l'hôpital Saint-Louis, tandis que les affections plus profondes des os ou des autres organes étaient adressées à d'autres hôpitaux. Mais depuis vingt-deux ans que je suis chargé du service de l'hôpital du Midi, la scène est complétement changée, et je défie qu'on trouve au monde une plus belle, une plus riche collection de toutes les formes, de toutes les périodes des maladies vénériennes ou réputées telles. C'est là que rien ne manque, que tout peut être étudié; tandis qu'à l'hôpital Saint-Louis, le véritable accident primitif faisant toujours défaut, on tire des conséquences sans prémisses.

Maintenant, je ne saurais trop remercier mon illustre maître, M. Roux, et de la haute sanction qu'il vient de donner à ma doctrine, et pour les deux observations qu'il nous a communiquées. Pour la première, M. Roux m'a fourni lui-même mon argument : « *Le diable est si malin.* » En effet, comment, sans faire intervenir une malice du diable, comprendre que des végétations, des choux-fleurs, que portait ce jeune époux dont nous parle notre maître, aient pu transmettre une *belle vérole* à sa jeune femme. Si la jeune femme a eu la vérole, ce dont je ne doute pas, puisque c'est M. Roux qui l'a diagnostiquée, c'est que le diable s'en est mêlé ; car, s'il y a quelque chose de sûr, de certain en syphilographie, c'est que les végétations, les choux-fleurs, sont ce qu'il y a de plus étranger à la syphilis, comme cause, comme conséquence, comme traitement.

La seconde observation de M. Roux, que M. Velpeau ne peut pas refuser, prouve que par un baiser qu'un fils fait à sa mère, celle-ci peut contracter un accident syphilitique de la gorge. C'est une femme, nous dit M. le professeur Roux, qui n'a rien autre et qui ne peut avoir pris la vérole autrement. Maintenant, quelle que soit l'opinion de M. Roux sur la nature des accidents que le fils de cette dame portait à la langue, ce qui n'a pas été déterminé, il admet que la gorge a pu être contagionnée seule, et que la syphilis a commencé par là, chez elle. Or si l'accident de la gorge a été le premier résultat de la contagion, autrement dit l'accident primitif, il devait être contagieux et inoculable à son tour, comme l'ulcération de l'amygdale de l'ami de M. Lindmann.

Revenant à M. Velpeau, je dirai tout d'abord que je n'ai plus retrouvé dans son discours officiel une foule d'assertions que nous avons entendues ici, et qui mériteraient peut-être d'être discutées.

A la rigueur, l'argumentation de M. Velpeau contre moi pourrait se réduire à ceci : Ce qui est blanc pour moi est nécessairement noir pour lui, *et vice*

versâ. Ce parti pris, nous devrions bien ne pas continuer la lutte, car assurément nous n'avons pas la
prétention de nous convertir mutuellement.

Voyons cependant ce que M. Velpeau me conteste ;
nous verrons ensuite ce qu'il prouve et quelles sont
ses doctrines.

Et d'abord mes *lois* en syphilographie l'offusquent,
le révolutionnent. Il ne veut pas de lois. Cependant
M. Velpeau est trop homme de science et a trop fait
pour elle pour supposer qu'il veuille laisser la médecine dans le domaine de l'empirisme, sans préceptes, sans règles. Eh bien, ces préceptes, ces règles, quand ils sont bien établis sur des faits nombreux et convenablement observés, je les appelle
lois. Si ce langage vous paraît trop ambitieux dans
une science aussi mobile que la médecine, si souvent révolutionnée, je vous en fais bien volontiers le
sacrifice. Je vous dirai même, si vous le voulez, que
le mot de *loi* devrait être rayé du *Dictionnaire de l'A-
cadémie française*, si l'on devait entendre par là quelque chose qui ne dût jamais changer ou qui ne dût
jamais admettre d'amendement. Dans les sciences
mathématiques mêmes, ce mot *loi* devrait être proscrit ; mais alors vous devriez vous garder de la tendance irréfléchie que vous venez de manifester à
faire aussi des lois contraires à l'observation de tous
les jours.

Je disais, dans l'avant-dernière séance de l'Académie : Vous ne m'avez pas prouvé *cliniquement* et
expérimentalement que les accidents secondaires

fussent contagieux et inoculables; il manque quelque chose, ou beaucoup de choses à tous vos faits, soit au point de vue de l'étiologie, soit sous le rapport du diagnostic. Si vos faits ne constituaient pas la très-faible exception, comme vous le dites sans cesse, et non pas moi, je ne serais pas si exigeant.

Que m'avez-vous répondu quand je vous ai dit qu'on ne connaissait pas toujours la source à laquelle on devait rapporter une contagion? Qu'avez-vous opposé aux faits que j'ai rapportés, et dans lesquels le point de départ était ignoré, ou pour lesquels j'ai pu donner quelquefois une explication rationnelle, sans y attacher d'autre importance? Avez-vous pu nier l'existence de ces faits?

Vous avez eu la bienveillante attention de citer une des plus piquantes anecdotes en faveur de la contagion médiate, pour contester que du pus de chancre déposé dans le vagin d'une femme infidèle pût transmettre la syphilis à un mari complaisant. Vous croyez cela impossible, malgré les expériences précises de mon savant ami M. Cullerier.

On peut, selon vous, impunément se souiller les doigts du pus de chancre; en porter n'importe où, aux yeux ou autre part, sans crainte, sans dangers. L'observation que je vous ai citée d'un chancre de la paupière supérieure, et à laquelle M. Londe veut, en ce moment, que j'ajoute celle du neveu d'un de nos collègues qu'il m'a adressé, il y a peu de temps, vous paraît impossible? Après tout, ce sont peut-être de ces faits que vous *reconnaissez, mais que vous n'admettez pas.* Ce n'est de votre part qu'une dénégation, pour le plaisir de combattre mes opinions. Je vous sais cependant trop prudent professeur, pour mettre en pratique les préceptes que vous avez exposés.

Quand ensuite je vous disais que l'accident primitif peut siéger partout, vous êtes forcé d'en convenir; seulement, vous leur défendez l'entrée de la cavité buccale. Là tout, de par vous, doit être secondaire, parce que vous ne comprenez pas comment peut se faire la contagion des accidents primitifs. Et cependant vous admettez cette contagion, selon vous-même, bien plus difficile, du sein de la nourrice à la bouche de l'enfant!

Mais arrêtons-nous ici un moment, s'il vous plaît. Pour vous procurer le plaisir de me faire une petite ou une grosse malice, comme vous le dites, vous me prêtez des opinions qui ne sont pas les miennes; cela tient sans doute à ce que vous n'avez pas pris la peine de vous mettre bien au courant des opinions que vous aviez à combattre.

J'ai dit qu'il n'y avait pas de syphilis sans effraction, sans une porte d'entrée, sans un accident primitif précurseur; j'ai dit que la meilleure manière de faire développer le chancre était l'inoculation; que le plus grand nombre des chancres avaient un début mécanique, ce qui est mille fois vrai; mais si vous saviez ce que j'ai dit sur le début du chancre en général, vous y auriez vu tous les autres débuts, et le chancre folliculaire entre autres, et la possibilité, par conséquent, pour le chancre, de se développer partout où ces conditions se trouvent, dans la cavité buccale comme ailleurs; plus rarement, sans doute, dans les parties profondes que dans celles qui sont plus immédiatement exposées, telles que les lèvres et la langue, mais voilà tout.

A ce propos encore, notre collègue nous a dit des choses qui m'ont paru bien étranges, et que je n'ai plus retrouvées dans le discours écrit; à savoir: qu'il ne comprenait pas comment le pus virulent traverserait toute la bouche pour arriver sur un côté de la langue et sur une amygdale, sans infecter le trajet parcouru. M. Velpeau était-il sérieux dans cette objection ? J'aime mieux croire que non. Comme aussi pour ce qui a trait au chancre urétral. M. Velpeau vous a dit qu'il ne comprenait pas comment le pus du chancre pouvait s'introduire dans l'urètre. Je ne lui répondrai pas par la théorie de l'horreur du vide, invoquée par les anciens dans les rapports sexuels, pour expliquer l'infection urétrale; mais je lui dirai : Cela se fait par le même procédé qui vous donne la blennorrhagie urétrale, avec seulement une différence dans la cause et dans les effets. Je dirai encore à M. Velpeau, pour le chancre urétral, assez fréquent et d'observation journalière, que s'il n'en voit pas dans le petit nombre de malades qui se présentent à la Charité, j'en vois assez à l'hôpital du Midi, et que ses faits négatifs ne sauraient détruire mes faits positifs, comme il le dit lui-même.

Mon honorable contradicteur n'a rien répondu à ce que j'ai dit de la difficulté que présentait souvent le diagnostic de certaines formes, et du peu de précision qu'on avait mis, sous ce rapport, dans les observations que j'ai eu à combattre, et sur lesquelles je ne reviendrai plus. Je ne lui dirai pas que l'observation du malade qui a fourni l'inoculation de M. Boudeville est inexacte pour le nombre des pustules, pour le siége, pour le temps d'apparition : cela tient à un peu d'imagination ou à un défaut de mémoire presque impossible chez notre collègue. M. Velpeau me dira peut-être que je n'ai pas vu le malade; lui non plus ne l'a pas vu : nous l'avons jugé d'après ce qu'on nous en a dit, en accordant à qui bon nous semble notre confiance.

Je cite l'observation d'un enfant affecté d'accidents syphilitiques ayant pour siége les régions génito-anales. Le père, la mère et la nourrice se portent très-bien, et je crois, d'après les renseignements qui me sont donnés dans la consultation, qu'on doit attribuer la contagion aux personnes qui touchent habituellement cet enfant, et M. Velpeau ne veut pas de cette explication. Mais si le père, la mère et la nourrice se portent bien ; si la mère est vertueuse, d'où vient la syphilis de l'enfant? Que M. Velpeau me le dise : il me prouvera toujours ce que j'ai voulu prouver, que des enfants en nourrice pouvaient contracter, par d'autres personnes, des accidents syphilitiques alors contagieux, et qui, dans tous les cas, n'empêchaient pas la nourrice d'être malade de son côté et pour son compte.

M. Velpeau, qui n'*admet* la contagion du chancre

que dans les rapports bibliques, ce qui fait honneur
à son caractère, ne veut pas qu'un mari vicieux, affecté d'un chancre à la verge, obéissant à un préjugé
que M. Velpeau doit connaître, et ayant eu des rapports *a præposterâ venere*, ait communiqué un chancre
de la partie inférieure du rectum à sa femme, chez
laquelle le premier accident a débuté par là, et a été
suivi, *dans le temps voulu*, des manifestations secondaires. Que M. Velpeau nie encore ce point de départ chez cette dame, il peut le faire ; mais si je me
suis trompé, il me donne encore raison, en conve-
nant que le point réel de départ des accidents syphilitiques et les conditions de la contagion ne sont pas
toujours faciles à trouver ; car il ne nous a pas dit
qu'il admettait la syphilis spontanée, ou la syphilis
générale d'emblée, sans une première manifestation,
ce qui me mettrait encore plus à l'aise.

M. Velpeau ne veut pas que du pus de chancre,
déposé n'importe où, et appliqué ensuite sur des
surfaces disposées à en recevoir l'action, puisse
agir. Les observations de Fabrice, les observations
de Fallope, de Hunter, et toutes celles qui ont suivi,
lui paraissent naïves. Du pus de chancre, déposé sur
des draps de lit, sur la lunette de lieux d'aisances,
un instrument souillé de pus virulent, ne peuvent
transmettre la maladie ? Et vous osez professer de
pareils principes, vous dont les justes prétentions
encyclopédiques ne vous permettent pas d'ignorer
que l'inoculation artificielle se fait avec une lancette,
une épingle, un bistouri, un rasoir, si vous le voulez,

chargé de pus virulent volontairement ou acciden-
tellement.

Vous trouvez que j'ai tort d'attribuer à un contact
de ce genre un chancre développé sur le dos d'un de
mes malades, chancre dûment diagnostiqué et suivi
régulièrement des accidents secondaires, *dans le
temps voulu.* Mais le hasard veut qu'en ce moment,
je donne des soins à un monsieur étranger que vous
avez vu, et sur lequel vous avez diagnostiqué un ulcère syphilitique *du dos*, et pour lequel vous avez
prescrit un traitement mercuriel. Or, ce monsieur,
n'ayant jamais eu d'autre accident, en supposant que
vous n'eussiez pas fait d'erreur de diagnostic, comment cet ulcère se serait-il produit?

Par une confusion que je ne comprends pas, vous
m'avez attribué une opinion de M. Cazenave, que
j'ai combattue, et qui veut que tout individu affecté
d'un accident vénérien quelconque soit une sorte
d'*outre virulente* qui permette de faire sortir le virus,
et de déterminer un accident virulent partout où
l'on fait une simple piqûre! Je vous cite une observation qui, mal analysée, pourrait faire admettre une
aussi grossière erreur; celle d'une femme chez laquelle des piqûres de sangsues, aux environs d'une
malléole, se transforment en chancres, mais qui
portait, dans ce moment, des chancres inoculables
à la vulve. Pour preuve que tout cela est le résultat
d'une contagion, d'une inoculation accidentelle, je
fais mettre d'autres sangsues à la malléole, du côté
opposé, et aucun accident ne survient cette fois,

parce que j'ai le soin de garantir les piqûres de tout contact, et cette observation vous paraît contestable. Mais cette même expérience, ne la faites-vous pas tous les jours avec les mêmes résultats? Toutes les saignées que vous pratiquez, toutes les sangsues que vous appliquez à des individus affectés d'accidents primitifs, se transforment-elles en chancres? Non, jamais ; à moins qu'elles ne soient souillées après coup, comme cela a dû arriver dans les observations de M. Simon, de Hambourg, dignes d'un autre siècle. L'observation journalière enseigne au contraire, et ceci est important pour la pratique, que chez les malades affectés de chancres encore à l'état d'accidents locaux, on peut pratiquer toutes sortes d'opérations sans danger, pourvu que ce soit au delà de la sphère d'activité virulente des accidents primitifs, et qu'on garantisse les plaies de toutes souillures.

Je passe à une autre opinion de M. Velpeau, à un autre argument. M. Velpeau semble admettre, avec raison cette fois, que pour qu'une contagion ait lieu, il faut qu'une surface malade soit appliquée sur une surface saine et pendant un temps assez long. Eh bien, par ce procédé que j'accepte, il élague les trois quarts des observations de nourrissons qui n'avaient que des accidents des organes génitaux, de l'anus, des fesses, etc., comme dans l'étonnante observation que M. Raciborski a communiquée à l'Académie de médecine (1).

____

(1) *Bulletin de l'Académie de médecine.* 1852, t. XVIII, p. 6.

Dans cette observation de M. Raciborski, que vous vous rappelez, sans doute, à part la manière de diagnostiquer les enfants légitimes des enfants naturels, chez des femmes aussi vertueuses que sa malade, et pour lesquels, quoi qu'en dise M. Velpeau, j'aime mieux un signe pathognomonique de la vigueur de mon officier de cavalerie, on trouve que la nourrice n'a que des plaques muqueuses à l'anus, rien autre part, et l'on conclut qu'elle a été infectée par son nourrisson ! Je voudrais bien que M. Velpeau m'expliquât par quel genre de contact prolongé cette contagion a pu s'effectuer ? C'est la même histoire que je vous ai déjà rappelée de la nourrice de Waller, et que M. Velpeau admet. Mais je ne vois pas comment il n'admettrait pas cela, lui qui croit, avec M. Babington, qui a au moins pour excuse les mœurs anglaises, qu'un homme qui n'a rien peut donner du mal à sa femme, parce qu'il a vu longtemps avant, dans un voyage, une autre femme dont on ne sait pas l'état de santé, et qu'il ne devient malade qu'après que des accidents se sont montrés chez sa femme depuis plusieurs jours. M. Velpeau vous a dit, messieurs, que j'étais bien naïf quand j'ai cru que du pus virulent déposé dans un vagin pouvait donner un chancre à celui qui venait le ramasser ; je vous avoue qu'à propos des observations de M. Babington, j'ai bien envie de dire la même chose à M. Velpeau, avec tout le respect qu'il réclame, à juste titre, pour son âge.

Depuis ces débats, de nouvelles observations de

transmission d'accidents secondaires de nourrissons à nourrices ont été adressées à M. Velpeau par le docteur Bardinet, de Limoges, homme distingué et méritant toute confiance, mais dont le nom, quel qu'il soit, ne suffit pas pour le mettre plus que tout autre à l'abri des erreurs si faciles dans cette obscure question. J'espère, en examinant ces observations, quand elles seront connues, qu'on trouvera quelque chose de plus en leur faveur que la preuve que nous donnait notre collègue de la vertu de la nourrice dont il a choisi l'observation. Cette preuve consistait en ce que cette femme était Allemande et qu'elle ne parlait pas français, ce qui devait, à coup sûr, dispenser d'un diagnostic précis des accidents de l'enfant, et de chercher si elle n'avait pas pu contracter la syphilis autrement que par l'allaitement, comme chez la malade de M. Raciborski.

J'arrive à l'hérédité comme preuve que les accidents secondaires sont contagieux.

M. Velpeau vous a dit que ma réfutation n'était pas digne de moi. Je répondrai à M. Velpeau que l'explication qu'il a donnée de l'influence de l'hérédité dans la syphilis n'est pas digne de lui. Il a évidemment oublié comment se développent les accidents chez les enfants par voie d'hérédité, les formes diverses qu'ils peuvent affecter, les époques plus ou moins tardives de leur apparition ; s'il s'était souvenu de tout cela, il aurait vu que, pour la syphilis comme pour les autres maladies héréditaires, il y a une disposition transmise des parents aux enfants, avec une différence, sans doute, qui fait que la syphilis héréditaire n'est pas le cancer ou l'affection tuberculeuse. Mais M. Velpeau ne nous a-t-il pas dit qu'il n'était pas loin de considérer le cancer, la phthisie et presque toutes les maladies comme étant contagieuses ? Il m'a semblé même, ce qui n'est plus dans le discours officiel, qu'il avait comparé l'allaitement aux rapports qui existent, dans la vie intra-utérine, entre le fœtus et sa mère. Il est vrai qu'avec un peu de bonne volonté on peut trouver des ressemblances plus éloignées.

Je ne veux pas quitter cette partie de l'argumentation sans signaler un fait assez remarquable et qui s'est souvent présenté à mon observation. On sait qu'un enfant peut naître infecté héréditairement par son père ; c'est, pour beaucoup d'observateurs, le cas le plus fréquent. On sait aussi que la mère n'est pas fatalement infectée par le fruit contaminé qu'elle porte ; d'aucuns croient même que ce mode de propagation, qui ne me paraît pas impossible, ne doit pas être admis. Eh bien, toutes les femmes qui, dans ces circonstances, donnent naissance à des enfants infectés, et qui plus tard auront des accidents d'hérédité, ne mettent pas leurs enfants en nourrice, et cependant on ne cite pas un seul cas de contagion, après la naissance, de l'enfant à la mère : il est vrai qu'ici la spéculation, si souvent la cause des autres contagions, n'existe plus.

Maintenant, messieurs, vous parlerai-je de ce que veut et de ce que ne veut pas M. Velpeau, et de ce que les faits m'ont appris à vouloir à mon tour ou à rejeter.

Je vais un instant sortir de la question; mais ce n'est pas ma faute, c'est M. Velpeau qui en est sorti le premier et qui m'oblige à le suivre.

M. Velpeau, qui ne veut pas de lois, décrète que la blennorrhagie, sans chancre, donne lieu à la syphilis constitutionnelle.

Mes faits, à moi, me défendent cette croyance, qui conduit à toutes sortes d'erreurs de diagnostic et à l'abus des médications mercurielles, dont nous sommes heureusement revenus.

M. Velpeau décrète que le chancre induré, *dûment diagnostiqué*, n'est pas accompagné d'une adénopathie spéciale, et n'est pas fatalement suivi d'accidents constitutionnels.

Les faits m'imposent une autre croyance.

M. Velpeau décrète qu'on doit confondre tous les chancres, toutes les adénopathies, lui qui a visé et failli atteindre la précision germanique en ophthalmologie.

Les faits m'obligent à établir de grandes et importantes distinctions.

M. Velpeau décrète qu'il n'y a pas de terme pour l'apparition des accidents de la syphilis secondaire, ce qui devrait, logiquement, l'empêcher de savoir à quel accident primitif plutôt qu'à tel autre il peut rapporter ces accidents, et d'affirmer que les chancres indurés ne sont pas suivis d'accidents généraux, puisque le temps d'apparition est illimité.

Moi, qui obéis au code pénal de la syphilis jusqu'à ce qu'il soit réformé, je suis forcé d'accepter les condamnations à temps, *bien déterminé*, quand les traitements n'ont pas amené de circonstances atténuantes.

Enfin, par un dernier décret, M. Velpeau veut que les accidents secondaires soient contagieux et inoculables.

Moi, j'attends, sans système, que les faits m'imposent cette croyance.

Jusque-là, puisque M. Velpeau n'a pas cassé les vitres de ce qu'il a si poétiquement appelé mon palais de cristal, il pourra voir à l'exposition de l'hôpital du Midi, dans la division de M. Puche et dans la mienne, tout ce que la syphilis peut produire au dix-neuvième siècle.

Une aile de ce palais, qui a une autre distinction, exposera, sans doute, un jour ses produits secondaires, et les soumettra, je l'espère, à un jury choisi dans cette Académie.

§ V (1).

Messieurs, autant que M. Velpeau, je comprends la lassitude que doit éprouver l'Académie : autant que lui je voudrais mettre un terme à cette discussion. Mais l'Académie me rendra cette justice, c'est que je ne l'ai ni provoquée ni entretenue, et que je n'ai fait qu'user de mon droit de défense. M. Vel-

(1) Séance du 12 octobre 1852.

peau vient de persister dans des objections que je croyais avoir détruites, il faut bien que l'Académie tolère de me les entendre réfuter une fois encore. Au demeurant, je serai bref, car je suis plus fatigué que personne d'être obligé de répéter constamment les mêmes choses.

M. Velpeau s'est livré une fois encore à une critique ingénieuse, mais facile, de faits et d'observations produits par moi, et auxquels il persiste à donner un caractère, une valeur, une importance que je ne leur ai jamais attribuée. Mon contradicteur se trompe étrangement, s'il croit que ce sont là les étais et les fondements de ma doctrine. Non, messieurs, ce ne sont pas là des faits basiques, si je puis m'exprimer ainsi, et puisqu'on s'y méprend encore, il faut bien que je leur restitue moi-même leur signification véritable.

Qu'ai-je voulu prouver par ces faits? Uniquement ceci : c'est que la porte d'entrée de la syphilis constitutionnelle n'est pas toujours facile à trouver; c'est qu'il faut beaucoup de soins, beaucoup de recherches, une investigation minutieuse, pour remonter à l'origine des accidents constitutionnels qu'on a actuellement sous les yeux, et que lorsque ce sévère et rigoureux examen n'a pas été fait, on n'est pas en droit de conclure à l'inexactitude des doctrines que je défends. Et remarquez, messieurs, qu'avec toutes les précautions que j'indique, on n'arrive pas toujours à la détermination rigoureuse et physique de l'origine de la syphilis ; mais alors que faire, si ce n'est d'avoir recours, comme je le fais, au diagnostic rationnel?

Eh bien! c'est ce que M. Velpeau me reproche de faire. Mais, en vérité, je ne comprends pas cette objection. Ainsi, une dame se présente à moi avec une syphilide. J'interroge et j'apprends que son mari, affecté d'un chancre de la verge, et imbu de ce préjugé populaire que les organes génitaux seuls peuvent s'infecter, a des rapports avec sa femme *a præposterâ venere*. Cette dame se plaint bientôt d'accidents douloureux du côté du rectum, que l'on traite de fissure à l'anus. Quelque temps après, une syphilide se montre. Cette dame m'arrive, j'apprends les circonstances qui précèdent. je touche le rectum, j'y trouve une induration, et M. Velpeau ne veut pas que logiquement, que rationnellement, je vois dans cette induration la preuve qu'un chancre qui a préexisté, lequel chancre a été l'origine et la porte d'entrée des accidents secondaires que j'ai maintenant sous les yeux? Mais alors que faut-il admettre, que faut-il rejeter dans les sciences? Certainement, j'étais en droit de penser que M. Velpeau ne croyait pas à la possibilité de contracter la vérole par l'anus, il se défend aujourd'hui de cela, et il assure qu'il n'est pas assez naïf pour ne pas savoir que le rectum est une des portes ouvertes à la syphilis. Pourquoi donc rejette-t-il mon fait? Serait-ce qu'il le rangerait dans la catégorie de ceux que notre collègue *reconnaît*, mais qu'il n'*admet* pas?

Pour prouver toujours la difficulté fréquente de

remonter à l'origine de la vérole, j'ai cité des faits
de contagion primitive par les doigts souillés de pus
chancreux, par des draps de lit, par des instruments
contaminés ; par la lunette des lieux d'aisances, etc.
Après la critique qu'en a présentée M. Velpeau, que
pouvais-je penser et conclure, si ce n'est que mon
contradicteur n'admettait pas ce genre de transmission ? Mais M. Velpeau se ravise aujourd'hui, ce sont
encore des faits qu'il reconnaît, mais qu'il n'admet
pas. Et pourquoi cela ? Parce qu'ils sont vagues et
peu rigoureux. Mais je ne dis pas autre chose, je
ne les donne pas comme des vérités démontrées et
mathématiques ; je dis seulement : Voilà mon explication, trouvez-en une meilleure, sinon vous êtes
forcé d'admettre la spontanéité de la syphilis, opinion qui vous répugne. Je ne dis pas comme Cullerier l'ancien : il faut admettre les faits de Fallope,
de l'un des Fabrice, ne serait-ce que pour expliquer
des faits inexplicables ; non, mais quand j'ai épuisé
toutes les hypothèses, toutes les conjectures, et que
je vois une circonstance qui, rationnellement,
satisfait mon esprit, je l'adopte, plutôt que de
recourir à une exception que l'expérimentation et
la clinique me défendent d'admettre.

M. Velpeau s'était beaucoup égayé à l'occasion
du fait, si souvent reproduit dans cette discussion,
de l'amant qui infecte son ami par l'intermédiaire
de sa femme, qui, elle, reste indemne. N'étais-je pas
autorisé à penser, ou que M. Velpeau niait le fait, ou
qu'il n'admettait pas ce genre d'infection par dépôt

du pus virulent sur une muqueuse qui reste saine. Mais non, M. Velpeau ne conteste ni le fait ni la possibilité du fait ; seulement il lui manque la démonstration. Assurément je n'ai pas vu la molécule virulente déposée dans le vagin de cette femme et puis reprise par l'infortuné mari. Mais ce que j'ai vu, le voici, je le répète et je l'affirme : Un jeune couple vient me consulter ; le mari porte un chancre à la verge et proteste, sur son honneur, qu'il n'a vu que sa femme ; j'examine celle-ci, rien. Le lendemain, cette femme revient avec un autre homme et me dit : Voilà le coupable. Je l'examine, il porte un énorme chancre du gland à l'état de progrès. J'apprends que cet homme a eu des rapports avec cette femme quelques instants avant le mari, et vous ne voulez pas que je conclue, que j'admette comme un fait rationnel, irrésistible, que l'amant a déposé le pus dans le canal de cette femme, et que le mari est venu s'infecter à cette source ? Où donc trouver les éléments de la certitude rationnelle, si ce n'est là ?

Et remarquez, messieurs, que mon contradicteur, si incrédule, si sceptique à l'endroit de mes faits, me reproche vivement les doutes que j'ai élevés à l'occasion du fait cité par M. Babington ; vous vous rappelez bien ce fait, dans lequel un mari en voyage ayant eu des rapports avec une femme suspecte plusieurs jours avant sa rentrée sous le toit conjugal...

— M. Velpeau : Trois jours avant.

— M. Ricord : Soit, trois jours avant sa rentrée, et ne présentant alors aucun accident syphilitique, a des

rapports avec sa femme, à laquelle il donne la blennorrhagie, — car il ne s'agit que de blennorrhagie, —
laquelle blennorrhagie ne paraît chez lui que quel-
quelques jours après celle de sa femme. Babington en
conclut, et M. Velpeau admet, que c'est le mari qui a
infecté la femme. M. Velpeau trouve des rapports entre cette observation, que je rejette, et celle du jeune
couple de tout à l'heure, que j'admets. Pour moi, je
ne peux établir aucune espèce de rapprochement
entre mon fait, où je trouve une cause visible et
tangible de l'infection, et le fait de Batbington, où je
ne trouve rien. Si ce mari n'avait rien, il n'a pu rien
donner ; car c'est un fait incontestable, une loi fatale,
celle-ci, que la transmission du chancre ou de la
blennorrhagie exige une surface sécrétante et un
produit de sécrétion. Rien de semblable dans l'observation qu'on m'objecte, et dès lors je suis autorisé
à donner à ce fait une autre explication que celle
qu'il a reçue et de l'observateur et du mari, et cela
sans porter atteinte à la vertu des dames anglaises,
que personne n'honore plus que moi.

M. Velpeau s'est livré à une sorte d'enquête, relativement au fait de ce jeune enfant que j'ai vu en
consultation avec M. Richet ; cet enfant qui était
atteint de syphilis et dont le père, la mère et la
nourrice étaient indemnes de tout accident syphilitique. Si M. Velpeau a voulu jeter des doutes sur ma
véracité et ma bonne foi...

— M. VELPEAU : J'ai déclaré très-expressément,
au contraire, et je déclare encore que M. Ricord me

prête une intention que je n'ai pas. J'ai parlé d'erreur, je crois à une erreur, et je ne dis pas autre chose.

M. Ricord : Je remercie M. Velpeau de sa déclaration ; eh bien ! l'erreur, si erreur il y a, de quel côté se trouve-t-elle ? J'ai écrit ce passage de mes *Lettres* de souvenir, avec les éléments que l'on peut recueillir dans une consultation ; j'ai parlé d'un commis de la maison qui avait la vérole, ce commis portait souvent cet enfant sur ses bras ; j'ai cru trouver là l'origine de la syphilis de l'enfant, tels sont les faits que ma mémoire m'a produits ; M. Richet les conteste aujourd'hui, sa mémoire à lui ne les lui rappelle pas, voilà tout ; il ne s'agit que de savoir qui, de M. Richet ou de moi, a la mémoire meilleure. Notez bien, d'ailleurs, que je n'avais pas besoin de ce fait, et qu'en éloignant l'explication que j'ai donnée, mes adversaires n'en sont pas moins en présence de ce problème que je les défie de résoudre : voici un enfant syphilitique, le père n'a rien, la mère n'a rien, la nourrice n'a rien : d'où lui est venue cette syphilis ? Et que prouve-t-il, ce fait, en dernière analyse, si ce n'est ce que j'ai voulu qu'il prouvât, à savoir que l'origine de la syphilis est souvent très-difficile à trouver ? Vous ne voulez pas de mon explication, soit, donnez-m'en une meilleure, et je l'accepterai.

Mais, M. Velpeau ajoute : Je ne suis pas tenu à vous donner une explication, je ne la cherche pas. Prenez garde, lui répondrai-je, si vous ne cherchez pas une explication, vous cherchez au moins une interprétation, et celle-ci vous la tournez contre mes doctrines. Eh bien ! je dis que vous n'y êtes pas autorisé ; parce que, dans un cas donné, vous ne trouvez pas la porte d'entrée de la syphilis, vous n'avez pas le droit de dire que mes principes sur l'origine fatale de la vérole ne sont pas l'expression de la vérité, tandis que moi j'ai toujours le droit de vous dire : Vous n'avez pas cherché partout, vous avez mal cherché, cherchez encore, parce qu'il en est ici comme dans l'Évangile : Cherchez et vous trouverez !

L'hérédité ! oh ! ici M. Velpeau s'écrie avec un petit air de victoire : Quoi ! vous admettez que le fœtus dans le sein de sa mère peut infecter la mère, et vous rejetez la contagion des accidents secondaires par les nourrices ? Mais n'est-ce pas le même moyen de transmission dans l'un et l'autre cas !

Non, mille fois non, M. Velpeau, vous êtes trop savant physiologiste pour vous satisfaire de cette assimilation décevante. Le fœtus, qu'est-ce autre chose, si ce n'est une sorte d'organe de la mère, liée à elle par des liens de la plus intime vascularité, vivant de sa vie et de son sang ; mère, fœtus, n'est-ce pas tout un, n'est-ce pas la même solidarité vitale qu'il est impossible de rompre ? Et comment penser, sans bouleverser toutes les notions acquises sur la transmission des maladies, à assimiler celle qui se fait du fœtus à la mère, avec celle que l'on voudrait établir entre la nourrice et le nourrisson ? Cet argument, dont je voudrais pouvoir développer la réfutation n'a donc pour moi aucune valeur, et je

m'étonne de la trouver dans la bouche de mon contradicteur.

M. Velpeau me reproche de n'avoir opposé qu'une
plaisanterie aux faits de M. le docteur Bardinet (de
Limoges). Je ne connais pas les faits de cet honorable observateur. M. Velpeau n'a cité qu'un fragment
de l'une de ces observations, et dans ce fragment
se trouve la circonstance que j'ai rappelée, à savoir :
que cette femme était Allemande et n'entendait pas
le français, circonstances que l'on donnait comme
une garantie de sa vertu. A cela j'ai répondu que
l'amour parlait toutes les langues, et qu'il me fallait
d'autres preuves d'innocence pour me convaincre.
Si les observations de M. Bardinet sont publiées, je
les examinerai avec tout le soin qu'elles méritent.

FIN.

TABLE DES MATIÈRES.

Introduction. — A M. Ph. Ricord par M. Amédée Latour.   v

LETTRES SUR LA SYPHILIS.

Première lettre. — Motif de ces lettres. — Réflexions
préliminaires sur les anciens. — Ce que l'on doit leur
demander, ce qu'on peut en attendre. — Opinion sur les
modernes et les contemporains. — Où en était la syphilographie après Broussais, Cullerier, Richond des Brus,
Desruelles, Devergie, Jourdan. — Ce qu'il fallait faire. ·
— L'observation et l'expérimentation. — Mode à suivre
pour l'expérimentation. — Expérimentation de l'homme
aux animaux, de l'homme malade à l'homme sain, de
l'homme malade sur lui-même........................   17
Deuxième lettre. — Recherche de la source de la cause
de la syphilis. — Opinion de Petronius, d'Alexander Benedictus. — Faits singuliers de Babington. — Stérilité
de toutes ces idées. — Le speculum et ses avantages. —
Inoculation appliquée à l'étude de la blennorrhagie. —
Ses conséquences. *Conclusion.* — La blennorrhagie dont
le muco-pus inoculé ne donne lieu à aucun résultat ne
reconnaît pas pour cause le virus syphilitique.........   31
Troisième lettre. — La blennorrhagie tient-elle à un virus
particulier ? — Preuves de l'absence d'un virus blennorrhagique. — La femme peut donner la blennorrhagie
sans l'avoir. — Théorie de l'acclimatement. — *Proposition.* — Fréquemment les femmes donnent la blennorrhagie sans l'avoir.............................   42
Quatrième lettre. — De l'incubation de la blennorrhagie.
— Rien ne la prouve. — Elle n'a été inventée que pour
servir la cause de la virulence. — Du siége de la blen-

norrhagie. — Résultats différents de la blennorrhagie et de la syphilis.................................... 56

CINQUIÈME LETTRE. — Du chancre de l'urètre. — La syphilis qui succède à la blennorrhagie reconnait pour cause un chancre urétral. — Motifs de la rareté relative du chancre urétral et de la frequence de la syphilis due à la blennorrhagie. —Causes d'erreur. — Exemple d'un diagnostic difficile.................................... 66

SIXIÈME LETTRE. — Appréciation des faits opposés à la doctrine. — Faits de M. Martins, de M. Legendre, de M. Baumès, de M. de Castelnau. — Opinion de Girtanner, de Swediaur et de M. Rayer.................................... 82

SEPTIÈME LETTRE. — Unité symptomatique de la syphilis. — Des antécédents de la syphilis inconnus ou méconnus. — Différence de la blennorrhagie selon les conditions de la vie.................................... 94

HUITIEME LETTRE. — Diagnostic de la blennorrhagie...... 102

NEUVIÈME LETTRE. —Quelques considérations sur le traitement de la blennorrhagie. — Le traitement dit des fiançailles. — Opinion peu sérieuse de Hunter. — L'infection par la muqueuse urétrale restée saine. — Les coques muqueuses d'Hufeland. — Les demi-traitements. — Traitement abortif. — Il est innocent des accidents dont on l'accuse. — L'épididymite et l'eau de graine de lin. — Le prix fondé par M Diday.................................... 114

DIXIÈME LETTRE. — Traitement de la blennorrhagie (suite). 133

ONZIÈME LETTRE. — Origine de la syphilis. — Obscurités de l'histoire de la syphilis. — Les descriptions des auteurs de l'antiquité se rapprochent plus du tableau de la syphilis actuelle que celles des historiographes de l'épidémie de 1493. — Hypothèse sur la nature de cette épidémie. — Rapprochements entre cette épidémie et la morve et le farcin. — *Document historique* sur l'opinion de M. Ricord, qui rattache l'épidémie du XVe siècle à la morve.................................... 155

DOUZIÈME LETTRE. — De la source ou cause spécifique de la syphilis. — Du chancre et de l'inoculation. — Objections et réponses. — Conditions de l'inoculation....... 168

TREIZIÈME LETTRE. — Il n'existe aucune différence entre la contagion naturelle et la contagion artificielle de la syphilis. — C'est le chancre qui est la porte de la syphilis. — Conditions de production du chancre. — Exemples curieux d'infection et de non-infection. — Des plaques muqueuses et des conditions de leur inoculation... .. 179

QUATORZIEME LETTRE. — Suite des papules muqueuses. — Leur non-contagion. — Transformation du chancre à la période de réparation. — De la transmission des accidents secondaires du nourrisson à la nourrice, et *vice versâ*. — Faits à l'appui de l'opinion de la non-transmissibilité 190

QUINZIEME LETTRE. — De la non-transmissibilité des accidents (suite). — Faits de Wallace. — Fait de l'hôpital du Midi. — Expériences de contre-épreuve 201

SEIZIEME LETTRE. — Suite de la non-transmissibilité des accidents secondaires. — De la transmissibilité de la syphilis de l'homme aux animaux. — Expériences sur les singes 214

DIX-SEPTIÈME LETTRE. — Théorie de la transplantation du pus du chancre de l'homme au singe et du singe à l'homme. — Lettre de M. Cullerier sur l'inoculation de l'homme au singe 224

DIX-HUITIÈME LETTRE. — Pathogénie du chancre 235

DIX-NEUVIÈME LETTRE. — Suite de la pathogénie du chancre 246

VINGTIEME LETTRE. — Du chancre induré 257

VINGT ET UNIÈME LETTRE. — Suite du chancre induré.... 266

VINGT-DEUXIÈME LETTRE. — Période de réparation et de cicatrisation du chancre.... 277

VINGT-TROISIEME LETTRE. — De la prophylaxie de la syphilis..................................... 286

VINGT-QUATRIÈME LETTRE. — De la cautérisation du chancre. 294

VINGT-CINQUIÈME LETTRE. — Méthode de cautérisation du chancre................................... 303

VINGT-SIXIÈME LETTRE. — Du bubon.......... 312

VINGT-SEPTIÈME LETTRE. — Du bubon (suite)........... 320

VINGT HUITIEME LETTRE. — Du bubon (suite)......... ... 327

VINGT-NEUVIÈME LETTRE. — De la syphilis constitutionnelle. 338

TRENTIÈME LETTRE. — De l'inoculation des accidents secondaires.................................... 350

TRENTE ET UNIÈME LETTRE. — De l'inoculation artificielle

des accidents secondaires 371
TRENTE-DEUXIÈME LETTRE. — Des manifestations de la syphilis constitutionnelle............................ 388
TRENTE-TROISIÈME LETTRE. — Du traitement de la syphilis. 400
TRENTE-QUATRIÈME LETTRE. — De la syphilisation. — Lettre de M. Auzias Turenne. — Réponse de M. Ricord...... 412
TRENTE-CINQUIÈME LETTRE. — De la prophylaxie de la syphilis.. 435

DISCOURS A L'ACADÉMIE IMPÉRIALE DE MÉDECINE.

§ I. — Discours sur la syphilisation.................. 447
§ II. — Suite de la discussion sur la syphilisation....... 474
§ III. — Discours sur la transmission des accidents secondaires.... 500
§ IV....... 530
§ V......... 546

FIN DE LA TABLE.

CORBEIL. — Typ. et stér. de CRÉTÉ.